Thieme

Die Buchinhalte auch digital nutzen

In drei einfachen Schritten online freischalten und kostenlosen Zugang über gängige Smartphones, Tablets und PCs erhalten:

1. QR-Code scannen oder die angegebene URL aufrufen

   vetcenter.thieme.de/code.

2. Mit einem bestehenden Thieme Account einloggen oder neu registrieren.

3. Zugangscode aus dem Buch eingeben – die digitale Version wird damit freigeschaltet.

Persönlicher Zugangscode:

EBRJ5tBZwgah2

Wichtig: Sobald der Zugangscode der Printausgabe eingelöst wurde, ist eine Rückgabe des Buches nicht mehr möglich.

Schnellzugriff zum Buch

Nach erfolgreicher Registrierung und Freischaltung ist das Buch ohne Umwege unter vetcenter.thieme.de/9783132458215 oder über diesen QR-Code zu finden.

Akupunktur bei Pferdekrankheiten

Westliche Indikation – chinesische Diagnostik und Therapie

Christina Eul-Matern

3., aktualisierte und erweiterte Auflage

15 Abbildungen

Georg Thieme Verlag
Stuttgart • New York

Dr. med. vet. Christina Eul-Matern
Walramstr. 22
D-65510 Idstein

Bibliografische Information der Deutschen Nationalbibliothek
Die Deutsche Nationalbibliothek verzeichnet diese Publikation in der Deutschen Nationalbibliografie; detaillierte bibliografische Daten sind im Internet über http://dnb.d-nb.de abrufbar.

Georg Thieme Verlag KG
Oswald-Hesse-Straße 50, 70469 Stuttgart, Germany
www.thieme.com

1. Auflage 2013, 2. Auflage 2014 Sonntag Verlag in MVS Medizinverlage Stuttgart GmbH & Co. KG

Printed in Germany

Covergestaltung: © Thieme
Bildnachweis Cover: © Thieme/Foto: Hans-Karl Eul, Idstein
Zeichnungen: Andrea Schnitzler, Innsbruck
Satz: L42 GmbH, Berlin
Druck: Westermann Druck Zwickau GmbH, Zwickau

DOI 10.1055/b000001034

ISBN 978-3-13-245821-5 1 2 3 4 5 6

Auch erhältlich als E-Book:
eISBN (PDF) 978-3-13-245822-2
eISBN (ePub) 978-3-13-245823-9

Wichtiger Hinweis: Wie jede Wissenschaft ist die Veterinärmedizin ständigen Entwicklungen unterworfen. Forschung und klinische Erfahrung erweitern unsere Erkenntnisse, insbesondere was Behandlung und medikamentöse Therapie anbelangt. Soweit in diesem Werk eine Dosierung oder eine Applikation erwähnt wird, dürfen die Lesenden zwar darauf vertrauen, dass Autor*innen, Herausgeber*innen und Verlag große Sorgfalt darauf verwandt haben, dass diese Angabe **dem Wissensstand bei Fertigstellung des Werkes** entspricht.
Für Angaben über Dosierungsanweisungen und Applikationsformen kann vom Verlag jedoch keine Gewähr übernommen werden. Jede*r Benutzende ist angehalten, durch sorgfältige Prüfung der Beipackzettel der verwendeten Präparate und gegebenenfalls nach Konsultation eines/r Spezialist*in festzustellen, ob die dort gegebene Empfehlung für Dosierungen oder die Beachtung von Kontraindikationen gegenüber der Angabe in diesem Buch abweicht. Eine solche Prüfung ist besonders wichtig bei selten verwendeten Präparaten oder solchen, die neu auf den Markt gebracht worden sind. **Jede Dosierung oder Applikation erfolgt auf eigene Gefahr des Benutzenden.** Autor*innen und Verlag appellieren an alle Benutzenden, ihnen etwa auffallende Ungenauigkeiten dem Verlag mitzuteilen.
Vor der Anwendung bei Tieren, die der Lebensmittelgewinnung dienen, ist auf die in den einzelnen deutschsprachigen Ländern unterschiedlichen Zulassungen und Anwendungsbeschränkungen zu achten.

Thieme Publikationen streben nach einer fachlich korrekten und unmissverständlichen Sprache. Dabei lehnt Thieme jeden Sprachgebrauch ab, der Menschen beleidigt oder diskriminiert, beispielsweise aufgrund einer Herkunft, Behinderung oder eines Geschlechts. Thieme wendet sich zudem gleichermaßen an Menschen jeder Geschlechtsidentität. Die Thieme Rechtschreibkonvention nennt Autor*innen mittlerweile konkrete Beispiele, wie sie alle Lesenden gleichberechtigt ansprechen können. Die Ansprache aller Menschen ist ausdrücklich auch dort intendiert, wo im Text (etwa aus Gründen der Leseleichtigkeit, des Text-Umfangs oder des situativen Stil-Empfindens) z. B. nur ein generisches Maskulinum verwendet wird.

Vorwort zur 3. Auflage

Dies ist kein Rezeptbuch, und das ist mir ganz besonders wichtig!

Im Laufe der vielen Jahre meiner Praxis- und Lehrtätigkeit musste ich immer wieder feststellen, dass besonders die Diagnosefindung in der chinesischen Tiermedizin für junge Kollegen eine große Herausforderung darstellt. Diese Schwierigkeit wird leider gerne kompensiert, indem man allgemeine „Akupunktur-Rezepte" auf schulmedizinische Diagnosen anwendet. Die werden dann routinemäßig angewandt, ohne eine chinesische Diagnose zu stellen. Manchmal zeigt diese Vorgehensweise anfangs sogar Erfolge, auch wenn sie nicht wirklich dem ganzheitlichen Ansatz entspricht. Doch sehr oft entwickeln sich anschließend scheinbar ganz neue Probleme, die weder der Therapeut noch seine Kollegen oder gar die Tierbesitzer der vorangegangenen Akupunktur zuschreiben. Wer bringt schon Magenprobleme mit einer Knieakupunktur oder eine Sprunggelenksarthrose mit den Nieren in Verbindung?

Um die Zusammenhänge klar darzustellen und die präzise chinesische Diagnose zu stellen, enthält das vorliegende Buch einen ausführlichen Diagnoseteil. Hier finden Sie alle Werkzeuge, die Sie für eine schlüssige chinesische Diagnose und Therapie benötigen. Im speziellen Teil wird jede schulmedizinisch bezeichnete Indikation kurz und prägnant definiert, um anschließend eine stabile Brücke in die chinesische Diagnostik zu schlagen. Für jede praktisch relevante chinesische Diagnose werden die einzelnen Zeichen und Muster beschrieben und in einen Therapievorschlag überführt. Die jeweils angefügte Punktetabelle versteht sich als Auswahl aller Punkte, die sinnvoll sein können. Sie sind dem Einzelfall entsprechend auszuwählen und angemessen zu kombinieren.

Nach vielen Jahren weiterer Praxis- und Lehrerfahrung ist es mir eine große Freude, Ihnen nun die 3., erweiterte Auflage dieses Buches vorstellen zu dürfen. Kapitel zur Akupunkturbehandlung von aktuell immer häufiger auftretenden „Zivilisationskrankheiten" der Pferde wurden eingefügt, andere ergänzt.

Unzählige Anfragen und Rückmeldungen haben mir dabei geholfen, für Sie noch mehr Klarheit zu schaffen. Beispielsweise werden die Shu-Punkte nun konsequent mit Namen genannt und nicht mehr mit den – ohnehin „künstlichen" – Nummerierungen. Dadurch wird es irrelevant, mit welchem Shu-Punkt-System Sie, meine Kolleginnen und Kollegen, arbeiten.

Viel Erfolg beim täglichen Umsetzen!

Herzlichst, Ihre
Christina Eul-Matern
Idstein, im Herbst 2025

Die Autorin

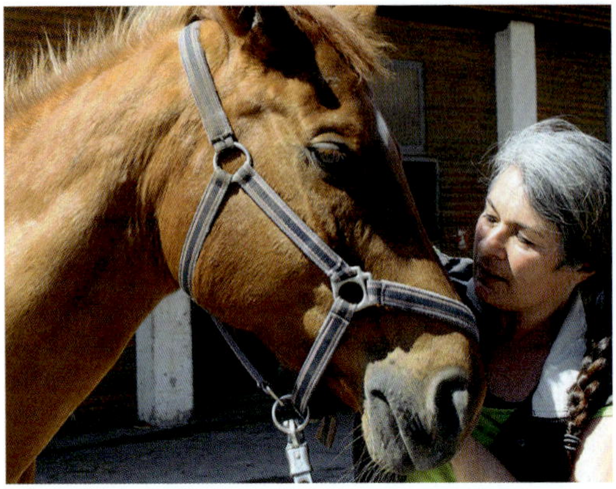

Nach ihrer Approbation als Tierärztin und Dissertation an der Tierärztlichen Hochschule Hannover absolviert Frau Eul-Matern Ausbildungen in Verhaltenstherapie, Tierkommunikation, Medialschulung, Akupunktur und traditioneller chinesischer Veterinärmedizin sowie chinesischer Pharmakologie. 2001 legt sie das IVAS-Examen ab, 2002 wird Frau Eul-Matern zum „IVAS Certified Veterinary Acupuncturist“ ernannt und erlangt die Zusatzbezeichnung „Akupunktur“ sowie die Weiterbildungsermächtigung durch die Tierärztekammer Hessen. Seit Anfang 2001 führt sie ihre eigene Tierärztliche Praxis für Akupunktur, chinesische Medizin und Osteopathie.

Als die Nachfrage nach qualifizierter Akupunkturausbildung in der Tiermedizin steigt, gründet Frau Eul-Matern gemeinsam mit Kollegen die „German Veterinary Acupuncture Society e. V.“ als Tochterverein der IVAS in Deutschland. Neben der Beschäftigung mit der chinesischen Medizin absolviert sie die Ausbildung in Chiropraktik nach Dr. Daniel Kamen, die Osteopathieausbildung bei Dominique Giniaux, ATF und ICREO (International College for Research on Equine Osteopathy) mit Abschluss des Postgraduierten Studiums bei ICREO. Seit 2005 ist Frau Eul-Matern Master Teacher of „Magnified Healing®“ und seit 2010 ausgebildete Heilerin. 2013 gründet sie die Weiterbildungsstätte VetSensus, Institut für sensologische Diagnostik und Therapie. Hier werden umfassende Kenntnisse in chinesischer Medizin und Osteopathie, verknüpft mit anderen manuellen und energetischen Heilverfahren, fundiert vermittelt. VetSensus bildet Tierärzte mit THP in drei Stufen bis zum VetSensus Master Therapeuten aus. Von 2016 an hatte Frau Eul-Matern für einige Jahre einen Lehrauftrag an der Justus-Liebig-Universität in Gießen und an der Hochschule Fresenius Idstein. Als Dozentin ist sie international auf Kongressen und in Institutionen tätig. 2018 eröffnete Dr. Eul-Matern das Tiergesundheitszentrum (TZG) in Idstein, wo klinische Tätigkeit, Lehre und Veröffentlichungen an einem Ort ideal miteinander kombiniert werden können.

Danksagung

Mein Dank gilt Gesina Abraham und Dr. Sonja Ruffer vom Sonntag Verlag sowie der Redakteurin Gabriele Schmalz und für die 3. Auflage Eva Wallstein vom Georg Thieme Verlag, die mit Geduld und Fachkompetenz meine Ideen professionell umsetzten. Und was die Geduld anbelangt, muss ich mich dafür auch bei meinem Praxisteam und meiner Familie bedanken, die ihre Belange immer wieder hinter das Manuskript zurückstellten. Danke, Hans-Karl für die vielen Fotos während meiner Arbeit, aus denen wir auswählen konnten. Besonders erwähnen möchte ich meine Dozenten-Kollegin THP Birgit Lopez, die keine Mühe gescheut hat, das ursprüngliche Manuskript vorab mit mir durchzugehen und zu diskutieren. Danke für diese Unterstützung und deine Anmerkungen, Birgit, und auch für die beiden Zungenfotos! Doch was mein Herz immer wieder mit staunender Dankbarkeit erfüllt, ist die geduldige und unvoreingenommene Offenheit und Mitarbeit meiner Patienten und das Vertrauen ihrer Halter. Sie waren bereit, sich auf mich und einen anderen Heilansatz einzulassen und ermöglichten damit das Sammeln der vielfältigen Erfahrungen, die zum Schreiben dieses Buches notwendig waren.

Danke,
Christina Eul-Matern

Inhaltsverzeichnis

Teil 1

Praxis der Akupunktur

Teil 2

Die traditionelle chinesische Diagnose

Teil 3

Westliche Indikationen und ihre Akupunkturbehandlung

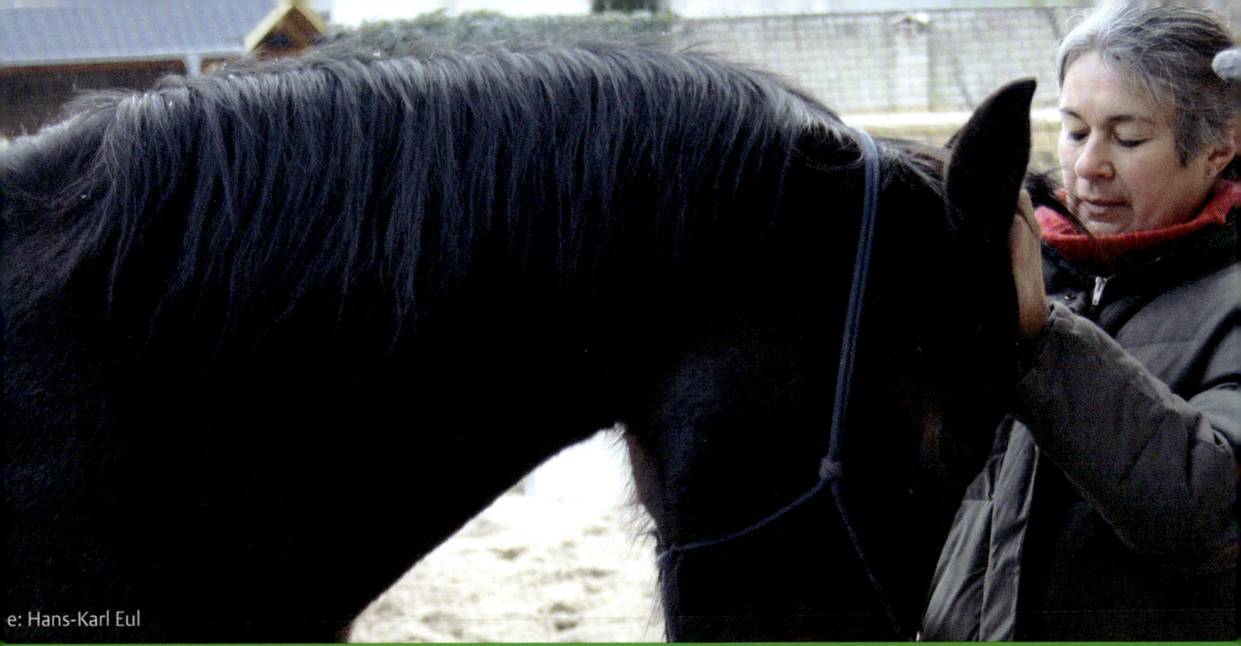

e: Hans-Karl Eul

Teil 1
Praxis der Akupunktur

1 Allgemeines zur Akupunkturbehandlung

1.1 Grundlagen

Akupunktur ist ein jahrtausendealtes ganzheitliches Heilverfahren und wird heute der Regulationsmedizin zugerechnet. Überall auf der Welt wurde die Akupunktur immer wieder durch verschiedene, v. a. politische Umstände ins Abseits gedrängt. Doch ihre Kraft rettete diese Heilmethode immer wieder vor dem endgültigen Untergang.

Die Erkenntnisse der altchinesischen Wissenschaftler beruhen auf genauer Beobachtung des Menschen und seiner Umwelt im Rahmen einer holistischen Denkweise. Hier wird stets versucht, das übergeordnete Prinzip zu erkennen und jedes auch noch so kleine Detail in einen größeren Zusammenhang einzuordnen. Der chinesische Arzt sucht in seiner Diagnose nach den „Fäden", die einzelne Abläufe im Organismus zu einem gemeinsamen Wirken verbinden. Hier setzt er an, um abweichende Muster zu erkennen und dem Körper den Weg zurück in gesunde Bahnen zu weisen. Fehlgeleitete Energien werden wieder in die richtige Richtung gelenkt, dem Körper wird der Weg zur Selbstheilung gezeigt.

1.2 Punkte und Meridiane

Mithilfe von Nadeln werden **Punkte** in der Haut stimuliert, an denen definierte Energiequalitäten nahe an der Oberfläche erreichbar sind. Diese Punkte liegen auf Energiebahnen, sog. **Meridianen.** Ursprünglich gab es in der Veterinärmedizin kein Meridiansystem. In China wird es bis heute kaum angewandt; in alten chinesischen Texten waren lediglich Punkte beschrieben und deren Verwendung erklärt. Erst später entstand das sogenannte „transponierte", d. h. „vom Menschen übertragene" System in der Tierakupunktur, das v. a. von Humanmedizinern und später auch Tierärzten in Europa weiterentwickelt wurde. Vielfach ergänzen Tierärzte es heute durch klassische Akupunkturpunkte aus der traditionellen chinesischen Veterinärmedizin (TCVM).

Die 12 Hauptmeridiane des Körpers stehen in Verbindung zu allen Organen und Körperregionen, aber auch untereinander. So bilden sie ein komplettes Energienetzwerk des Organismus, welches mit dem öffentlichen Verkehrsnetzwerk eines städtischen Großraums und seiner Umgebung vergleichbar ist. Große und kleine Verkehrswege des Nah- und Fernverkehrs erreichen vom Außen zum Innen jeden Bereich. So wie Busse und Bahnen die Fahrgäste und Transportgüter verteilen und zum Ziel bringen, transportieren die unterschiedlichen Meridiane und Meridianfamilien Qi, Blut und körpereigene Substanzen an die Zielorte. Auch körperfremde Stoffe und pathogene Faktoren werden bewegt und ausgeschleust.

Akupunkturpunkte sind ständig in Interaktion und arbeiten ununterbrochen zusammen. Es handelt sich hier um ein perfektes Selbstheilungssystem, in das wir nur eingreifen sollten, wenn es Probleme gibt. Dann kann ein Akupunkteur nach sorgfältiger Diagnose ganz gezielt Punkte auswählen, die das entstandene Ungleichgewicht behandeln und wieder ein Gleichgewicht herstellen.

Es ist also zutreffend, die Akupunktur als Unterstützung der Selbstheilungskräfte zu bezeichnen. Allen Kritikern sei gesagt: Jede Form der Therapie sollte sich an dieser Möglichkeit orientieren und die körpereigenen Kräfte ansprechen. Wer dann Gesundung als funktionierenden Placeboeffekt bezeichnet, sollte doch ernsthaft über die heilende Wirkung dieses Effekts nachdenken! Ein gutes Beispiel hierfür ist die Doppelblindstudie, wie sie die westliche Wissenschaft postuliert: Wenn ein Wissenschaftler fordert, dass weder Patient **noch** behandelnder Arzt wissen sollen, ob ein Medikament oder ein Placebo zur Therapie verabreicht wird, will er damit unbewusste Einflussnahme des Arztes ausschließen. Damit hat dieser Wissenschaftler aber bereits die heilende Wirkung von Energie bzw. Gedanken vorausgesetzt. Es ist erstens unwahrscheinlich, dass ein Arzt im Verlauf einer Studie heimliche Gesundungsfingerzeichen, Augenzwinkern, heilende Stimmveränderungen oder Händedrücke ausübt, und zweitens auch nicht ganz „wissenschaftlich" gedacht. Messen, wiegen oder zählen lässt sich hier nichts. Die Forderung nach der Doppelblindstudie setzt somit den Glauben an die heilende Kraft unsichtbarer Energien bereits voraus.

Langfristig kann nur die Herstellung des körpereigenen Gleichgewichts unter Einbeziehung der Kräfte des Patienten zu einer Stabilität des Systems führen. Die eigenen Grenzen und Möglichkeiten des Organismus zu berücksichtigen und seine Mitarbeit in die Behandlung einzubeziehen, ist der Schlüssel zu einer erfolgreichen Therapie.

Diesen Grundsatz berücksichtigend, haben westliche Akupunkteure die TCVM in Europa eingeführt und zu einem etablierten Therapiesystem entwickelt. Seit den 50er-Jahren gewann die Akupunktur, auch in Deutschland, immer mehr Anhänger. Qualifizierte Weiterbildungen für Tierärzte wurden organisiert, Tierheilpraktikerschulen nahmen das Thema auf. Heute sind wir in der glücklichen Lage, über vielfältige Schulungsmöglichkeiten zu verfügen, wodurch sich Qualität und Verbreitung der Tierakupunktur laufend verbessern.

Grundlagen der Akupunktur

Akupunktur basiert auf folgender Grundlage:

- **Qi** bewegt sich innerhalb unseres Körpers entlang bestimmter Kanäle, den sogenannten Meridianen oder Jing Luo.
- Die **(Haupt-)Meridiane** sind 3-dimensionale Wege, die mit ihrem äußeren Anteil nahe der Haut verlaufen. Dabei begleiten sie oft Blutgefäße, Nerven und Lymphgefäße. Von diesen oberflächlichen Meridianverläufen zweigen verschiedene Äste ab, die den jeweiligen Meridian mit seinem Organ, mit bestimmten Körperarealen oder die Meridiane untereinander verbinden.

Im Bereich der Pferdeakupunktur werden heute nicht mehr nur Bewegungsstörungen bzw. Lahmheiten mit Akupunktur behandelt, sondern auch zunehmend chronische innere Erkrankungen, Allergien, Koliken, Organprobleme u. a.

Akupunkturindikationen beim Pferd

- Störungen des Bewegungsapparates
- Sportpferdebetreuung
- Neurologische Probleme
- Erkrankungen des Atmungsapparates
- Störung des Verdauungsapparates
- Leberprobleme
- Erkrankungen des Urogenitalapparates
- Stoffwechselerkrankungen
- Endokrinologische Probleme
- Hautprobleme
- Störungen der Sinnesorgane
- Immunschwäche
- Herz-Kreislauf-Erkrankungen
- Gynäkologie
- Andrologie
- Psychische Probleme
- Geriatrie
- Leistungsschwäche

1.3 Yin und Yang

Yin und Yang wurden erstmalig erwähnt in der Zhou-Dynastie ca. 1000–770 v. Chr. Die Monade, das Tai Chi, symbolisiert die Beziehung zwischen Yin und Yang perfekt. Die schwarze, untere Partie rechts im Kreis symbolisiert das Yin im Yin, während der weiße obere Teil links das Yang im Yang darstellt. Beide Bereiche gehen fließend ineinander über und tragen das Andere im Keim in sich. In gleichem Maße, in dem das eine zunimmt, nimmt das andere ab. Die harmonische Form des Kreises wird nie gestört, solange eine gesunde Balance herrscht.

Die Entwicklung aller Phänomene im Universum ist nur möglich durch den ständigen Wechsel zwischen Yin und Yang. Jedes dieser Phänomene beinhaltet in sich selbst beide Aspekte in unterschiedlicher Ausprägung.

Beachte

In seiner reinsten Form ist Yang gänzlich immateriell und entspricht reiner Energie. Yin hingegen ist in grober und dichter Form gänzlich materiell; es ist Materie.

Die 5 Prinzipien von Yin und Yang:

1. Yin und Yang bilden Gegensätze und enthalten sich gegenseitig im Keim.
2. Yin und Yang sind voneinander abhängig.
3. Yin und Yang können sich ineinander umwandeln.
4. Yin und Yang verbrauchen und kontrollieren einander.
5. Yin und Yang sind unteilbar.

Yin bedingt Yang, Yang bedingt Yin. Sie können unmöglich einzeln existieren. Gegensätze schließen sich nicht aus, sondern bedingen einander. Das harmonische Gleichgewicht von Yin und Yang ist Voraussetzung für die gesunde Funktion von Körper und Seele. Daher ist es Hauptanliegen des Akupunkteurs, Yin und Yang wieder in ein harmonisches Gleichgewicht zu bringen.

2 Akupunkturtechniken, -nadeln, Punktauswahl

2.1 Akupunkturtechniken

Jedem Akupunkteur stehen unterschiedliche Systeme zur Verfügung:

Gemäß dem **Rücken-Shu-Punkt-System** werden druckdolente Punkte entlang des inneren Blasenmeridians genadelt, wodurch sich Ungleichgewichte im zugeordneten Funktionskreis regulieren.

Werden **Ting-Punkte am Kronsaum** genadelt, nimmt man Einfluss auf das Qi des fortführenden Meridians. Mit den **Elementpunkten** zwischen Kronsaum und Ellbogen oder Knie regulieren wir die Meridianenergie nach dem System der 5 Elemente. Mit der Kombination von **Luo-Passage und Yuan-Quellpunkten** gleichen wir die Energie zwischen Yin- und Yang-Partnermeridian aus. **Meisterpunkte** behandeln bestimmte Organe bzw. Körpergewebe. Wird die Qi-Verteilung in den Meridianen über 24 h nach der **Organuhr** berücksichtigt, beachtet man auch die Zeit, zu der Probleme auftreten, und bezieht die Tageszeit mit in die Behandlung ein. Bei Schmerzzuständen kann man **Punkte** auswählen, die **im Bereich des Schmerzes** liegen, und diese mit entsprechenden Punkten auf gleicher Höhe vorne bzw. hinten, kontralateral oder ipsilateral kombinieren.

Die **Yin-Yang-Balance nach R. Tan** setzt gern 4 Nadeln auf 4 Meridianen ein. **Ohrakupunktur** nutzt das Abbild des Körpers in der Ohrmuschel und setzt Nadeln nur im Ohr, die Nadelung von **druckdolenten Punkten** (AHSHI-Punkte) nutzt direkt schmerzende Stellen zur Therapie (scherzhaft genannt: „DAWOS"-Punkte = da wo's weh tut). **Einnadel-Therapie** verwendet bei jedem Problem möglichst nur eine einzige Nadel, die dann aber den Kern des Ungleichgewichts treffen muss.

Die Voraussetzung für eine erfolgreiche und verantwortungsbewusste Therapie, egal welche Methode zum Einsatz kommt, ist aber immer eine fundierte Ausbildung in chinesischer Veterinärmedizin. Die Basis muss stimmen, um die richtige Entscheidung zu treffen. Idealerweise beherrscht der Akupunkteur alle therapeutischen Konzepte und wählt im Einzelfall aus, was der Patient benötigt. Das ist die Voraussetzung, um erfolgreich mit dem vorliegenden Buch zu arbeiten.

2.2 Akupunkturnadeln

Je nach Ausbildung des Therapeuten und Toleranz der Patienten kommen Nadeln (aus Stahl, Gold, Silber, Platin) sowie Laser, Kristalle, Fingerdruck, Massage und Moxa zum Einsatz.

Material und Beschichtung Zur Tierakupunktur werden heutzutage feine, elastische sterile Einmalnadeln aus der Humanmedizin verwendet. Es kommen Stahl-, aber auch Gold- und Silbernadeln zur Anwendung. Die in Deutschland erhältlichen Akupunkturnadeln sind auf Sicherheit getestet und im Allgemeinen unbedenklich. Trotzdem sollte sich der Therapeut seiner Verantwortung für den Patienten bewusst sein und zu dessen Sicherheit vor der Nadelung immer den Zustand der Nadeln überprüfen. Es sollten nur steril verpackte Nadeln verwendet werden. Über längere Zeit geöffnete oder beschädigte Verpackungen sind nicht mehr steril und können ein Infektionsrisiko darstellen. Dass Einmalnadeln nur einmal verwendet werden, versteht sich von selbst. Bei Wiederverwendung würden sie, abgesehen von dem hygienischen Problem, stumpf werden und dadurch schlechter ins Gewebe eindringen.

Man unterscheidet silikonbeschichtete und unbeschichtete Nadeln. Die Beschichtung lässt die Nadel leichter und schmerzärmer eindringen, aber auch evtl. schneller wieder herausrutschen, falls sich der Patient bewegt, während die Nadeln sitzen.

Nadelstärke und -länge Beim Pferd haben sich für die meisten Punkte Nadeln von der Größe 0,3 × 30 mm und 0,35 × 50 mm bewährt.

Kleine Nadeln werden meist an Kopf, Thorax und distalen Gliedmaßen verwendet, größere im Bereich dickerer Muskelgruppen. Je länger und dünner eine Nadel ist, desto schwieriger lässt sie sich einstechen.

Nadeltypen Grundsätzlich stehen 2 Nadeltypen zur Verfügung. **Hwato-Nadeln** haben biegsam gewendelte Metallgriffe sowie weniger scharfe Spitzen und sind dadurch etwas schwieriger durch die Haut zu schieben. Dafür leiten sie elektrischen Strom und Wärme, wodurch sie einsetzbar sind für Moxibustion und Elektroakupunktur. **Seirin-Nadeln** sind schärfer und haben feste Kunststoffgriffe, was sie stabilisiert und so einen schnellen, schmerzarmen Einstich ermöglicht.

Nadeltypen im Vergleich

Hwato-Nadeln

- Metallgriff
- biegsam
- unbeschichtet
- können mit Strom oder Moxa verwendet werden

Seirin-Nadeln

- Plastikgriff
- scharf
- können silikonbeschichtet sein
- stabil

Injektionskanülen sind zur Akupunktur mit Ausnahme der Hämoakupunktur (S. 19) und Aquapunktur (S. 19) nicht geeignet. Kanülen sind steif, wodurch sie das Gewebe durch Bewegung des Patienten verletzen oder bei Belastung gar abbrechen können. Außerdem ermöglicht ihr Lumen das Eindringen von Verunreinigungen.

2.3 Andere Akupunktur-Instrumente

Alternativ zu Nadeln gibt es Akupunkturtechniken, die andere Instrumente verwenden und damit unterschiedliche Anwendungsbereiche abdecken.

Hämoakupunktur Das Anstechen von Akupunkturpunkten bis zur Blutung mittels Kanülen ist geeignet, um pathogenes Qi aus einem Meridian zu eliminieren.

Aquapunktur Mittels Injektionskanülen kann man Medikamente direkt in Akupunkturpunkte injizieren. Durch die langsame Resorption der Flüssigkeit im Gewebe entsteht ein länger anhaltender Druck am Akupunkturpunkt, der die Wirkung verstärken soll. Verwendbare Substanzen sind unter anderem Traumeel, Echinacea, Vitamin B_{12} und Analgetika wie Lidocain.

Moxa Hergestellt wird Moxa aus Beifußkraut (Arthemesia vulgaris). Beim Pferd werden meist gepresste Moxazigarren mit oder ohne Rauchentwicklung verwendet. Es wird als Zigarre angezündet und dann in einem Abstand von ca. 2 cm über den entsprechenden Akupunkturpunkt gehalten bzw. darüber hin und her bewegt. Mit der anderen Hand wird die Hitzeentwicklung geprüft. Es muss sorgfältig darauf geachtet werden, dass kein Brandrisiko durch Funkenflug entsteht. Das Moxa entwickelt einen spezifischen würzigen Geruch sowie eine besondere Wärmequalität. Diese Wärme aktiviert Yang und zerstreut Kälte wie Feuchte. Der Geruch dringt in die Meridiane ein, um dort Qi und Blut zu bewegen. Schon das Einatmen des Rauchs wirkt Qi-bewegend. Moxa ist wirksam gegen Kälte und Qi-Stagnation in den Meridianen, bei schmerzhaften Gelenken, Taubheitsgefühl, Unfruchtbarkeit und Paralysen. Nicht moxen sollte man bei Trächtigkeit und Entzündungsprozessen.

Laser Um Körperzellen oder Akupunkturpunkte mittels Lichtenergie zu stimulieren, wird Laser angewandt. Die Laserakupunktur ist nicht schmerzhaft und daher auch bei Patienten mit Nadelphobie anwendbar. Unterschiedliche Frequenzen verursachen unterschiedliche Effekte. Eine Schulung am Lasergerät ist sinnvoll, auch um Gefahren durch die Anwendung des Laserlichts zu vermeiden.

Elektrostimulation Indem man kleine Drähte an gesetzten Akupunkturnadeln befestigt, kann man elektrischen Strom und damit Yang-Energie in Akupunkturpunkte leiten. Die meisten Geräte haben 4 Ausgänge für je 2 Drähte. Der Strom ist pro Paar regulierbar. Mit der Frequenz reguliert man die Häufigkeit des Stromimpulses pro Minute. Dabei verwendet man am besten eine variierende (intermittierende) Frequenz oder einen „dispense/disperse Modus“ mit wechselnder Intensität und festen Intervallen, damit sich der Körper nicht an den Reiz anpassen kann. Im A/C-Modus (alternating current) arbeitet das Gerät mit Wechselstrom, im D/C-Modus (direct current) fließt Gleichstrom von der negativen zur positiven Elektrode.

Elektrostimulation ist v. a. beim Wei-Syndrom, bei Paralysen oder anderen Ausfallserscheinungen hilfreich. Kontraindiziert ist sie bei Trächtigkeit, Epilepsie und Herz-Kreislauf-Problemen. Ob ein Pferd eine Elektrostimulation toleriert, hängt vom Einzelfall ab und muss äußerst vorsichtig getestet werden.

Goldimplantation Um eine Dauerwirkung zu erzielen, kann man Golddrähte oder -kugeln auf ausgewählte Akupunkturpunkte implantieren. Nach ausführlicher Untersuchung und Diagnose wird der Eingriff unter sterilen OP-Bedingungen und Anästhesie durchgeführt. Zu den häufigsten Anwendungen der Goldimplantation gehören Arthrosen und Spondylosen. Mögliche Komplikationen können postoperative Infektionen, Penetration der Gelenkkapsel oder Nervenreizungen sein.

Tonakupunktur Die Tonakupunktur nutzt die Schwingungsübertragung unterschiedlich gestimmter Stimmgabeln auf Akupunkturpunkte, zu denen sie in Resonanz treten. Die Funktionskreise bzw. Meridiane werden bestimmten Frequenzen zugeordnet und per Klang entsprechend stimuliert. Die Stimmgabeln können sowohl auf die Haut aufgesetzt als auch über der Haut gehalten werden. Pferde tolerieren diese Methode oft außerordentlich gut und reagieren verblüffend positiv.

Kristallakupunktur Kristallstäbe haben je nach Struktur und Zusammensetzung spezifische Eigenschaften und Wirkungsweisen. Diese Effekte werden durch gezielten Einsatz auf entsprechenden Akupunkturpunkten verstärkt.

2.4 Punktauffindung und Nadelung

Pferdeakupunktur bedarf der Fachkenntnis sowie großer Aufmerksamkeit und Vorsicht. Sie setzt voraus, dass der Akupunkteur die genaue Lokalisation der Punkte kennt. Es darf nur in risikolos zu nadelnde Gewebe gestochen werden. Innere Organe, Blutgefäße, Nervengewebe und Gelenke sind tabu, denn daraus können Gewebsverletzung und Gelenksinfektion resultieren. Auch im Bereich des Brustkorbs ist besondere Vorsicht geboten, denn ein zu tiefer Einstich kann beim Pferd einen Pneumothorax verursachen. Diese Gefahr besteht auch bei manchen Rücken-Shu-Punkten im Bereich des Brustkorbs.

Punktauffindung Um beim Nadeln die exakte Stelle richtig zu treffen, ist ein guter Blick, v. a. aber ein guter Tastsinn nötig. Die unterliegenden anatomischen Strukturen zeichnen sich optisch durch das Fell nur wenig ab und müssen daher erfühlt werden. Zusätzlich liefert das Ertasten der Akupunkturpunkte wichtige diagnostische Informationen: Manche Punkte reagieren auf Berührung, z. B. die Rücken-Shu-Punkte. Sie werden in der Diagnostik routinemäßig auf Druckdolenz geprüft, um Ungleichgewichte auf den zugehörigen Funktionskreisen zu erkennen. Doch auch alle anderen Akupunkturpunkte sind tastbar und verändern sich, wenn eine Pathologie besteht, sodass sich Punkte offenbaren, die in eine Behandlung einbezogen werden sollten.

> **! Beachte**
> **Fülle-Situationen lassen das Gewebe um einen Akupunkturpunkt aufgequollen erscheinen. Bei Leere ist das Gewebe eher eingezogen und trocken.**

Bei Leere scheint der Punkt Energie nach innen zu ziehen. Sogar das Fell kann an dieser Stelle trocken und brüchig sein. Besonders gut ist dies bei den Ting-Punkten am Kronsaum erkennbar, ein sicherer diagnostischer Hinweis.

Fixation des Patienten Beim Nadeln eines Pferdes sind jederzeit die allgemeinen Sicherheitsmaßnahmen beim Umgang mit Pferden zu beachten.

> **Vorsicht**
> **Der Akupunkteur sollte beim Nadeln immer eine Hand am Patienten haben, um plötzliche Abwehrbewegungen rechtzeitig zu bemerken und möglichst schnell reagieren zu können.**

Es ist dennoch sinnvoll, ein Pferd zum Nadeln nicht anzubinden, sondern es dem Halter an den Führstrick zu geben. Falls das Tier mit einer plötzlichen Abwehrbewegung reagiert, ist das Risiko gemindert, dass es sich vor Schreck am Strick aufhängt. Außerdem ist es vertrauensbildend, wenn sich das Tier nicht wehrlos gefesselt fühlt, sondern den Halter an seiner Seite weiß.

Einstich Die Akupunkturtechnik beim Pferd muss therapeutisch sinnvolle Nadelführung mit der Akzeptanz des Patienten in Einklang bringen. Am wenigsten irritiert ein direkter, zügiger Einstich, evtl. unterstützt durch einen ablenkenden Fingerdruck in der Nähe des Akupunkturpunktes, der genadelt werden soll.

Um Fülle zu zerstreuen, wird ein Punkt **sedierend** genadelt: Die Nadel wird schnell eingeführt, damit kein Qi von außen mitgeführt wird. Da Fülle Schmerz bedeutet, muss man evtl. schnell zurücktreten, falls der Patient mit Abwehr reagiert. Das Entnadeln nach ca. 20–30 min erfolgt langsam, um überschüssiges Qi mit aus dem Körper zu nehmen.

Auch gegen den Uhrzeigersinn gedrehte und gestochene Nadeln sollen sedierend wirken.

Im Falle einer Leere werden Punkte eher **tonisierend** genadelt. Dazu sticht man langsam und behutsam ein, nimmt dabei Qi mit in den Körper hinein und sucht das De Qi in der Tiefe. Dies wird in der Regel recht gut toleriert. Die Nadel wird nach ca. 15–20 min schnell gezogen, das Qi wird im Körper belassen. Zusätzlich kann man kurz mit dem Finger auf den Punkt drücken.

Im Uhrzeigersinn gedrehte, mit dem Qi-Fluss des Meridians gestochene Nadeln sollen tonisierend wirken.

Nicht zu verwechseln ist die tonisierende und sedierende Nadelungstechnik mit den Tonisierungs- und Sedierungspunkten an den unteren Gliedmaßen, die im Zusammenhang mit den 5-Elemente-Zyklen stehen. Diese Zyklen beruhen darauf, dass jedes Element genährt wird vom vorhergehenden Mutter-Element und Energie abgibt an das nachfolgende Kind-Element. Jeder Hauptmeridian verfügt über 5 Elementpunkte, die dem Elementezyklus entsprechend aufeinanderfolgend liegen. Der jeweilige Tonisierungspunkt ist im Rahmen des Hervorbringungszyklus der Mutter-Punkt, also der Elementpunkt vor dem spezifischen Elementpunkt (Holzpunkt auf Holzmeridian, Wasserpunkt auf Wassermeridian usw.) des betreffenden Meridians. Der Sedierungspunkt ist derjenige, der dem spezifischen Elementpunkt nachgestellt ist, also der Sohn-Punkt. Durch Stimulation dieser Punkte kann man den Meridian tonisieren bzw. sedieren.

Korrekter Sitz Der Punkt ist getroffen, wenn das sogenannte **De-Qi-Gefühl** im Patienten auftritt. Dies äußert sich für den Patienten zum Beispiel in einem Kribbeln entlang der betroffenen Meridiane (ein Gefühl wie fließender Strom), in einem Druckgefühl am genadelten Punkt oder einem Wärmegefühl im Gewebe.

> **! Beachte**
> **Der Therapeut fühlt das De Qi, das er beim Nadeln erreichen möchte, als würde das Gewebe die Nadel erfassen und festhalten.**

Hat man den Eindruck, man stochert im Leeren oder wie in einem Stück weicher Butter, dann hat man das De Qi nicht erreicht. Hier kann es helfen, die Nadel sanft zu heben und zu senken oder sie zu drehen. Möglicherweise ist aber auch der Sitz zu korrigieren.

Das De Qi (Kribbeln u. a.) kann dazu führen, dass ein Pferd während der Nadelverweildauer unruhig wird und versucht, Nadeln zu ziehen. Reiben der Yang-Meridiane am Hals kann das zum großen Teil abmildern.

Einige Sekunden nach dem Einstich sollte der Patient die gesetzten Nadeln gut tolerieren. Bei starker, anhaltender Schmerzreaktion ist die entsprechende Nadel gegebenenfalls zu entfernen oder ihr korrekter Sitz zu überprüfen.

Während die Nadeln wirken, ist es sinnvoll, das Pferd am kurzen Strick anzubinden und es in Ruhe entspannen lassen. Währenddessen muss der Patient unbedingt überwacht werden, damit er nicht durch Ablecken oder Knabbern eine Nadel verschluckt.

Nicht fachgerecht ist das Belassen von Akupunkturnadeln in der Haut über mehrere Stunden oder gar Tage. Das Verletzungsrisiko ist dabei unkalkulierbar.

Folgebehandlung Die Abstände der erforderlichen Behandlungen sind von Fall zu Fall verschieden. Bei akuten Erkrankungen kann es notwendig sein, 2-mal pro Woche bis wöchentlich zu nadeln. In den meisten Fällen hat sich ein Abstand von 2–3 Wochen bewährt.

Die Zahl der Behandlungen hängt von der Erkrankung und dem Zustand des Patienten ab. Mit eintretender Besserung können die Abstände größer werden. Ziel ist es, den Patienten wieder so weit in Balance zu bringen, dass er ohne Therapie auskommt. Die prophylaktische Kontrolle eines gesunden Patienten sollte halbjährlich erfolgen.

3 Leitbahnen und Akupunkturpunkte

3.1 Die 12 Hauptleitbahnen

Die Hauptleitbahnen verlaufen beidseitig symmetrisch von hinten nach vorne bzw. umgekehrt den Körper entlang. Der Weg des Qi durch den Körper entlang der Hauptleitbahnen folgt 3 großen Umläufen. Er beginnt im Lungenmeridian und verläuft wie in der unten stehenden Tabelle aufgeführt ▸ **Tab. 3.1**.

3.2 Die 8 außerordentlichen Gefäße

Sie fungieren als Reservoirs bzw. Ausgleichsgefäße von Qi und Blut und folgen einem eigenen Verlauf. Chong Mai, Ren Mai und Du Mai lassen das Abwehr-Qi (Wei Qi) durch Thorax, Abdomen und Rücken kreisen und bilden so einen Schutzmechanismus gegen äußere pathogene Einflüsse.

- Das **Lenkergefäß (Du Mai)** wird auch „Meer der Yang-Leitbahnen" genannt und reguliert das Qi aller Yang-Leitbahnen, indem es sie bei LG 14 untereinander verbindet.
  - Öffner: Dü 3
  - Koppler: Bl 62
- Das **Yang-Fersengefäß (Yang Qiao Mai)** verbindet Blasen-, Gallenblasen-, Magen-, Dickdarm- und Dünndarmleitbahn und kontrolliert damit die Aktivität des Körpers.
  - Öffner: Bl 62
  - Koppler: Dü 3
- Das **Konzeptionsgefäß (Ren Mai)** verbindet alle Yin-Leitbahnen und reguliert als „Meer des Yin" alle Yin-Leitbahnen.
  - Öffner: Lu 7
  - Koppler: Ni 6
- Das **Yin-Fersengefäß (Yin Qiao Mai)** verbindet Nieren- und Blasenleitbahn und kontrolliert die emotionale Ausgeglichenheit.
  - Öffner: Ni 6
  - Koppler: Lu 7

▸ **Tab. 3.1** Die 3 Umläufe des Qi entlang der Hauptleitbahnen.

Element	Meridian	Energieebene	Maximales Qi
1. Umlauf			
Metall	Lu	Hand Tai Yin	3–5 Uhr
Metall	Di	Hand Yang Ming	5–7 Uhr
Erde	Ma	Fuß Yang Ming	7–9 Uhr
Erde	MP	Fuß Tai Yin	9–11 Uhr
2. Umlauf			
Feuer	He	Hand Shao Yin	11–13 Uhr
Feuer	Dü	Hand Tai Yang	13–15 Uhr
Wasser	Bl	Fuß Tai Yang	15–17 Uhr
Wasser	Ni	Fuß Shao Yin	17–19 Uhr
3. Umlauf			
Feuer	Pc	Hand Jue Yin	19–21 Uhr
Feuer	San Jiao	Hand Shao Yang	21–23 Uhr
Holz	Gb	Fuß Shao Yang	23–1 Uhr
Holz	Le	Fuß Jue Yin	1–3 Uhr

- Das **Durchdringungsgefäß (Chong Mai)** wird das „Meer des Blutes“ bzw. „der 12 Hauptleitbahnen“ genannt. Es verbindet Magen- und Nierenleitbahn und verstärkt ebenfalls die Verbindung zwischen Ren Mai und Du Mai, die jeweils im Beckenbereich entspringen und an der Körperober- bzw. -unterseite nach vorne verlaufen.
  - Öffner: MP 4
  - Koppler: Pc 6
- Das **Yin-Verbindungsgefäß (Yin Wei Mai)** nimmt Einfluss auf das Innere des ganzen Körpers, indem es Nieren-, Milz- und Leberleitbahn und den Ren Mai verknüpft.
  - Öffner: Pc 6
  - Koppler: MP 4
- Das **Gürtelgefäß (Dai Mai)** verbindet alle 12 Haupt-Leitbahnen, Du Mai und Ren Mai wie ein breiter Gürtel im Hüftbereich.
  - Öffner: Gb 41
  - Koppler: 3E 5
- Das **Yang-Verbindungsgefäß (Yang Wei Mai)** beeinflusst das Äußere des ganzen Körpers, indem es Blasen-, Gallenblasen-, Dreifach-Erwärmer-, Magen-, Dünndarmleitbahn sowie Du Mai verbindet.
  - Öffner: 3E 5
  - Koppler: Gb 41

4 Wichtige Akupunkturpunkte

4.1 Allgemeines

Beachte
Die im Buch vorgeschlagenen Punkte zu den jeweiligen Indikationen bzw. chinesischen Diagnosen sind jeweils im Licht des verwendeten Systems zu betrachten sowie mit Bedacht und Hintergrundwissen auszuwählen und zu kombinieren. Die Zahl der benötigten Nadeln kann dabei von 1 bis 8 oder sogar 10 Stück variieren. Niemals sollen alle erwähnten Punktvorschläge verwendet werden!

Die Akupunkturpunkte können zu Gruppen zusammengefasst werden. Je nachdem, in welchem Zusammenhang sie zu unterschiedlichen diagnostischen Systemen oder Wirkungen anderer Punkte stehen, können sie in verschiedenen Gruppen besondere Wirkungen erzielen. Ein Akupunkturpunkt kann also in mehreren Gruppen erscheinen und dort eine Wirkung entfalten, die sich nur im spezifischen Zusammenhang mit dem zugrunde liegenden Therapiemodell erklären lässt.

4.2 Antike Punkte

Synonyme
Antike Punkte = 5 Shu- oder Transportpunkte

Die antiken Punkte liegen distal an den Gliedmaßen entlang den 12 Hauptmeridianen, am stehenden Pferd von unten aufwärts bis Höhe Ellbogen oder Knie. Aufwärts dieser Richtung folgend verändert sich die Eigenschaft des Qi von Punkt zu Punkt fortlaufend. Seine Qualität an den Akupunkturpunkten wird verglichen mit den unterschiedlichen Fließeigenschaften des Wassers von seiner Quelle bis zur Mündung.

Der am weitesten distal gelegene Punkt, an dem das Qi hervortritt und sehr oberflächlich fließt, heißt **Jing-(Brunnen-)Punkt**. Der jeweils proximal folgende Punkt, an dem sich das Qi beschleunigt, ist der **Ying-(Quellen-)Punkt**. Vom **Shu-(Bach-)Punkt** aus ergießt sich das Qi breiter und ruhiger. Noch breiter und dadurch kraftvoller und tragender fließt das Qi beim **Jing-(Fluss-)Punkt** und mündet dann in die Tiefe des **He-(Meer-)Punktes**. Dabei kommt die chinesische Bezeichnung „Jing" 2-mal vor. Auch der Begriff „Shu"-Punkt hat doppelte Bedeutung.

Beachte
Als Shu-Punkte werden einerseits die Rücken-Shu-Punkte auf dem Blasenmeridian bezeichnet und andererseits die antiken Transport-Shu-Punkte.

Da uns im Westen leicht Verwechslungen unterlaufen, wenn wir uns ausschließlich der chinesischen Begriffe bedienen, bietet sich die Möglichkeit der Kombination mit der englischen bzw. deutschen Bezeichnung an. Wenn man anfangs den Begriff Jing-Brunnen- oder Jing-Fluss-Punkt benutzt, gibt es weniger Verwechslungsmöglichkeiten. Gleiches gilt für die Bezeichnung antike Shu-Punkte oder Rücken-Shu-Punkte.

4.3 Rücken-Shu-Punkte

Beachte
Zu jedem Funktionskreis, d. h. Hauptmeridian und zugeordnetem Organ, gehört ein korrespondierender Rücken-Shu-Punkt auf dem inneren Blasenmeridian links und rechts der Wirbelsäule.

Die Shu-Punkte liegen ungefähr auf der Höhe des zugehörigen Organs und sind von großem diagnostischem Nutzen, da sie sich druckdolent zeigen, wenn sich der entsprechende Funktionskreis im Ungleichgewicht befindet. Hierbei zeigen Patienten, bei denen eine Füllepathologie vorliegt, bereits auf geringen Druck starken Schmerz, während sie in Leeresituationen auf stärkere Stimulation mit leichtem Schmerz reagieren. Außer den 12 Rücken-Shu-Punkten finden noch die klassischen Shu-Punkte, Du Mai Shu, Guan Yuan Shu, Qi Hai Shu und Ge Shu, praktische Anwendung in der Tiermedizin. Laut klassischen Texten sind die Rücken-Shu-Punkte eher dazu geeignet, Leere und Kälte der Zang Organe zu behandeln als Probleme der Fu-Organe, da die Punkte im Yang liegen und daher die Yin-Erkrankungen am besten behandeln. Yang behandelt hier Yin. Die Fu-Organe werden besser durch die Mu-Punkte behandelt, die ihrerseits im Yin liegen. Hier behandelt Yin das Yang.

4.4 Mu-Punkte

Beachte
Die 12 Mu-Punkte, auch Alarmpunkte genannt, sind am Rumpf in der Nähe ihres zugeordneten Organs angesiedelt.

Jedes Zang- oder Fu-Organ hat einen zugehörigen Mu-Punkt, an dem sich das Qi der Zang Fu konzentriert. Mu-Punkte werden bei Erkrankung ihres Zang Fu druckschmerzhaft und geben einen deutlichen Hinweis auf mögliche Beteiligung des Organs in die vorliegende Pathologie. Nur die Mu-Punkte von Lunge (Lu 1), Leber (Le 14) und Gallenblase (Gb 24) liegen auf ihrem eigenen Meridian. Sechs weitere Mu-Punkte liegen auf dem Konzeptionsgefäß (Ren Mai).

Mu-Punkte
- Perikard (KG 17)
- Herz (KG 14)
- Magen (KG 12)
- Dickdarm (Ma 25)
- Milz-Pankreas (Le 13)
- Niere (Gb 25)
- Lunge (Lu 1)
- Gallenblase (Gb 24)
- Leber (Le 14)
- **Drei**fach-Erwärmer (KG 5)
- **Dün**ndarm (KG 4)
- **B**lase (KG 3)

Eselsbrücke für die Reihenfolge der Mu-Punkte auf dem Konzeptionsgefäß: „**Drei dün**ne **B**urschen“.

4.5 Elementpunkte

Als Elementpunkte werden die 5 Punkte jedes Hauptmeridians an der Vor- und Hinterhand zwischen Kronsaum und Ellbogen oder Knie bezeichnet, die jeweils einem der 5 Elemente zugeordnet sind. Die Reihenfolge der Elementpunkte am Bein entspricht dem Verlauf des Sheng-Zyklus. Alle **Yang-Meridiane** beginnen an der Vorhand mit dem Metallpunkt und enden an der Hinterhand mit dem Metallpunkt. Alle **Yin-Meridiane** enden an der Vorhand mit dem Holzpunkt und beginnen an der Hinterhand mit dem Holzpunkt. Bei den **Yin-Meridianen** folgen von distal nach proximal Holz-, Feuer- und Erd(-Quell-)punkt direkt durchnummeriert hintereinander. Bei den **Yang-Meridianen** folgen Metall-, Wasser-, Holz- und Quellpunkt direkt aufeinander. Nur beim Gallenblasenmeridian wird zwischen Wasser und Holz ein Punkt zwischengeschoben.

Die Reihenfolge der Elementpunkte des Gallenblasenmeridians bildet eine mathematische Reihe, die das Merken deutlich erleichtert:
- Gb 44/Metall – **1** = Gb 43/Wasser
- Gb 43 – **2** = Gb 41/Holz
- Gb 41 – **3** = Gb 38/Feuer
- Gb 38 – **4** = Gb 34/Erde

Alle Elementpunkte auf Yin-Meridianen an Tarsus und Karpus sind dem Element Erde zugeordnet, alle an Ellenbogen und Knie sind dem Wasser zugeordnet. Alle Elementpunkte auf Yang-Meridianen an Ellbogen und Knie sind der Erde zugeordnet.

4.6 Ting-Punkte

Die folgende Übersicht dient als Merkhilfe für die Ting-Punkte (▶ **Abb. 4.1**).

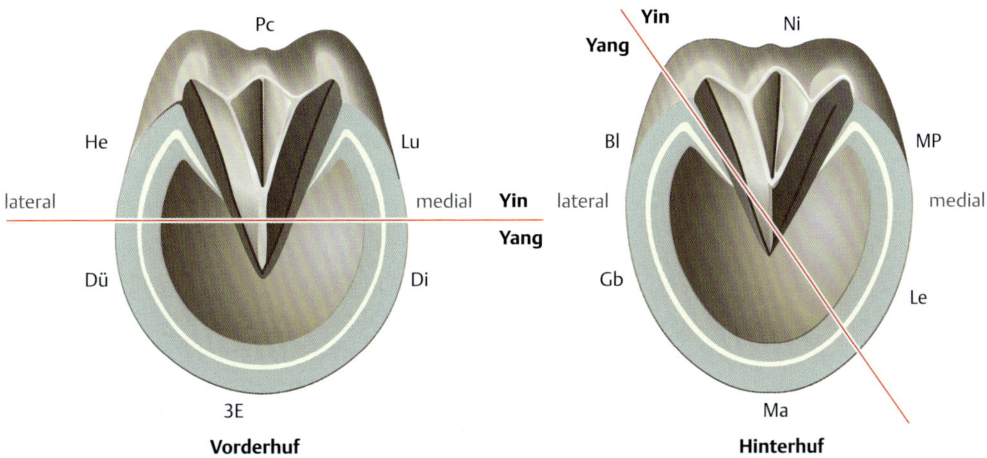

► **Abb. 4.1** Als Ting-Punkte werden die Anfangs- bzw. Endpunkte der Meridiane an den Hufen bezeichnet.

4.7 Xi-Punkte

Xi bedeutet Spalt, Riss, Öffnung. An den Xi-Punkten (► **Tab. 4.1**) sammeln sich Qi und Blut. Diese Punkte sind gut geeignet für die Behandlung akuter, schmerzhafter Prozesse. Sie befinden sich zwischen Zehe und Ellbogen bzw. Knie. Die Xi-Punkte der Yin-Meridiane helfen zusätzlich bei Bluterkrankungen.

► **Tab. 4.1** Xi-Punkte.

Xi-Punkt	**Hauptmeridian**
Pc 4	Perikard
Ni 5	Niere
3E 7	Dreifach-Erwärmer
Di 7	Dickdarm
MP 8	Milz-Pankreas
He 6	Herz
Le 6	Leber
Lu 6	Lunge
Dü 6	Dünndarm
Ma 34	Magen
Gb 36	Gallenblase
Bl 63	Blase
Xi-Punkt	**außerordentliches Gefäß**
Bl 59	Yang Qiao Mai
Ni 8	Yin Qiao Mai
Gb 35	Yang Wei Mai
Ni 9	Yin Wei Mai

4.8 Yuan-Punkte

Der Dreifach-Erwärmer verwaltet Quell-, Ursprungs- oder Yuan Qi. Der Ort auf jedem Hauptmeridian, an dem sich Yuan Qi sammelt, wird Yuan-Punkt genannt. Auf den Yin-Meridianen liegen die Yuan-Punkte als dritte von unten genau auf den antiken Shu-Punkten. Sie regulieren und tonisieren die zugeordneten Zang-Organe. Außerdem reagieren sie druckempfindlich oder zeigen fokale Hautveränderungen bei Organproblemen und können deshalb die Diagnostik unterstützen. Auf den Yang-Meridianen liegen die Yuan-Punkte zwischen den Shu- und den Jing-Punkten als vierte von unten, auf dem Gallenblasenmeridian als fünfte. Sie haben keine starke Wirkung auf ihr Fu-Organ, sondern beseitigen Fülle-Pathogene aus ihrer Leitbahn.

Yuan-Punkte

- Lu 9
- Di 4
- Ma 42
- MP 3
- He 7
- Dü 4
- Bl 64
- Ni 3
- Pc 7
- 3E 4
- Gb 40
- Le 3

4.9 Luo-Punkte

An den Luo-Punkten (▶ **Tab. 4.2**) der 12 Hauptleitbahnen zweigen die Verbindungsleitbahnen ab. Zusätzlich gibt es 3 weitere Luo-Punkte:

- MP 21 der Milz
- LG 1 des Lenkergefäßes (Du Mai)
- KG 15 des Konzeptionsgefäßes (Ren Mai)

Einsatzgebiete der 15 Luo-Punkte:

- Erkrankungen der Yin-Yang-Partner-Meridiane oder der Zang Fu
- Erkrankungen in Gebieten, die von den Verbindungsgefäßen versorgt werden
- psychoemotionale Erkrankungen

Luo-Punkte werden therapeutisch genutzt, um Qi von einem Yin- oder Yang-Partnermeridian in den anderen zu bringen. Parallel dazu kann man dabei auf dem Meridian, zu dem das Qi gelenkt wird, den Yuan-Punkt nadeln.

4.10 Hui-Punkte

Beachte
Die 8 Hui-Punkte werden oft als „Meisterpunkte der Gewebearten“ bezeichnet.

Sie haben großen Einfluss auf die Körpergewebe:

- Le 13 (Milz-Mu) tonisiert als Meisterpunkt der Zang-Organe den ganzen Körper.
- KG 12 (Magen-Mu) wirkt auf alle Fu-Organe.
- KG 17 (Perikard-Mu) ist das Meer des Qi und beeinflusst besonders das Zong Qi.
- Bl 17 (Zwerchfell-Mu) behandelt als Meisterpunkt des Blutes jede Form von Blut-Hitze, -Leere und -stase.
- Gb 34 behandelt als Meisterpunkt der Sehnen v. a. Kontraktionen und Steifheit.
- Lu 9 hilft als Meisterpunkt des Pulses und der Blutgefäße besonders bei Bluthusten oder -Erbrechen und Blutstase in Herz und Thorax.
- Bl 11 hilft als Meisterpunkt der Knochen bei schmerzhaften Deformationen der Knochen, Steifheit und Schmerzen von Wirbelsäule, Nacken und Lumbalregion.
- Gb 39 wird als Meisterpunkt des Markes eingesetzt zur Stärkung von Sehnen und Knochen, außerdem bei Schwäche, Leere, Schlaffheit und Kontraktion der Gliedmaßen.

▶ **Tab. 4.2** Luo-Punkte.

Meridian	Luo-Punkt	Yuan-Punkt
Lunge/Dickdarm	Lu 7/Di 6	Lu 9/Di 4
Magen/Milz	Ma 40/MP 4	Ma 42/MP 3
Herz/Dünndarm	He 5/Dü 7	He 7/Dü 4
Blase/Niere	Bl 58/Ni 4	Bl 64/Ni 3
Perikard/Dreifach-Erwärmer	Pc 6/3E 5	Pc 7/3E 4
Gallenblase/Leber	Gb 37/Le 5	Gb 40/Le 3

4.11
Meisterpunkte der Körperregionen

Beachte
Diese empirisch ermittelten Punkte haben besondere Wirkung auf definierte Körperregionen.

Sie können die Wirkung lokaler Punkte verstärken oder die Wirkung spezifischer Punkte in eine bestimmte Region lenken.
- Di 4: Kopf, Maul und Gesicht
- Lu 7: Genick-, Hals- und Okzipitalbereich
- Ma 36: Bauchbereich
- Bl 40: Rücken- und Lumbalgegend
- Pc 6: Thorax

4.12
Untere-Meer-Punkte

Diese Punkte wirken stärker auf ihre Fu-Organe als die „regulären" Meerpunkte des antiken Transportpunktsystems, die auf dem entsprechenden Meridian selbst liegen.
- Ma 37: Dickdarm
- Ma 39: Dünndarm
- Bl 39: Dreifach-Erwärmer

4.13
Punkte der 4 Meere

Das Werk „Spiritual Pivot" beschreibt 4 Meere im Körper. Dies sind Punktkombinationen, die gezielt auf Qi, Blut, Ernährung oder Mark wirken und hier regulierend eingreifen.

Das Meer des Qi Ma 9, KG 17, LG 15, LG 14; sie sind bei Fülle und Leere des Qi einzusetzen.

Das Meer des Blutes Bl 11, Ma 37 und Ma 39 können gemeinsam zur Tonisierung z. B. bei Blut-Leere eingesetzt werden.

Das Meer des Wassers und Getreides (Sea of Food) Ma 30 ist dessen oberer Punkt, Ma 36 der untere.

Das Meer des Markes Oberer Punkt ist LG 20, unterer Punkt ist LG 16; verbessert die Hirntätigkeit.

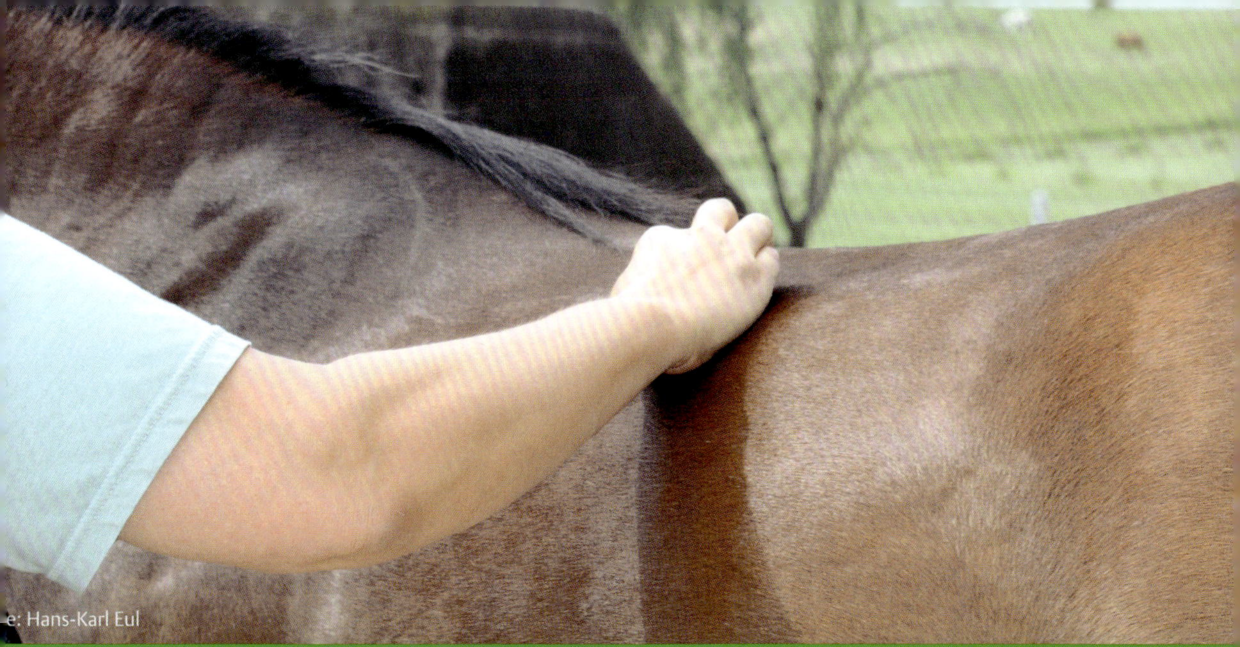

Teil 2
Die traditionelle chinesische Diagnose

5 Die chinesische Untersuchung

5.1 Unterschiede zwischen westlicher und chinesischer Diagnostik

Die westliche Schulmedizin ist im Gegensatz zur chinesischen Medizin noch sehr jung, entwickelt sich aber mit atemberaubender Geschwindigkeit weg vom Patienten in Richtung Gerätemedizin und Pharmakologie bzw. Chirurgie. Die Erkrankung wird als Gegner begriffen, der den Körper angreift und eliminiert werden muss. Symptome werden als Erkrankungsursache definiert und bekämpft bzw. unterdrückt. Die Folge davon ist leider oft die Manifestation einer Störung an anderer Stelle im Körper. Die chinesische Diagnostik (Bian Zhen) sieht das anders.

Definition

- Bian = differenzieren und identifizieren
- Zhen = Art oder Muster einer Erkrankung

In Tausenden von Jahren entstand durch die Arbeit unterschiedlichster Wissenschaftler und Ärzte ein ausgeklügeltes diagnostisches und therapeutisches System. Eine riesige Zahl von Patienten lieferte Datenmaterial, durch das übergreifende Muster gefunden wurden, die schließlich in eine logische medizinische Philosophie mündeten. Deren Ziel ist es, durch Beobachtung die unterschiedlichsten Faktoren einzubeziehen und die Gesundheit des Individuums durch Veränderungen in Lebenswandel, Ernährung und bezüglich schädlicher Einflüsse sowie durch Optimierung des Energieflusses zu erhalten bzw. wiederzuerlangen.

Im Gegensatz zur westlichen Schulmedizin betrachtet die chinesische Medizin Krankheit nicht als Ursache eines vorliegenden Problems, sondern als Ergebnis der Wirkung ganz unterschiedlicher Faktoren. Variablen sollen ins Bild des Patienten integriert werden, anstatt sie auszuschließen. Nicht das Erreichen von Durchschnittsparametern, sondern individuelle Gesundheit wird angestrebt. Eine lineare Denkweise führt daran leider vorbei. Die Analyse einzelner Symptome übersieht leider allzu oft übergeordnete Zusammenhänge. Spezialisierung in abgegrenzte Fachbereiche, oft sogar ohne gemeinsame Schnittstelle, kann das oft nicht leisten. Hier ist stattdessen eine komplexe, bildhaft verknüpfende Betrachtungsweise gefragt. Zeichen müssen erkannt und im Kontext betrachtet werden.

Vor der Diagnose steht die Befunderhebung anhand der 5 Sinne. Um die einzelnen Zeichen zu erkennen, die eine Diagnose ermöglichen, müssen alle Sinne des Therapeuten wach und geschärft sein. Nur wer wirklich aufmerksam ist, kann am Ende ein gutes Bild erstellen.

Synonyme

- Si = 4
- Zhen = Art, Muster

Die chinesische Untersuchung wird Si Zhen genannt.

Es gibt demzufolge 4 verschiedene Arten, wie einzelne Zeichen wahrgenommen werden können und die der Untersuchung sowie Befunderhebung dienen:

- Beobachtung/Inspektion/Sehen
- Hören und Riechen
- Anamnese/Befragung
- Palpation/Fühlen

Dabei ist es wichtig, das Betrachten und unbehelligte Wahrnehmen des Patienten sowie seiner Halter voranzustellen. Als nächstes folgt das Fragenstellen, anschließend bzw. parallel dazu die Palpation. Andernfalls würde man das Bild gleich zu Beginn beeinflussen und damit evtl. verfälschen.

Riechen und Hören sind in der chinesischen Sprache mit demselben Wort, „Wen“, bezeichnet und gelten darum in den TCM-Schriften als *ein* Untersuchungsschritt.

Die Kriterien der Untersuchung des westlichen und chinesischen Untersuchungsganges ähneln sich zwar stark, unterscheiden sich aber wesentlich in der Gewichtung und Interpretation der Ergebnisse. Das Konzept der Symptome und Krankheitszeichen ist in der TCM weiter gefasst als in der Schulmedizin und basiert auf dem Prinzip des Ungleichgewichts. In der TCM schließt man von äußerlich sichtbaren Zeichen auch auf innere Ungleichgewichte. Westliche Schulmedizin sammelt äußeren Ausdruck von Erkrankung als Faktoren, die es zu bekämpfen gilt. Im Laufe der Zeit zeigte sich, dass die in der TCM erhobenen Befunde nicht frei kombinierbar in Verbindung treten, sondern dass es durch die Kombination verschiedener Krankheitszeichen nur zu einer begrenzten Anzahl von Mustern kommen kann. Diese Muster bilden die Grundlage der chinesischen Diagnose. Diese wiederum kann auf unterschiedlichen Betrachtungsweisen, den diagnostischen Systemen, beruhen und somit nach Kontext modifiziert ausfallen.

Am Ende der Befunderhebung steht eine Liste von Symptomen und Befunden, die Zeichen, so z. B. Zeichen 1, Zeichen 2, Zungenbefund, Pulsbefund.

5.2 Diagnose durch Beobachten/Inspektion

Die Diagnose mittels Beobachtung beinhaltet die Beurteilung von:

- Geist/Shen
- Verhalten, Vitalität
- Körperbau und Bewegungsverhalten
- Fütterungs- und Pflegezustand
- Kopf und Gesichtsausdruck mit Augen, Ohren, Maul, Nüstern, Zahnfleisch, Zungenkörper und Zungenbelag
- Haut und Haar
- Leitbahnen
- Sekretionen, z. B. Speichelfluss, Augenausfluss
- äußeren Geschlechtsorganen

5.3 Diagnose durch Hören und Riechen

5.3.1 Hören

Bevor man zum Stethoskop greift, sollte man den TCM-Prinzipien treu bleiben und zunächst nur die eigenen Ohren benutzen, ohne das Tier anzufassen. Beurteilt werden Klang und Höhe von Lautäußerungen, Husten und Atmung; Regurgitation, Schlauchgeräusche, Bauchgeräusche, Stöhnen und alle anderen inneren und äußeren Geräusche, die ein Tier von sich geben kann.

Im Allgemeinen sprechen laute Geräusche für Fülle-Muster, leise Geräusche eher für Leere.

5.3.2 Riechen

Die Einschätzung von Gerüchen kann das Identifizieren von Disharmonien erleichtern. Gerochen werden sollte an Haut, Ohren, Maul, Nüstern, wenn möglich auch an Urin und Kot, Mist sowie allen anderen möglichen Ausscheidungen. Gerüche sind den 5 Elementen und den entsprechenden Organen zugeordnet:

- sauer, ranzig, widerwärtig, übel riechend: Holz
- kränklich, ungesund, süß: Erde
- verbrannt: Feuer
- faulig: Wasser
- verwest, modrig, metallisch, übel: Metall

Beachte

Die meisten starken Gerüche weisen auf Hitze und Fülle hin. Das Fehlen von Gerüchen spricht eher für Kälte.

5.4 Diagnose durch Fragen

Das Befragen des Patienten/Tierhalters ist ein sehr wichtiger Bestandteil der TCM, da es das Spektrum der wahrnehmbaren Zeichen deutlich erweitert.

Beim Pferd sollte grundsätzlich abgefragt werden:

- Alter, Rasse, Herkunft, Geschlecht, Kastration
- Haltungsform
- Fütterungsart, Futtervorlieben, Saufen
- Schlaf- und Aktivitätsverhalten
- Komfortverhalten, Sozialverhalten
- Ausscheidungsverhalten
- Rosse
- „Nutzungsweise“ und Trainingsprogramm
- Leistungsstand, Schwitzverhalten
- Gelenkstatus
- Vorerkrankungen inkl. deren Behandlungen
- Entwurmungen und Impfungen
- augenblickliche Problematik
- deren Behandlungen
- aktuelle Medikation

Beachte

Die subjektive Einschätzung der Besitzer hinsichtlich ihrer Tiere muss immer kritisch betrachtet werden. Manche Zeichen werden durch die starke Nähe sowie die eigenen Wünsche und Vorstellungen der Menschen fehlinterpretiert.

Nicht immer muss jeder Punkt als Frage formuliert werden. Aus Inspektion, Hören, Riechen und Palpation ist bereits ein roter Faden entstanden, der seinerseits bestimmte Fragen aufwirft.

5.5 Diagnose durch Fühlen

Die Diagnose durch Fühlen entwickelt sich aus der Palpation von:

- Haut und Fell, inkl. eventueller Schwellungen
- Extremitäten
- Puls; beachten Sie die Ausführungen zur Pulsdiagnostik (s. unten)
- Akupunkturpunkten bzw. Leitbahnen
- Triggerpunkten und Muskelzustand

5.5.1 Allgemeines zur Pulsdiagnostik

Synonyme

- Mai: Gefäß
- Zhen: Art oder Muster
- Pulsdiagnostik: Mai Zhen

Die chinesische Pulsdiagnostik bezeichnet das Muster, das sich bei der Untersuchung eines Blutgefäßes ergibt.

Das Fühlen des Pulses ist eine Kunst, die es über lange Jahre zu trainieren und zu verfeinern gilt. Dabei kommt es nicht nur auf Fingerspitzengefühl an, sondern auch auf das wohlwollende, entspannte Einspüren in die Energien des Patienten. Gleichzeitig ist es notwendig, die eigenen Schwingungen abzugrenzen, damit diese nicht auf den Patienten einwirken und das Ergebnis verfälschen.

Die Pulsdiagnose kann detaillierte Informationen über den Zustand der Funktionskreise und der inneren Organe geben und spiegelt den Zustand von Qi und Blut wider. Es entsteht ein Gesamtbild des inneren Zustandes des Patienten. Um eine komplette Diagnose stellen zu können, muss man die Pulsdiagnose immer mit den restlichen Zeichen in Verbindung bringen (► **Abb. 5.1**).

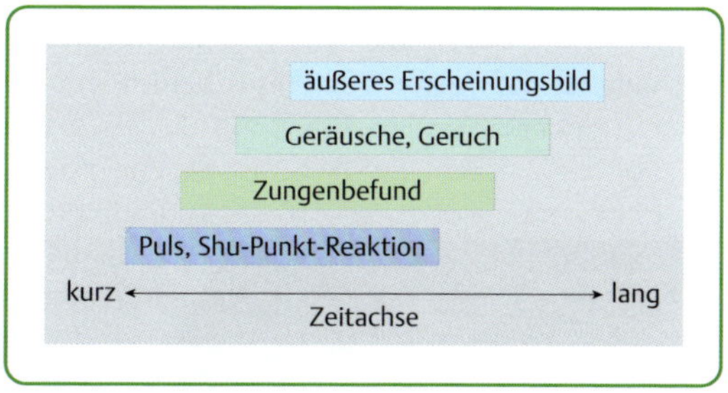

► **Abb. 5.1** Betrachtungszeitraum der körperlichen Veränderung.

Beim Menschen wird der Puls heutzutage an der A. radialis des Handgelenks palpiert.

In der Literatur finden sich verschiedene Zuordnungen der Yang-Organe zu den jeweiligen Taststellen. Die Unterschiede in der Zuordnung ergeben sich aus den verschiedenen therapeutischen Zugängen der Therapeuten. Akupunkteure orientieren sich an den Leitbahnen, Arzneimitteltherapeuten an den Funktionskreisen der Organe.

Die alle verbindende Gemeinsamkeit ist die Tatsache, dass die distale Position das Qi im oberen Jiao, die mittlere den mittleren Jiao und die proximale Position den unteren Jiao repräsentiert. So ist es auch beim Pferd. Der Puls wird an 2 × 6 Positionen auf 3 Ebenen getastet. Dabei geht man vom Zeigefinger über den Mittel- zum Ringfinger vor und palpiert jeweils von oberflächlich nach tief mit ansteigendem Druck der Fingerbeere. Alle Positionen und Ebenen müssen miteinander verglichen werden.

5.5.2 Die Pulspositionen beim Pferd

Klassisch ertastet man den Puls des Pferdes links und rechts des Brustbeins in einer Muskelrinne, die die Form zweier auf einem Teich schwimmender Wildenten hat (Shuang Fu).

Hier fühlt man von oben nach unten links den Herz-Dünndarm-, den Leber-Gallenblasen- und den Nieren-Blasenpuls sowie rechts den Lungen-Dickdarm-, Milz-Magen- und Perikard-Dreifach-Erwärmer-Puls.

Die von mir bevorzugte und jahrelang erprobte Methode ist das Tasten des Pulses beim Pferd an der A. transversa faciei (▶ **Abb. 5.2**).

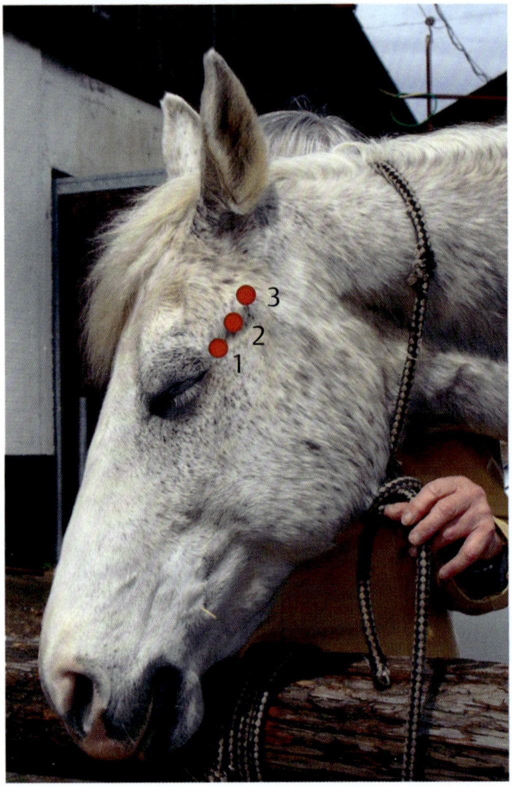

▶ **Abb. 5.2** Pulspalpation. (Quelle: Hans-Karl Eul)

5.5.3 Pulstaststellen beim Pferd

Am einfachsten steht man seitlich des Pferdekopfes und hält mit der vorderen Hand sanft das Halfter, während die andere den Puls tastet (▶ **Tab. 5.1**). Der Puls wird in 3 verschiedenen Ebenen ertastet (▶ **Tab. 5.2**).

Pulsfenster

Die folgende Abbildung erläutert die verschiedenen Pulsebenen im Pulsfenster grafisch (▶ **Abb. 5.3**).

5.5.4 Entstehung der Pulswelle

Definition

- Mai = Gefäß
- Qi = Energie

Mai Qi ist folglich gleichzusetzen mit der Beweglichkeit und Kontraktion der Gefäßwand.

Pulsschläge werden hauptsächlich durch das Mai Qi ausgelöst, welches gleichbedeutend ist mit Kontraktion und Ausdehnung der Wände der Jing Mai (Blutgefäße). Die Grundlagen des Mai Qi sind Yin Qi und Wei Qi. Mai Qi wird ständig genährt durch Nieren-Essenz und postnatale Magen-Essenz.

Bewertet werden 8 Kriterien, in denen wir folgende Abweichungen finden können:

▶ **Tab. 5.1** Pulstaststellen beim Pferd an der A. transversa faciei.

Untersuchungsfinger	Position/Lokalisation	Linke Kopfseite	Rechte Kopfseite
Zeigefinger	1 Auge	He-Dü	Lu-Di
Mittelfinger	2 Mitte	Le-Gb	MP-Ma
Ringfinger	3 Richtung Ohr und Kiefergelenk	Nieren-Yin und Blase	Nieren-Yang oder Pc und 3E

▶ **Tab. 5.2** Pulsebenen.

Pulsebene	Reihenfolge des Tastens	Art des Pulsfühlens (Druck)
oberflächlich (Fu)	1	Tasten *gesamtes Qi und Yang der Organe* (Ju)
in der Mitte (Zhong)	3	Suchen *Blut* (Xun)
tief (Chen)	2	Drücken *gesamtes Yin und Yin der Organe* (An)

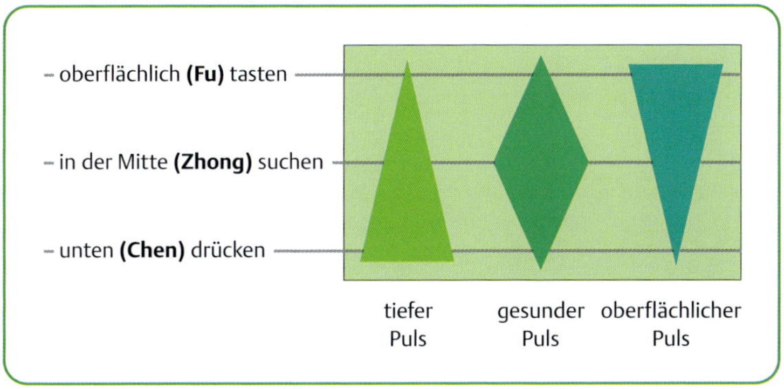

▶ **Abb. 5.3** Pulsfenster: Pulse tief, gesund und oberflächlich.

1. **Ebene der Tastbarkeit** (oberflächlich/mittig/tief):
   - Fu Mai = oberflächlicher Puls
   - Chen Mai = tiefer Puls
   - Lao Mai = haftender Puls
2. **Tempo des Pulsschlags** (langsam/schnell):
   - Shuo Mai = beschleunigter Puls
   - Chi Mai = verlangsamter Puls
3. **Besondere Form der Pulswelle** (wie sie ankommt und geht):
   - Hua Mai = schlüpfriger Puls
   - Se Mai = rauer Puls
   - Hong Mai = überflutender Puls
4. **Rhythmus des Pulsschlages** (regelmäßig/unregelmäßig):
   - Jie Mai = hängender Puls
5. **Stärke/Kraft der Pulswelle** (stark/schwach):
   - Xi Mai = feiner Puls
   - Shi Mai = voller Puls
   - Xu Mai = leerer Puls
6. **Länge der Pulswelle unter dem Finger in Fließrichtung** (lang/kurz):
   - Duan Mai = kurzer Puls
   - Chang Mai = langer Puls
7. **Breite der Pulswelle quer zum Gefäß** (voll/schmal):
   - Xuan Mai = saitenförmiger Puls
   - Jin Mai = gespannter Puls
8. **Gleichmäßigkeit beider Seiten** (Qi- bzw. Blutstatus allgemein)

Physiologische Puls-Variationen

Von pathologischen Abweichungen des Pulses müssen die **physiologischen Variationen** unterschieden werden. Grundsätzlich hat jede normale Pulsposition eine individuelle Qualität (▶ **Abb. 5.4**): Der Herzpuls ist eher oberflächlich, der Leberpuls ist eher gespannt, Nieren- und der Perikardpuls liegen tiefer, der Lungenpuls ist oberflächlich und leicht rau, der Milzpuls eher weicher. Bei Hengsten ist der Puls kräftiger, v. a. in der ersten Position, die mehr dem Yang zugeordnet ist. Bei Stuten ist er dafür in der dritten Position kräftiger, die mehr dem Yin zugeordnet ist. Das Qi des Körpers wird also links, das Blut eher rechts beurteilt. Außerdem unterliegt der Körper dem ständigen Einfluss der Jahreszeiten. Um im Gleichgewicht und damit im Einklang mit der Umwelt zu bleiben, muss er sich ständig anpassen, was der Puls reflektiert. So wird im Frühjahr das Yang Qi allgemein intensiver. Folglich ist die Pulsqualität insgesamt gespannter und etwas sehnig. Im Sommer wird es heiß und damit der Puls oberflächlicher und evtl. sogar überfließend. Im Herbst nimmt das Yang Qi der Umgebung in Vorbereitung auf den Winter ab und der Puls wird leerer, weich, feiner. Im Winter, wenn es kalt wird und sich alles zurückzieht, ändert sich der Puls und wird tief und stark. Solchermaßen an die Jahreszeit angepasste Pulse sind ein Zeichen für Gesundheit.

5.5.5 Zungendiagnostik

Die Betrachtung der Zunge kann beim Pferd wertvolle Hinweise auf aktuelle Ungleichgewichte geben. Mittel- und langfristig bietet sie eine gute Kontrolle, um den Erfolg einer Behandlung zu beurteilen.

Vier Kriterien dienen als Grundlage der Zungenbeurteilung:

- Farbe des Zungenkörpers
- Form des Zungenkörpers
- Zungenbelag
- Feuchtigkeit

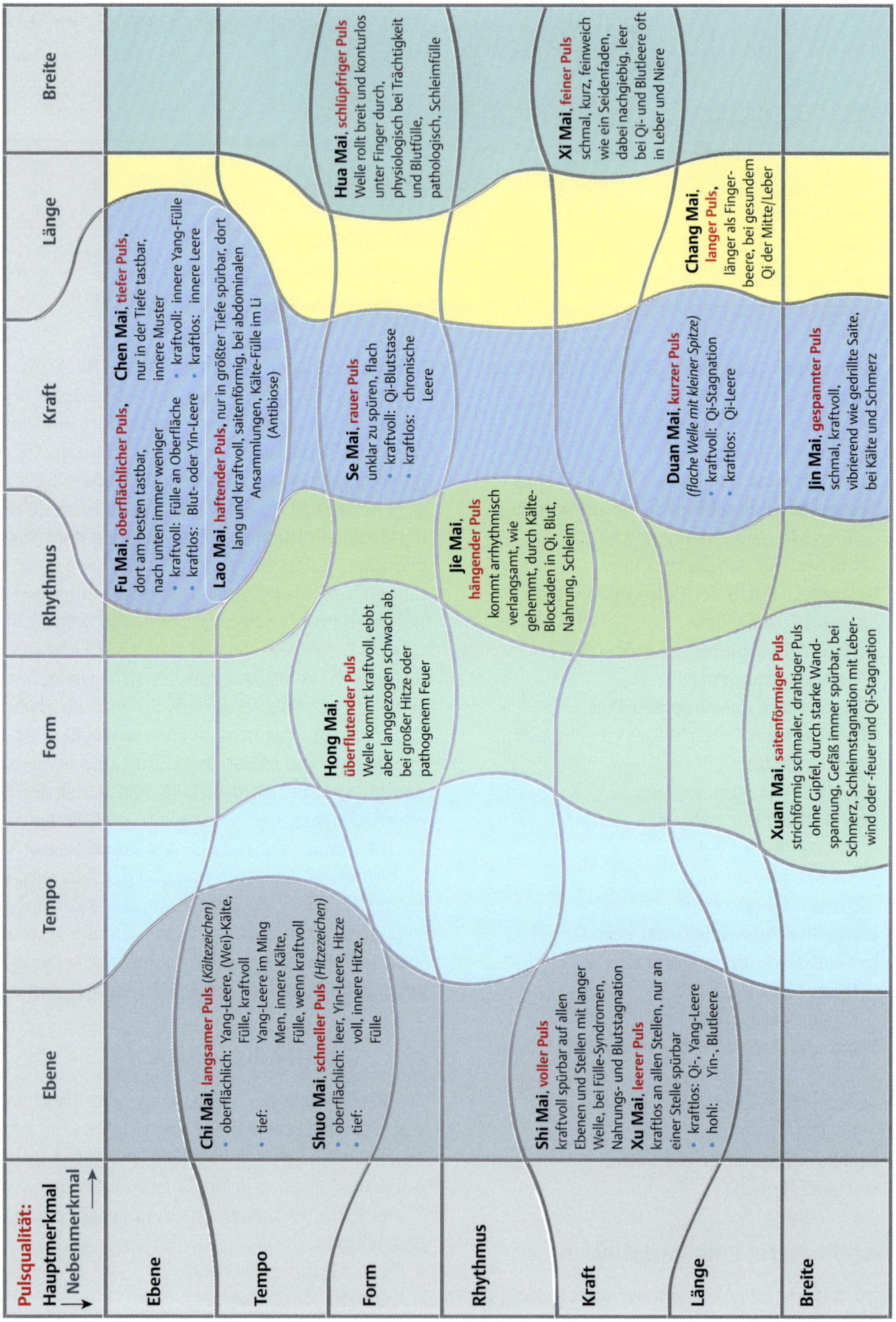

► **Abb. 5.4** Einteilung der Pulsqualitäten nach ihren Hauptaspekten.

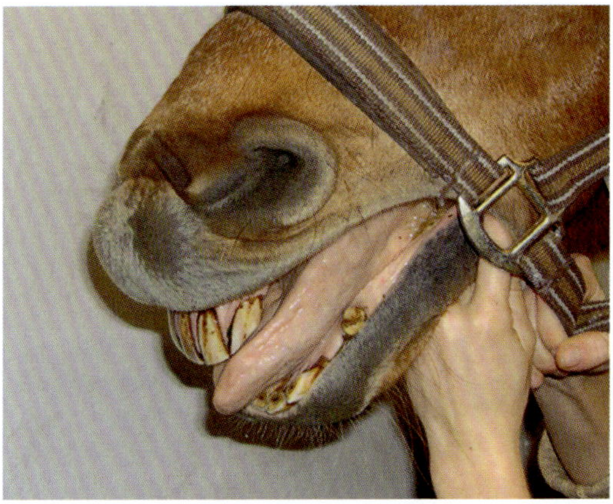

▶ **Abb. 5.5** Die Zunge ist lang, dünn, trocken und blass. (Foto: Birgit Lopez, Weinheim)

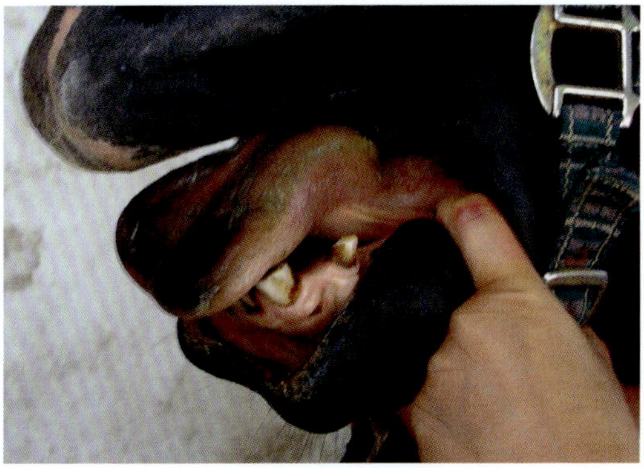

▶ **Abb. 5.6** Die feste, derbe und dicke Zunge von gelber Farbe weist einen graugelben Belag auf. (Foto: Birgit Lopez, Weinheim)

Farbe

Physiologisch Eine Pferdezunge ist normalerweise blassrot oder rot, mit einem leicht gelblichen Stich und feinem Glanz. Die Farbe variiert nach Jahreszeit: Im Winter ist sie blasser, im Sommer röter.

Unphysiologisch Nicht physiologisch sind sehr blasse, tiefrote, rote, purpurne, gelbe oder grauschwarze Zungenkörper. Dabei spräche eine zu blasse Zunge für Qi- oder Blut-Leere. Bei Qi-Leere ist die Zunge zusätzlich meist etwas zu feucht und geschwollen. Es herrscht allgemeine Kraftlosigkeit oder Abwehrschwäche. Bei Blut-Leere ist sie eher trocken und dünn (▶ **Abb. 5.5**), es herrscht generell eher Schwäche bzw. Leere. Eine rote Zunge spricht für Hitze. Je dunkler, desto stärker die Hitze. Weist die rote Zunge einen Belag auf, so spricht das für Fülle-Hitze wie sie bei Infektionen, Entzündungen oder Fieber zu finden ist. Ohne Belag ist der Zungenkörper bei Leere-Hitze (▶ **Abb. 5.6**), wie sie bei chronischen Entzündungen oder Infektionen vorkommt. Eine purpurfarbene oder violette Zunge weist immer auf Blut-Stagnation hin. Während eine rötlich-purpurfarbene Zunge eher eine zugrundeliegende Hitze anzeigt, bedeutet eine bläulich-purpurfarbene Zunge eher zugrunde liegende Kälte. Eine gelbliche Zunge weist auf Nässe-Hitze der Leber hin. Ein stumpfes, wie geräuchert aussehendes Gelb findet man bei Kälte-Nässe, wie sie bei chronischen Lebererkrankungen vorkommt. Eine bläulich-schwarze oder schwärzlich-purpurfarbene Zunge zeigt sich erst in extrem fortgeschrittenen Krankheitsstadien.

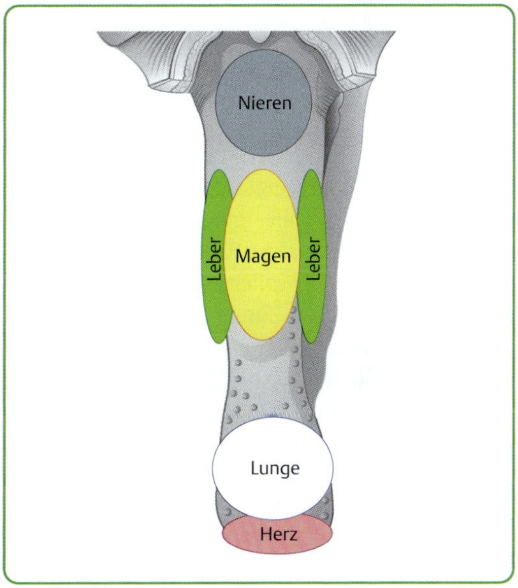

▶ **Abb. 5.7** Zungendiagnose.

Die verschiedenen Zungenareale spiegeln den Zustand der Zang Fu wider. Die Zungenspitze wird dem Herzen und im proximalen Bereich der Lunge zugeordnet, das Zentrum der Zunge Erde-Magen/Milz zugeordnet. Die Seiten entsprechen der Leber/Gallenblase, die Basis der Niere, wobei das Nierenareal, wegen der anatomischen Form der Pferdezunge, kaum einsehbar ist (▶ **Abb. 5.7**).

Nicht physiologische Zungen:

- blass: Qi- oder Blut-Leere
- blass, zu feucht, geschwollen (mit Kraftlosigkeit oder Abwehrschwäche): Qi-Leere
- trocken und dünn (mit genereller Schwäche): Blut-Leere
- rot: Hitze (je dunkler, desto stärkere Hitze)
- rot mit Belag: Fülle-Hitze (z. B. bei Infektionen, Entzündungen, Fieber)
- rot ohne Belag: Leere-Hitze (z. B. bei chronischen Entzündungen oder Infektionen)
- rötlich-purpurfarben: Blut-Stagnation mit Hitze
- bläulich-purpurfarben: Blut-Stagnation mit Kälte
- gelblich: Nässe-Hitze der Leber (stumpfes, wie geräuchertes Gelb z. B. bei chronischen Lebererkrankungen)
- bläulich-schwarz oder schwärzlich-purpurfarben: extrem fortgeschrittene Krankheitsstadien, die zum Exitus führen

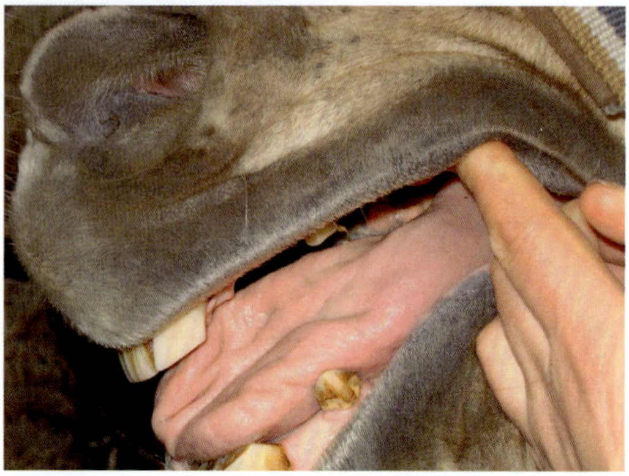

▶ **Abb. 5.8** Auf der schlaffen Zunge sind die Zahnabdrücke zu sehen. (Quelle: Hans-Karl Eul)

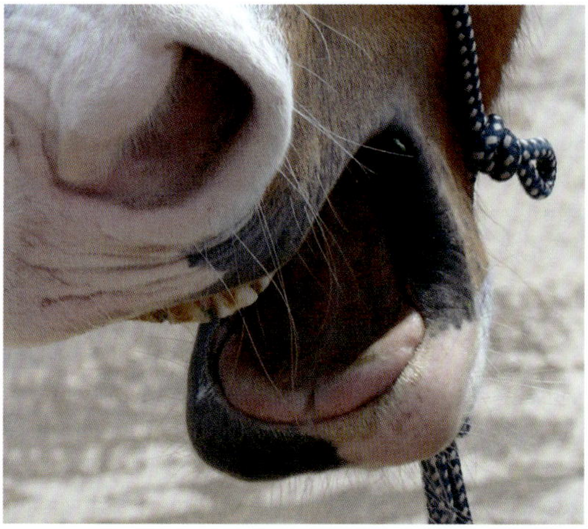

▶ **Abb. 5.9** Bei einer geröteten Zunge mit dunklem Belag hat sich ein Längsriss gebildet. (Quelle: Hans-Karl Eul)

Form des Zungenkörpers

Die Form der Zunge zeigt den Zustand von Blut- und Ying Qi sowie Fülle- oder Leerezustände an. Eine dünne Zunge spricht für eine chronische Erkrankung, eine geschwollene Zunge für Nässeansammlung. Eine steife Zunge kommt bei innerem Wind vor, eine schlaffe, unelastische Zunge (▶ **Abb. 5.8**) findet man bei einem Mangel an Jin Ye und Qi. Eine lange Zunge spricht für eine Neigung zu Hitze, v. a. zu Hitze des Herzens. Risse im Zungenkörper sprechen entweder für Fülle-Hitze oder Yin-Leere (▶ **Abb. 5.9**).

Zungenbelag

Der Zungenbelag repräsentiert den Zustand der Yang-Organe, insbesondere des Magens. Je nach Fütterung können Farbstoffe natürlich den Zungenbelag farblich verändern. Ein normaler Zungenbelag ist beim Pferd grünlich-weiß oder ganz leicht gelblich und durchscheinend. Ist der Belag verdickt, so spricht das für das Vorliegen eines pathogenen Faktors, je dicker der Belag, desto stärker der pathogene Faktor. Ein weißer Belag legt sich häufig bei Kälte-Mustern auf die Zunge. Wenn er dünn ist, spricht das für eine oberflächliche Disharmonie, ein dicker Belag spricht für eine innere Kältedisharmonie. Wird der Belag gelb, zeigt das Hitze an, z. B. bei einer Infektion oder Entzündung. Je intensiver die gelbe Farbe ist, desto stärker ist die Hitzeeinwirkung auf den Körper. Grauschwarzer Belag zeigt entweder extreme Hitze oder extreme Kälte an, abhängig davon, ob die Zunge trocken oder feucht ist.

Trockener Belag allgemein zeigt eine Störung der Körperflüssigkeiten durch starke Hitze und/ oder eine Yin-Leere an. Ein sehr feuchter Belag wird meist von starker Speichelproduktion begleitet und deutet auf Feuchtigkeitsretention im Körper hin. Klebriger Zungenbelag sieht schmutzig glänzend aus und ist nur sehr schwer zu entfernen. Er erscheint bei Ansammlung von Nässe, Schleim oder bei Futterstagnation. Krustiger Zungenbelag besteht aus einer weichen, dicken und lockeren Schicht, die sich sehr leicht vom Zungenkörper lösen lässt. Er steht für Verdauungsstörungen oder Schleim- und Nahrungsretention. Das Fehlen eines Belages spricht für Magen-Yin- und/oder Nieren-Yin-Leere. Ist die Zunge dabei homogen rot, so liegt wahrscheinlich eine Nieren-Yin-Leere vor.

Feuchte

Die gesunde Pferdezunge ist nur leicht feucht schimmernd. Mehr Feuchte spricht für einen Yin-Zustand, mehr Trockenheit für einen Yang-Zustand.

6 Vom Zeichen zum Muster

Fünf Schritte führen von der Untersuchung zur Behandlung:

- Erhebung der klinischen Befunde (Inspektion, Hören und Riechen, Anamnese, Palpation inkl. Puls- und Zungendiagnose)
- Benennen der Erkrankung (kann dem Nennen der Beschwerden entsprechen)
- Erstellen der chinesischen Diagnose mithilfe der zur Verfügung stehenden diagnostischen Systeme
- Behandlungsstrategie und -plan ausarbeiten, der sich exakt an der chinesischen Diagnose orientiert
- Behandlung

Die Diagnose benennt das Bild des Ungleichgewichts im System zu einem konkreten Zeitpunkt. Sie setzt sich zusammen aus den in diesem Moment vorherrschenden Mustern, die ihrerseits aus den Puzzleteilen der Zeichen bestehen. Umweltbedingungen und körperliche Zeichen werden in Beziehung zueinander gestellt und in Abhängigkeit voneinander bewertet. Dabei werden auch Zeichen mit einbezogen, die scheinbar gar nicht zum aktuellen Krankheitsgeschehen gehören. Ganzheitliche Betrachtung ist das Wesen der chinesischen Diagnostik. Die Jahreszeit oder die klimatischen Umstände, in denen eine Erkrankung zum ersten Mal auftrat, sind genauso wichtig wie die Art und Weise des Krankheitsverlaufs.

Kein Symptom oder Krankheitszeichen wird isoliert betrachtet. Die Wechselbeziehungen der einzelnen Symptome miteinander und ihre Relation zueinander sind für die Diagnose von überragender Bedeutung. Der chinesische Mediziner sucht nach den Fäden, die die einzelnen Zeichen verbinden und erstellt daraus ein Muster. So erklärt sich auch, dass dasselbe Zeichen in verschiedenen Zusammenhängen unterschiedliche Bedeutung haben kann.

Identifiziert man mehrere Muster in einem Körper, so ist es wichtig zu erkennen, wie sie voneinander abhängen und sich ggf. gegenseitig beeinflussen. Beispielsweise kann eine emotional bedingte Leere im Metall (Lungen-Qi-Leere) eine Fülle im Holz (Leber-Qi-Stagnation) auslösen.

7 Diagnostische Systeme

7.1 Charakteristika unterschiedlicher diagnostischer Systeme

Da die chinesische Medizin Tausende von Jahren alt ist, gab es viel Raum für ihre Erforschung und Optimierung. Im Laufe der Zeit entstanden die verschiedensten diagnostischen Systeme, die zu ganz unterschiedlichen Zeiten in unterschiedlichen Gegenden von unterschiedlichen Ärzten erprobt und veröffentlicht wurden. Sie basieren auf der jeweils angewendeten medizinischen Theorie und stellen in sich schlüssige Systeme dar. Wird etwa das System der 5 Elemente zugrunde gelegt, dann werden Zeichen der Abweichung gemäß den 5 Elementen betrachtet und in Zusammenhang gebracht. Die entstandenen Muster der Disharmonie münden dann in eine Diagnose, die ein Ungleichgewicht der 5 Elemente ausdrückt und auch die Therapie richtet sich ausschließlich danach! Das bedeutet in diesem Fall, dass nur Elementpunkte an den Gliedmaßen zur Wiederherstellung der Balance eingesetzt werden.

Beachte

Das diagnostische System bestimmt das Therapieprinzip.

Dies gilt für jedes diagnostische System. Das bedeutet aber nicht, dass man in einer Behandlung die Punkte ausschließlich in diesem Zusammenhang betrachten muss. Idealerweise kombiniert man bei der Punktauswahl innerhalb eines Systems die Punkte so, dass möglichst auch ihre Wirkungsweise, die aus anderen Zusammenhängen bekannt ist, im vorliegenden Fall sinnvoll einzubringen ist. Wenn man also die Erde stärken will, die durch Fülle im Holz (5-Elemente-System), in diesem Fall Leber-Qi-Stagnation, geschwächt ist, sodass eine Schleim-Fülle im unteren Jiao entstand (Grundsubstanzen-System), dann macht es Sinn, unter anderem Lu 7 zu nadeln, da das Metall das Holz kontrolliert, Lu 7 das Konzeptionsgefäß öffnet, außerdem Schleim bewegt und das Wei Qi stimuliert. Dazu dann z. B. MP 6 auf der Partnerleitbahn des Lungenmeridians im Tai-Yin-Meridian als Meisterpunkt des Urogenitalsystems und zur Stärkung der Transport- und Transformationsfunktion der Milz/Erde (Zang-Fu-System). Verschiedene Yang-Punkte wären eine gelungene Ergänzung. Die wichtigsten praxisrelevanten diagnostischen Systeme werden nachfolgend vorgestellt.

7.2 Acht Leitkriterien

Definition

Ba Gang = 8 Zeichen

Die 8 Leitkriterien (Ba Gang) beziehen sich auf die verschiedenen Ausdrucksmöglichkeiten von Yin und Yang im Detail. Sie gehen von 4 Kriterien in ihren jeweiligen Gegensätzen aus:

- Polarität : Yin/Yang
- Lokalisation: innen/außen
- Qualität: Kälte/Hitze
- Quantität: Fülle/Leere

Diese Muster stellen das theoretische Grundgerüst der Diagnostik dar und bieten nur einen Leitfaden zur Einordnung der physiologischen und pathologischen Geschehnisse. Allerdings ist, wie in jedem Fall, zu beachten, dass auch hier keine Ausschlusskausalität betrieben werden darf. Die 8 Leitkriterien dürfen nicht als „entweder so – oder anders“ verstanden werden. Es kommt häufig vor, dass ein Zustand viel komplexer ist, als es einfach nur Yin oder Yang auszudrücken vermögen. Es können Hitze und Kälte, Leere und Fülle und sogar alle 8 Kriterien auf einmal vorkommen. Auch dies gilt es in die Diagnose zu integrieren. Erste Erwähnung fanden die 8 Leitkriterien im Nei Jing, „Klassiker des Innern des gelben Kaisers“, und im Shan Han Lun, „Kälte-verursachte Schäden“. Die 8 Leitkriterien sind im Gegensatz zu anderen Identifikationsmöglichkeiten in jedem Fall anwendbar. Sie erlauben in der Differenzierung von Yin und Yang, innen und außen, Kälte von Hitze und Fülle von Leere zu unterscheiden und damit auf andere diagnostische Systeme hinzuweisen.

7.2.1 Yin und Yang

Yang-Funktionen im Körper:
- wärmen
- bewegen
- (hoch)halten
- schützen
- transformieren

Yin-Funktionen im Körper:
- kühlen
- Ruhe vermitteln
- (er)halten
- nähren
- befeuchten

In der gesamten Diagnostik und Therapie der TCVM geht es letztlich um die Beziehung zwischen Yin und Yang und deren Störungen. Die unterschiedlichen diagnostischen Systeme betrachten das nur aus verschiedenen Blickwinkeln. Die Identifikation von Mustern gemäß den 8 Leitkriterien kann als Grundlage aller anderen Varianten gelten.

7.2.2 Lokalisation

Äußere Muster

Sie finden auf dem Level der Meridiane, der Haut und der Muskeln, d. h. an der Oberfläche, im Gebiet von Fei und Wei Qi statt. Etwas dringt in die Oberfläche ein, wird zum pathogenen Faktor und kämpft gegen Wei Qi. Daher erhalten wir per definitionem ein Fülle-Muster.

Zeichen:
- akuter Beginn
- milde Symptome, nur Körperoberfläche betroffen
- wenig Fieber, Schüttelfrost
- Abneigung gegen Kälte oder Wind
- Schmerzen in Kopf und Körper, steifer Nacken
- Nasenausfluss
- oberflächlicher Puls
- keine Änderung am Zungenkörper
- wenig Zungenbelag

Äußere Muster treten auf als äußere Wind-Hitze oder äußere Wind-Kälte.

Innere Muster

Sie spielen sich ab auf dem Level der Organe und Knochen, also im Körperinneren.

Zeichen
- chronisch
- deutliche Symptome
- nicht nur Meridiane, auch Organe sind betroffen, spezielle Zeichen je nach Organ
- hohes Fieber
- keine Abneigung gegen Wind oder Kälte
- Änderung bei Kot und Urin
- tiefer Puls
- Veränderungen von Zungenkörper und Belag

7.2.3 Qualität

Hitze-Muster

Hitze bewegt sich nach außen und oben, dabei ist v. a. der obere und äußere Teil des Körpers betroffen. Hitze wirbelt Wind auf, bewegt Qi und Blut schnell, konsumiert Yin und stört die Yin-Funktionen.

Zeichen
- Fieber mit Abneigung gegen Hitze
- Schwitzen
- Rastlosigkeit
- Hitze verschlechtert das Allgemeinbefinden, Kälte bessert
- trockenes Maul, gerötete Schleimhaut
- trockener Kot, Durst, wenig Urin
- schneller Puls
- roter Zungenkörper
- gelber, trockener Zungenbelag

Kälte-Muster

Kälte zieht zusammen, der untere und innere Teil des Körpers ist hauptsächlich betroffen. Qi- und Blutfluss werden verlangsamt, eine Tendenz zu Stagnation entsteht. Kälte konsumiert Yang Qi und stört seine Funktionen.

Zeichen
- Blässe
- kalte Beine, Langsamkeit und Abneigung gegen Kälte

- kein Schwitzen
- Kälte verschlechtert, Hitze bessert den Zustand
- kein Durst
- wässrige Stühle ohne Geruch und viel klarer Urin
- langsamer oder gespannter Puls
- blasser Zungenkörper
- feuchter weißer Zungenbelag

7.2.4 Quantität

Fülle

Fülle-Situationen entstehen, wenn ein kräftiges Wei Qi gegen die Stärke des pathogenen Faktors nicht ankommt und durch dessen Eindringen eine pathogene Fülle entsteht. Qi, Xue und Jin Ye werden in ihrem Fluss blockiert und lösen durch diese Obstruktion eine lokale Stase aus.

Zeichen

- oft akut
- laute Stimme, schwere oder heftige Atemgeräusche
- kräftige Bewegungen und Geräusche oder Schmerzen
- Unruhe, Rastlosigkeit, Reizbarkeit, überschießende Emotionen
- spärlicher Harn, Obstipation
- Unwohlsein wird durch Druck erhöht (Sattel, Putzen etc.)
- voller Puls
- dicker Zungenbelag

Leere

Da ein pathogener Faktor nicht sonderlich stark sein muss, um das Abwehrsystem eines Patienten zu überwinden, der sich in einem Leere-Zustand befindet, kann auch ein schwaches Pathogen den Kampf gegen ein geschwächtes Wei Qi gewinnen und in den Körper eindringen. Da insgesamt eine Leere-Situation vorliegt, d. h. auch die Organe können betroffen sein, treten auch entsprechende Zeichen auf.

Zeichen

- oft chronisch
- schwache Stimme, flache Atmung
- schwächliche Bewegungen und Geräusche
- dumpfer beständiger Schmerz
- leichtes Schwitzen
- Lustlosigkeit, häufiges Liegen, stilles Verhalten
- häufiger Harnabsatz, weicher Kot
- Unwohlsein wird oft durch Druck gemindert (Eindecken, Anlehnen angenehm)
- leerer Puls
- dünner oder kein Zungenbelag

Es werden grundsätzlich 4 Arten von Leere unterschieden:

- **Qi-Leere**: Energielosigkeit, Kurzatmigkeit, helle Blässe, Zungenschwellung
- **Yang-Leere**: Energielosigkeit, Kurzatmigkeit, helle Blässe, Zungenschwellung, Kälte
- **Blut-Leere**: Schwäche mit Haarbruch und stumpfem Fell, stumpfe Blässe
- **Yin-Leere**: Trockenheit der Schleimhäute und der Haut

7.3 Die Pathologie der 5 Grundsubstanzen

Die 5 Grundsubstanzen sind:

- Qi (Lebensenergie)
- Xue (Blut)
- Jing (Essenz)
- Shen (Lebensgeist)
- Jin Ye (Körpersäfte)

7.3.1 Qi

Vom philosophischen oder kosmologischen Standpunkt aus ist das Qi der eigentliche Ursprung des gesamten Universums und des Lebens überhaupt. Es bildet die Grundsubstanz, aus der sich die Welt und damit auch der Körper zusammensetzt. Das körpereigene Qi betreibt den Organismus und hat je nach seinem Wirkgebiet unterschiedliche Eigenschaften. Zunächst besitzt jedes Organ und jeder Funktionskreis sein eigenes Qi mit den spezifischen Eigenschaften, die hier gebraucht werden.

Allgemeine Funktionen des Qi:

- bewegen, heben, transportieren
- schützen
- transformieren
- bewahren, halten
- nähren/wärmen

Zudem gibt es unterschiedliche Erscheinungsformen des Qi im Körper, die verschiedene Funktionen erfüllen:

Zong Qi Das Atmungs- oder Sammel-Qi ist verbunden mit Herz und Lunge. Es sammelt sich im Brustkorb und steuert den Atemrhythmus.

Yuan Qi Das Ursprungs-Qi ist die verfeinerte, energetische Form der Essenz und hat seinen Ursprung in den Nieren. Es zirkuliert im Körper und aktiviert alle Organe. Es sammelt sich an den Yuan-Quellpunkten und läuft durch den Dreifach-Erwärmer.

Gu Qi Das Nahrungs-Qi wird von der Milz aus der Nahrung gebildet und steigt dann auf in den Thorax, wo es im Herzen zu Blut umgewandelt wird und in der Lunge zusammen mit der Luft das Zong Qi bildet.

Zhen Qi Das Wahre Qi ist die letzte Verfeinerung des Qi und hat 2 Erscheinungsformen: das Wei Qi und das Ying Qi.

Wei Qi Ein Aspekt des Qi, der den Körper verteidigt. Er ist ein äußerer Schutz (Abwehr-Qi). Wei Qi fließt nahe unter der Haut und reguliert die Schweißdrüsen.

Ying Qi Es ist das Nähr-Qi, das an das Blut (Xue) gebunden ist und hilft, reinste Nährstoffe in Blut zu verwandeln. Xue und Ying sind nicht voneinander zu trennen. „Bataillon, Baracke, Lager, betreiben, suchen" sind Übersetzungen des Begriffs. All diese Begriffe haben also im weitesten Sinne mit Bevorratung zu tun. Ying extrahiert sich selbst und wird zu Blut. Es nährt die Organe und befeuchtet die Fu-Organe. Es stammt aus der Nahrung (Nährstoffe).

7.3.2 Xue

Xue wird mit Blut gleichgesetzt. Es ist der materielle Teil des Qi.

Die Funktionen des Blutes/Xue:

- Ernähren, Befeuchten, Kühlen des Körpers
- Befeuchten der Haare, Haut, Augen, Sehnen
- liefert die materielle Basis für den Geist/Shen
- Xue fließt gemeinsam mit Qi frei und ungehindert durch die Leitbahnen

7.3.3 Jing

Jing ist eine körpereigene Substanz, die bewahrt werden sollte. Die Vorhimmels-Essenz (xian-tian-zhi-jing) wird dem Fetus schon bei der Empfängnis mitgegeben und ist kaum reproduzierbar. Sie verbraucht sich im Laufe des Lebens. Nachhimmels-Essenz (hou-tian-zhi-jing) kann durch Milz und Magen täglich aus gesunder Ernährung ersetzt werden.

7.3.4 Shen

Shen ist der Geist, die Vitalität oder äußere Manifestation des inneren Zustandes im Körper. Denken ist der dominierende Aspekt. Shen bedeutet „wunderbar", „geheimnisvoll" und hat Bezug zur ewigen Dimension des Lebens, zu magischen und himmlischen Aspekten des Lebendigen.

7.3.5 Jin Ye

Definition

- Jin = klare Flüssigkeiten
- Ye = trübe Flüssigkeiten

Die Jin Ye repräsentieren alle Körperflüssigkeiten außer Blut, wie Speichel, Magensäfte, Gelenkflüssigkeit, Tränen, Schweiß, Urin usw.

Unterschieden werden klare und trübe Flüssigkeiten, wobei die Ye trübe Anteile darstellen, die Jin hingegen klare. Die Jin nähren Haut und Muskeln, gehen ins Blut. Sie bilden Schweiß und Urin. Die dickflüssigeren Ye nähren Knochen, innere Organe, Hirn und Mark, sie befeuchten Öffnungen und Gelenke. Beide entstammen der Nahrungsessenz.

Die Identifikation von Mustern gemäß den Grundsubstanzen Energie/Qi, Blut/Xue, Flüssigkeiten/Jin Ye, Geist/Shen und Essenz/Jing ordnet jeder der Grundsubstanzen bestimmte Eigenschaften und Funktionen zu. Wenn diese verändert sind, entstehen definierte pathologische Abweichungen.

Die Pathologien

Qi-Muster

Das Wesen des Qi ist die reine Wirkung der Energie. Entsprechend vielfältig sind die Pathologien. Qi kann leer sein oder durch verschiedene Ursachen stagnieren. Ist dann z. B. die Transformationsfunktion durch Qi-Leere oder Qi-Stagnation geschwächt, entsteht Schleim, der nicht umgewandelt und abtransportiert wird. Qi-Leere kann sogar zu Prolapsen führen, da die Hebefunktion im betroffenen Gewebe nicht mehr ausreicht. Die Immunabwehr wird durch Qi-Leere schwächer, pathogene Faktoren können eindringen. Durch den Kampf des Wei Qi ist der harmonische Fluss des Qi nicht gewährleistet, es kommt zu Stagnation. Das Symptom der Qi-Stagnation ist Schmerz. Die vollständige chinesische Diagnose nennt dazu die betroffene Leitbahn bzw. den Funktionskreis.

Xue-/Blut-Muster

Da Xue viel mit der Ernährung des Körpers zu tun hat, zeigen sich chronische Pathologien meist durch Trockenheit und Mangelversorgung.

- Blut-Leere: Schwäche mit Haarbruch und stumpfem Fell, Blässe, Shen-Störung, dünne blasse Zunge, leerer Puls
- Blutstase: fixierter starker Schmerz, violette Hautstellen, violette Zungenränder, saitenförmiger, haftender oder rauer Puls
- Blut-Hitze: Unruhe, blutende oder gerötete Hautaffektionen, Blutungen in Ausscheidungen, trockenes Maul, trockene Zunge, schneller Puls

Körperflüssigkeiten-/Jin-Ye-Muster

Jin-Ye-Leere

Leitsymptom der Jin-Ye-Leere ist die Austrocknung, v. a. von Maul, Nüstern, Zunge und oberen Luftwegen. Jin-Ye-Leere kann hervorgerufen werden durch:

- exzessiven Blutverlust
- länger anhaltendes oder übermäßiges Schwitzen
- unzureichende Flüssigkeitsaufnahme
- länger dauernde Diarrhö
- Yin- und/oder Blut-Leere

Die Zeichen sind:

- Durst
- trockener Husten
- trockene Haut, Nüstern, Zunge
- trockener Kot
- wenig Urin

Flüssigkeitsstauungen/Nässe

Sie sind Folge von ungenügender Funktion in Lunge, Milz-Pankreas oder Niere, die zu Nässeansammlungen bzw. Ödemen führt. Nässe zieht eher nach unten und führt oft zu angelaufenen Beinen.

Schleimansammlungen/Tan

Schleim ähnelt in seiner Entstehung und Erscheinung der Feuchtigkeit. Allerdings verhält er sich wie in einem Aggregatzustand in Richtung höhere Viskosität.

- Schleim bewirkt Stagnation
- ist klebrig, schwer und trübe
- führt zu Schwellungen
- tendiert im Gegensatz zu Nässe nicht nach unten

Es gibt 2 unterschiedliche Arten von Schleim:

- Substanziellen Schleim kann man sehen, z. B. das Sputum, das sich während einer Bronchitis in den Lungen ansammelt und abgehustet werden kann, oder bei Lipomen unter der Haut.
- Substanzloser Schleim dagegen ist unsichtbar, stört aber den Qi-Fluss und wird gebildet, wenn die Jin Ye stagnieren und kondensieren und sich rein energetisch in den Leitbahnen, den Organen oder den Geweben verdichten.

Gemeinsame Leitbefunde von Nässe und Schleim:

- evtl. Ansammlungen oder Verdickungen
- schlüpfriger oder klebriger Zungenbelag
- schlüpfriger oder saitenförmiger Puls

Geist-/Shen-Muster

Nachdem Shen vom Blut genährt wird und im Herzen wohnt, ist ein Zeichen für Shen-Störung die Verhaltensänderung in Richtung Haltlosigkeit, Unruhe und Ängstlichkeit bzw. Teilnahmslosigkeit. V. a. nächtliche Unruhe kann ein Zeichen für Shen-Störung sein. Außerdem kann haltloses Shen Konzentrationsstörungen und Aufmerksamkeitsprobleme verursachen. Da sich das Shen im Glanz vitaler Augen ausdrückt, erkennt man eine Störung gerade am Fehlen dieses Glanzes, der Blick kann unbeteiligt bzw. gleichgültig und stumpf erscheinen.

Essenz-/Jing-Muster

Jing entspricht der konstitutionellen Lebensenergie. Der grundlegende Teil ist angeboren, der zweite ist durch gesunde Ernährung und Lebensführung in gewisser Weise auffüllbar. Echte Pathologien können hier eigentlich nur durch Leere entstehen.

Leere des vorgeburtlichen Jing führt zu:

- verzögerter physischer und mentaler Entwicklung
- Neigung zu körperlichen Defekten wie degenerativen Knochenerkrankungen (entspricht oft Nieren-Essenz-Leere)
- vorzeitigem Altern

Eine Leere des nachgeburtlichen Jing führt dagegen zu schlechter genereller Gesundheit und Immunabwehr.

7.4 Die Pathologie der Zang-Fu-Syndrome

Dieses Konzept wird hauptsächlich zur Beschreibung innerer chronischer Veränderungen verwendet und kann die Zeichen der 8 Leitkriterien oder pathogenen Faktoren weiter differenzieren. Die diagnostizierten Syndrome beziehen sich auf Ungleichgewichte in den Funktionen der Zang Fu. Bei der Beschreibung der Zungen- und Pulsbefunde wird jeweils gezielt Bezug genommen auf die speziellen Zungenareale bzw. Pulstaststellen der Organe.

In der klinischen Arbeit können mehrere Syndrome gleichzeitig diagnostiziert werden. Die häufigsten beim Pferd zu beobachtenden Pathologien werden im Folgenden aufgeführt.

7.4.1 Lunge

Reguliert Qi und Atmung, verteilt Flüssigkeiten.

Lungen-Qi-Leere Wenig Husten, Kurzatmigkeit nach Belastung evtl. mit Schwitzen, flache Atmung, Asthma, schnelle Ermüdung, klarer, dünner Nasenausfluss, Zunge blass, Puls leer.

Lungen-Yin-Leere Trockener Husten, evtl. leicht erhöhte Temperatur, Gewichtsverlust, Zunge rot, trocken, Puls schnell und leer.

Wind in der Lunge Husten, Fieber, Abneigung gegen Wind und Zugluft, Puls oberflächlich. In Verbindung mit Kälte zeigen sich außerdem Abneigung gegen Kälte, reichlich wässriger Nasenausfluss und Zunge mit dünnem weißem Belag, langsamer Puls. Gemeinsam mit Hitze sehen wir kräftigen Husten mit reichlich gelbem Ausfluss, Durst, Verstopfung, wenig dunklen Urin und rote Zunge mit dünnem gelbem Belag, schneller, oberflächlicher Puls.

Schleimansammlung in der Lunge Husten mit reichlich Auswurf oder Asthma, Appetitverlust, Puls schlüpfrig und Zunge geschwollen mit dickem Belag.

7.4.2 Dickdarm

Trennt Flüssigkeiten von trüben Anteilen aus der Verdauung und scheidet den Rest aus.

Feuchte-Hitze im Dickdarm Stinkender Durchfall, Kotwasser stinkend, Durst, spärlicher dunkler Urin, Puls schnell und schlüpfrig, Zunge rot mit gelbem Belag.

Trockene Hitze im Dickdarm Bei trockener Hitze entsteht statt Durchfall trockener stinkender Kot.

Qi-Stagnation im Dickdarm Verminderte Peristaltik, Verstopfung, Kolik, Schmerz, Futterverweigerung, Puls gespannt, voll, Zunge evtl. bläulich.

Qi-Leere im Dickdarm Verminderte Peristaltik, Verstopfung, Appetitlosigkeit, Zunge blass, Puls leer.

Trockenheit im Dickdarm In Verbindung mit Trockenheit werden die Maulschleimhaut, die Zunge und der Kot zusätzlich trocken.

7.4.3 Magen

Der Magen ist zuständig für Aufnahme und Verarbeitung der Nahrung

Magen-Hitze Aufgezogene Bauchdecken mit Schmerz, gieriges Fressen oder Nahrungsverweigerung, Reflux, Gingivitis, Blauverfärbung des Zahnfleischrandes, Zunge rot mit gelbem Belag, Puls schnell, gespannt.

Magen-Kälte Aufgezogene Bauchdecken, bei Kälte schlechter, gurgelnde Peristaltikgeräusche, Verweigerung kalten Wassers und kalter Nahrung, Zunge blass mit weißem Belag, Puls langsam.

Nahrungsstagnation im Magen Appetitverlust bis Nahrungsverweigerung, aufgezogene Bauchdecken, Reflux, übel riechender loser Stuhl, Zunge geschwollen mit dickem Belag, Puls schlüpfrig, voll.

7.4.4 Milz-Pankreas

Transformiert und transportiert Flüssigkeiten und gilt als Fundament für die nachgeburtlichen Energien. Hält Organe an ihrem Platz.

Milz-Qi-Leere Appetitverlust, Ödembildung, wässriger Stuhl, Muskelabbau, Gliedmaßenschwäche, Antriebsschwäche, blasse Schleimhäute, blasse, schlaffe Zunge, Puls leer, tief und langsam.

Milz-Yang-Leere Appetitverlust, Ödembildung, lockerer bis breiiger Stuhl, Muskelabbau, Gliedmaßen kalt und schwach, Antriebsschwäche, blasse Schleimhäute, blasse schlaffe Zunge mit dickem weißem Belag, Puls leer.

Kälte-Feuchte in der Milz Appetitverlust, Ödembildung, lockerer bis breiiger Stuhl, Gliedmaßen kalt und schwach, Antriebsschwäche, reichlich trübe Ausscheidungen, blasse Schleimhäute, blasse, geschwollene, schlaffe Zunge, Puls schlüpfrig, langsam.

7.4.5 Herz

Das Herz kontrolliert Blut und Gefäße und beherbergt das Shen.

Herz-Qi-Leere Kurzatmigkeit, Leistungsabfall, Arrhythmie des schwachen Pulses, blasse schlaffe Zunge, blasse Schleimhäute.

Herz-Yang-Leere Zu den Zeichen der Qi-Leere gesellen sich Kältezeichen wie kalte Extremitäten und Frieren evtl. mit Ödembildung und Zyanose im Maulbereich.

Herz-Blutstase Kurzatmigkeit, Schwäche, Herzschlag pochend, starke Zyanose der Schleimhäute und Nüstern, purpurfarbene Zunge, rauer, gespannter Puls. Kann aus Herz-Qi-Leere entstehen.

Herz-Blut-Leere Ruhelosigkeit, Ängstlichkeit, Schreckhaftigkeit, Schwindel, Schleimhäute graublass, Puls leer.

Herz-Yin-Leere Ruhelosigkeit, Ängstlichkeit, Reizbarkeit, trockene rote Schleimhäute und Zunge, leerer, schneller Puls.

7.4.6 Dünndarm

Der Dünndarm ist zuständig für die Klärung von Unreinem zu Reinem und trennt diese Bestandteile, die er aus dem Magen erhält. Einen Teil schickt er zwecks Ausscheidung zu Niere, Blase und Dickdarm, den anderen zu Milz-Pankreas.

Qi-Blockade im Dünndarm Heftige Kolik mit Hinwerfen, Darmverschluss, Bauchdeckenspannung, kein Kotabsatz, keine Futteraufnahme, Zunge blass oder bläulich mit dickem Belag, Puls schnell, gespannt und voll.

7.4.7 Blase

Die Blase nimmt Flüssigkeiten aus dem Körper auf, wandelt sie um, speichert sie bis zur Ausscheidung.

Feuchte-Hitze in der Blase Erschwertes Wasserlassen, Harndrang, flockiger, blutiger Urin bis zur Steinbildung, Zunge rot mit dickem Belag, Puls schnell und schlüpfrig.

7.4.8 Nieren

Die Niere regiert das Wasser und die Aufnahme des Qi, speichert Jing und regiert die Knochen.

Nieren-Jing-Leere Entwicklungsverzögerungen, schwache Skelettentwicklung, Fehlbildungen, LWS-Schwäche, Knieprobleme im Wachstum, Zahnprobleme, lockere Zähne, Fruchtbarkeitsprobleme, frühes Ergrauen, Puls leer, tief.

Nieren-Yang-Leere Abneigung gegen Kälte, schnelles Frieren, schmerzhafte, kalte LWS, Schwäche der Knie, Unfruchtbarkeit, blasse Schleimhäute, kalte Beine, Apathie, reichlich klarer Urin, Ödeme der Hinterhand, Zunge blass, schlaff mit dünnem weißem Belag, Puls langsam.

Nieren-Yin-Leere Lumbalgie, Durst, Knieschwäche, wenig dunkler Urin, Verstopfung, sexuelle Übererregbarkeit, Unruhe, Zunge rot, evtl. rissig, Puls schnell und leer.

7.4.9 Perikard

Das Perikard fungiert als Herz-Beschützer und soll dieses folglich vor äußeren pathogenen Einflüssen, sprich v. a. vor Hitze, bewahren. Gemeinsam mit seinem Yang-Partner Dreifach-Erwärmer steht es für eine gesunde Sexualität.

Äußere Hitze im Perikard Ruhelosigkeit, Ängstlichkeit, Reizbarkeit, Puls schnell, voll, Zunge rot.

Qi-Leere im Perikard Kurzatmigkeit, Leistungsabfall, Lustlosigkeit, leerer Puls, blasse schlaffe Zunge, blasse Schleimhäute.

Qi-Blockade im Perikard Kurzatmigkeit, evtl. stockende Atmung, Leistungsabfall, Stöhnen, Lustlosigkeit, hängender Puls, blasse schlaffe Zunge, blasse Schleimhäute.

7.4.10 Dreifach-Erwärmer

Der Dreifach-Erwärmer als Fu-Organ hat seine Aufgabe im Bereich der Verteilung von Qi und Flüssigkeiten über alle 3 Erwärmer in seinem Wegenetz von oben nach unten bis ganz nach außen, bei der Abwehr gegen pathogene Faktoren und bei der Harmonisierung aller Körperfunktionen. Disharmonien stehen meist mit anderen Organsystemen und Funktionen in direktem Zusammenhang.

Beim Pferd zeigen sich 2 eigene Muster:

Qi-Leere im Dreifach-Erwärmer Sexuelles Desinteresse, Trägheit, Schwellung des Schlauches, Zunge blass, Puls leer, evtl. schlüpfrig.

Qi-Stagnation im Dreifach-Erwärmer Irritation kurz vor oder während der Rosse, Empfindlichkeit der Flanken, Aggression, Zunge leicht bläulich, Puls gespannt.

7.4.11 Leber

Die Leber sorgt für freien Qi- und Blutfluss und speichert Blut.

Qi-Stagnation in der Leber Erhöhte abdominale Spannung, Reizbarkeit, Aggression, Depression, Stöhnen am Anfang der Arbeit, Verdauungsprobleme, Unflexibilität mit Unmutsäußerungen bei Veränderungen, Irritation vor der Rosse, Skleren mit Gefäßinjektion, Zunge gespannt, Puls gespannt, voll.

Leber-Feuer Aggression bis zu Angriffen, Reizbarkeit, Skleren mit Gefäßinjektion, Konjunktiven gerötet, schlechte Ansprechbarkeit, Zunge rot, Schleimhäute trocken, Puls schnell, voll, gespannt.

Qi-Leere in der Leber Antriebslosigkeit, Kurzatmigkeit, leises Stöhnen, Zunge blass, Puls leer.

Blut-Leere in der Leber Antriebslosigkeit, Kurzatmigkeit, Abmagerung, Muskeltremor, Muskelschwäche und Steifigkeit, trockene Hufe, schlechtes Hufwachstum, Haarbruch, schwache Sehnen und Bänder, Unsicherheit, Auge trocken, Zunge dünn und blass, Puls gespannt, leer, rau.

Leber-Wind Plötzliche, wechselnde krampfartige Anfälle, Tics, Spasmen, Zittern, Benommenheit, Juckreiz, Zunge zitternd, Puls wechselnd.

7.4.12 Gallenblase

Die Funktionen von Leber und Gallenblase sind eng verbunden. Beim Pferd ist die Funktion des Yang-Organs aufgrund fehlender Gallenblase auf das gleichmäßige Zur-Verfügung-Stellen der reinen Gallenflüssigkeit beschränkt. Die Gallenblase bevorratet also eher Qi-bildende Säfte und hat nur teilweise ausscheidende Funktion. Das ist der Grund, warum die Gallenblase zu den außerordentlichen Fu zählt.

Qi-Leere in der Gallenblase Unentschlossenheit, Entscheidungsprobleme, Reizbarkeit, fehlende Trittsicherheit durch Schwindel, Zunge blass, Puls leer.

7.5

Muster der pathogenen Faktoren

Wir unterscheiden äußere, innere und sonstige pathogene Faktoren. Besonderes Gewicht kommt hier den Haltungsbedingungen und der Fütterung zu.

Als **äußere pathogene Faktoren** bezeichnet dieses Konzept die Zeichen des Körpers, die er entwickelt, wenn Noxen von außen auf den Körper einwirken bzw. eindringen. Diese Noxen entsprechen meist den 6 klimatischen Faktoren:

- Wind
- Hitze
- Feuer
- Trockenheit
- Feuchte
- Kälte

Damit sind nicht ausschließlich das Wetter und die klimatischen bzw. umweltbedingten Einflüsse angesprochen. Unterschiedliche Faktoren, z. B. auch Mikroorganismen, nehmen direkten Einfluss auf den Körper und attackieren ihn in der ihrem Wesen entsprechenden Weise. Die daraus resultierenden Symptome und Krankheitszeichen werden je nach ihrer Qualität den pathogenen Faktoren zugeordnet und benannt. Die entstehende Symptomatik ist Ausdruck der Auseinandersetzung des Wei Qi mit dem pathogenen Faktor.

Der Begriff **innere pathogene Faktoren** steht für den Einfluss psychoemotionaler Belastungen wie:

- Wut
- Übererregtheit
- Angst/Schrecken
- Grübeln/Sorge
- Kummer/Trauer

Diese Gefühle sind, wenn sie stark genug sind oder lange genug einwirken, in der Lage, den Fluss des Qi massiv einzuschränken. Vornehmlich beginnt diese Qi-Stagnation in den zugeordneten Funktionskreisen, kann aber dann auf den gesamten Organismus übergreifen. Daraus können Schwäche der betroffenen Organe bzw. Funktionsstörungen bis hin zum Bewegungsapparat entstehen.

Zeichen sind Veränderungen des entsprechenden Verhaltens, evtl. kombiniert mit Reaktionen der passenden diagnostischen Punkte und Auffälligkeiten an der zugehörigen Pulsstelle.

Sonstige pathogene Faktoren sind weder eindeutig außen noch innen zuzuordnen.

Hierzu gehören geistige oder körperliche Überforderung, Stressbelastung, Ernährungsfehler, zu häufiges Decken, zu viele Trächtigkeiten. Um hier eine korrekte Diagnose zu stellen, ist es unabdingbar, die Haltungsbedingungen und das Training in die Untersuchung mit einzubeziehen.

7.5.1 Pathogene Faktoren im Einzelnen

Wind

Wind ist oft der Träger, mit dessen Energie andere pathogene Faktoren in den Körper eindringen können. Wind gerät über die Haut in den Körper und behindert die Zirkulation des Wei Qi im Raum zwischen Haut und Muskeln. Durch seinen Yang-Charakter kann Wind auf Dauer das Yin des Körpers schädigen, wodurch Yin- und Blut-Leere entstehen können.

Die chinesische Diagnose Wind ist durch folgende Zeichen charakterisiert:

- plötzlicher Beginn
- schneller Symptomenwechsel und -wandern im Körper
- nach oben und außen gerichtete Verteilung
- betrifft daher oft den oberen Körperbereich und die Lunge
- wirkt oft auf der Haut, führt dort zu Juckreiz
- Bewegungsstörungen wie Lähmungen, Paralysen, Tremor, Zuckungen

Äußerer Wind

Äußerer Wind ist ein Fülle-Zustand.

Zeichen:

- plötzlich auftretend
- schnelle Veränderung der Symptome
- Fieber, durch Kampf zwischen Wei Qi und pathogenem Faktor
- Frösteln
- Abneigung gegen Wind
- leichtes Schwitzen
- Husten
- juckende Haut
- oberflächlicher Puls

- Gesichtslähmungen
- kriechende Gelenkschmerzen, springen von Gelenk zu Gelenk, wobei Wind die Yang-Leitbahnen bevorzugt affektiert
- Steifheit, v. a. des Nackens, dringt zuerst in Tai-Yang-Leitbahn ein

Innerer Wind

Zeichen:

- plötzlicher Beginn bei chronischem Krankheitsverlauf
- schneller Symptomenwechsel
- Kopfschmerz, Schwindel
- Gesichtslähmungen
- Tremor, Tics
- Krämpfe
- Bewusstseinsverlust
- Hemiplegien

Wegen seines Bezugs zum Holz steht innerer Wind immer in Zusammenhang mit Leberdisharmonie. Zum einen kann durch länger bestehendes, aufsteigendes Leber-Yang in chronischen schweren Fällen Leber-Wind entstehen. Dies zeigt sich dann durch noch schwereren Schwindel, aber beim Pferd v. a. durch wechselnd auftretende starke Reizbarkeit. Wenn innerer Wind in den Leerräumen der Blutgefäße streicht, verursacht durch Leber-Blut-Leere, entstehen zusätzlich Sehstörungen, Taubheitsgefühl und evtl. leichter Tremor.

Kälte

Kälte verlangsamt, zieht zusammen und führt daher zu Stagnation. Durch Stagnation wiederum entsteht aber Reibung, die als Körperreaktion auf das Kälte-Pathogen sogar Hitze erzeugen kann (▶ **Tab. 7.1**). Da die Kälte die Zirkulation von Yang Qi und Blut beeinträchtigt, verursacht sie starke, bohrende, fixierte Schmerzen. Weil Kälte starken Yin-Charakter hat, schädigt sie primär das Yang. Daher sind die Zeichen in der Yang-Tageszeit am stärksten wahrzunehmen.

Zeichen:

- Kälte der Extremitäten, Lumbalregion, Abdomen
- Kälteaversion
- wässrige Sekrete
- wässriges Nasensekret
- Polyurie

▶ **Tab. 7.1** Unterscheidungsmerkmale zwischen äußerer Kälte und äußerer Hitze.

Kälte	Hitze
kein Durst	Durst
dünner weißer Zungenbelag	dünner gelber Zungenbelag
langsamer, oberflächlicher Puls	schneller, oberflächlicher Puls
kein Fieber	Fieber

- wässrige Diarrhö ohne Geruch, Tendenz zu lockerem Kot
- starke, lokalisierte, in der Tiefe empfundene Schmerzen
- harte Verspannung der Muskulatur und der Sehnen
- kein Schwitzen
- kein Durst
- Zunge mit weißem Belag
- Puls langsam, gespannt

Hitze

Typisch für Hitze ist ihre Ausdehnung nach oben und außen, Geschwindigkeit, starke Geruchsbildung und Rötung. Hitze schädigt die Yin-Flüssigkeiten und verschlimmert die Zeichen daher in den Yin-Zeiten am Nachmittag und Abend. Hitze verbraucht schnell das Qi, durch ihre schnelle Bewegung kann Wind entstehen.

Im Unterschied zur inneren Hitze tritt äußere Hitze in der Regel immer gemeinsam mit Wind auf und entsteht nur in den Sommermonaten.

Zeichen:

- hohes Fieber
- Hitzeaversion
- Durst
- viel Schwitzen
- Unruhe
- Reizbarkeit
- trockene Schleimhäute
- stinkende Durchfälle
- Oligurie
- Schwindel
- Ränder und Spitze der Zunge gerötet mit gelblichem Belag
- schneller Puls

Wenn aus der Hitze in ihrer extremen Form dann Feuer entsteht, erhält die Pathologie einen stärker austrocknenden, bewegenden und schädigenden Charakter.

Zeichen:

- Hitzeaversion
- Durst
- trockene, bläulich-rote Schleimhäute mit Ulzera
- trockene Obstipation
- Schmerzen
- Oligurie
- Schwindel
- Unruhe, Reizbarkeit, Shen-Störungen
- Blutungen
- Zunge rot bis purpur mit gelblichem Belag
- schneller Puls

Nässe

Nässe ist ein Körperzeichen, das eine Verlangsamung der Bewegungen sowie Körperfunktionen und eine Tendenz nach unten zeigt.

Zeichen:

- Qi-Stagnation
- Gefühl der Schwere, alles sinkt nach unten, meist in die Beine und/oder den Bauchraum
- Appetitverlust
- Trübnis, Verworrenheit, da die Nässe das klare Yang daran hindert, zum Kopf aufzusteigen, wo es die Öffner der Sinnesorgane und das Gehirn klären kann
- klebriger Zungenbelag
- schlüpfriger Puls

Als Yin-Pathogen neigt Nässe dazu, das Yang zu schwächen.

Äußere Nässe

Äußere Nässe stört die Yang-Funktion des Milz-Yang, wodurch noch mehr Nässe hervorgerufen wird. Dieser Teufelskreis ist nur schwer zu durchbrechen.

Zeichen:

- akuter Beginn
- Leistungsschwäche
- Schweregefühl von Kopf, Körper und Beinen
- dumpfe Schmerzen
- Steifheit und Völlegefühl in Abdomen und Thorax
- trübe Körperabsonderungen
- klebriger Kot
- nässende Hautveränderungen
- Schwellungen/Ödeme v. a. der Fesseln und Röhrbeine
- klebriger, dünner Zungenbelag
- Puls schlüpfrig, voll, oberflächlich

Innere Nässe

Die innere Nässe entwickelt sich grundsätzlich langsamer als die äußere. Sie entsteht oft durch eine Schwäche der Milz. Dadurch werden Flüssigkeiten nicht adäquat umgewandelt und transportiert und sammeln sich zu Feuchte an. Auch eine Funktionsstörung der Niere kann Feuchtigkeitsretention verursachen, wenn ihre Ausscheidungsfunktion gestört ist. Dann sammelt sich die Feuchte v. a. in den Hinterbeinen. Bei Störung der Lungenfunktion diffundieren die Flüssigkeiten nicht und bleiben in der Lunge.

Zeichen:

- schleichender Beginn
- allgemeine Schwäche
- Schweregefühl von Kopf, Körper und Beinen
- dumpfe Schmerzen
- Steifheit und Völlegefühl in Abdomen und Thorax
- trübe Körperabsonderungen
- klebriger Kot
- nässende Hautveränderungen
- Schwellungen/Ödeme v. a. der Fesseln und Röhrbeine
- klebriger, dicker Zungenbelag
- Puls schlüpfrig, dünn oder leer, tief

Schleim

Nässe und Schleim zeigen ähnliche Charakteristika und entstehen meist unter Beteiligung einer Milzschwäche. Einzig Nässe kann auch von außen eindringen, Schleim entsteht ausschließlich im Inneren. Im Gegensatz zu Schleim zieht Nässe nach unten und innen, sogar bis in die Zang Fu. Schleim setzt sich hauptsächlich in den mittleren und oberen Körperregionen oder unter der Haut in den Leitbahnen fest. Er kann schließlich den Geist benebeln und psychische Störungen verursachen. Schleim tritt oft im Zusammenhang mit Feuer auf, da er zum einen den Qi-Fluss bremst, bis es

„qualmt", zum anderen kann Feuchte durch Hitzeeinwirkung auch zu Schleim „eingekocht" werden. Nässe beeinträchtigt v. a. die Milz, Schleim den Magen.

Zeichen:

- Schweregefühl von Kopf, Körper und Beinen
- Appetitlosigkeit
- dumpfe Schmerzen
- Steifheit und Völlegefühl in Abdomen und Thorax
- trübe Körperabsonderungen
- klebriger Kot
- nässende Hautveränderungen
- Umfangsvermehrungen unter der Haut
- Verhaltensstörungen
- Puls schlüpfrig, kann saitenförmig sein
- Zungenbelag trocken und rau, auch klebrig

Trockenheit

Trockenheit ist ein Yang-Pathogen, das von außen eindringen kann, aber auch durch innere Yin-Leere entsteht. Als äußerer pathogener Faktor, z. B. durch geschlossene Ställe mit schlechter Belüftung oder Staub, verletzt sie Blut oder Yin. Charakteristisches Zeichen ist die Abwesenheit von physiologischen Flüssigkeiten.

Zeichen:

- trockenes Fell
- trockene Schleimhäute
- trockener Husten, kurzes Anstoßen oft zu Beginn der Arbeit
- trockener Kot
- Oligurie
- Zunge trocken

Kombinationen

Die Zeichen der pathogenen Faktoren treten oft in Kombination auf. Dabei sind manche Verbindungen häufiger als andere und einige, die theoretisch möglich wären, kommen praktisch nicht vor. Die Zeichen dieser Kombination setzten sich jeweils zusammen aus den Zeichen der einzelnen pathogenen Faktoren (▸ **Tab. 7.2**).

7.6 Die Pathologie der 5 Elemente

Es gibt 5 Wandlungsphasen (Wuxing), die jeweils einem Element (Wasser, Holz, Feuer, Erde und Metall) zugeordnet sind. Wandlungsphasen beziehen sich auf die Ordnung in der materiellen Welt und die Beziehung der verschiedenen Substanzen und Elemente untereinander. Verschiedene äußere Bedingungen, aber auch Körpermerkmale, Organe, Gewebe oder Eigenarten sind ihnen zugeordnet und wirken miteinander (▸ **Abb. 7.1**).

7.6.1 Beziehung der Wandlungsphasen untereinander

Die Wandlungsphasen bringen einander hervor. Sie nähren sich innerhalb eines Zyklus aufeinander folgend in der Reihenfolge Wasser – Holz – Feuer – Erde – Metall und bringen einander hervor. Sie üben aber auch gegenseitig eine Kontrollfunktion aus, fördern und dämpfen sich gegenseitig und gewährleisten so eine ausgewogene Balance.

▸ **Tab. 7.2** Mögliche Kombinationen der äußeren pathogenen Faktoren.

	Wind	Kälte	Hitze	Feuchte	Trockenheit	Feuer
Wind	o	x	x	x	–	–
Kälte	x	o	–	x	–	–
Hitze	x	–	o	x	x	–
Feuchte	x	x	x	o	–	–
Trockenheit	–	–	x	–	o	–
Feuer	–	–	–	–	–	o

x = mögliche Kombination, – Kombination ist theoretisch möglich, kommt aber praktisch nicht vor.

	Wandlungsphase **Wasser**	Wandlungsphase **Holz**	Wandlungsphase **Feuer**	Wandlungsphase **Erde**	Wandlungsphase **Metall**
Jahreszeit	Winter	Frühling	Sommer	Spätsommer	Herbst
Klima	Kälte	Wind	Hitze	Feuchtigkeit	Trockenheit
Sinnesorgan	Ohren	Augen	Zunge	Mund	Nase
Geruch	faulig	ranzig-beißend	brenzlig	aromatisch	modrig
Geschmack	salzig	sauer	verbrannt, bitter	süß	scharf-pikant
Emotionen	Angst/Panik	Zorn/Irritation	Freude/Hektik	Grübeln/ Vorein-genommenheit	Trauer, Seufzer
Zang-(Yin-)Organ	Niere	Leber	Herz	Milz	Lunge
Farbe	schwarz	grün	rot	gelb	weiß
Fu-(Yang-)Organ	Blase	Gallenblase	Dreifach-Erwärmer Dünndarm	Magen	Dickdarm
Gewebe	Knochen, Zähne	Sehnen/Bänder	Blutgefäße	Muskeln, Bindegewebe	Haut, Haare
zugehörige Meridiane	Ni/Bl	Le/Gb	He/Dü Pc/3E	MP/Ma	Lu/Di

▶ **Abb. 7.1** Zuordnung zu den Wandlungsphasen.

Physiologische Zyklen

Sheng-Zyklus

Der Sheng-Zyklus ist die Hervorbringungssequenz oder der Mutter-Sohn-Zyklus. Innerhalb dieses Zyklus bringt jedes Element seinen Nachfolger hervor und fördert bzw. unterstützt ihn. Jede Phase ist also Ernährer (= Mutter) und gleichzeitig Ernährter (= Sohn).

Ko-Zyklus

Der Ko-Zyklus oder Kontroll-Zyklus ist gekennzeichnet durch den Einfluss jeder Phase auf die übernächste. Großmutter kontrolliert Enkelkind, wenn Mutter nicht mehr zurechtkommt, reguliert aber auch unterstützend, falls das Kind geschwächt wird.

Kontrollieren meint hier, dass die Organe bzw. Wandlungsphasen einander unterstützend und nicht unterdrückend regulieren:

- Wasser kontrolliert/löscht Feuer.
- Feuer kontrolliert/schmilzt Metall.
- Metall kontrolliert/spaltet Holz.
- Holz kontrolliert/durchdringt Erde.
- Erde kontrolliert/staut Wasser.

Der Ko-Zyklus gewährleistet das Gleichgewicht innerhalb des Sheng-Zyklus. In diesem Zusammenhang wird ein sich unter physiologischen Verhältnissen jederzeit selbst regulierendes Gleichgewicht geschaffen. Somit ist das 5-Elemente-System ein Modell für die Selbstheilungsmechanismen des Körpers, doch auch Pathologien lassen sich damit herleiten.

Pathologische Zyklen

Cheng-Zyklus

Überwindungszyklus, Überkontrolle oder Invasion. Er folgt der gleichen Reihenfolge wie der Kontroll-Zyklus. Hier überkontrolliert aber das verantwortliche Element aus einer Fülle heraus das Enkelelement invasiv, die kontrollierte Phase wird pathologisch unterdrückt und geschwächt.

Wu-Zyklus

Beleidigungs- (wörtliche Übersetzung), Verspottungs- oder Verachtungssequenz, Revolte. Er verläuft in der umgekehrten Richtung wie der Kontroll-Zyklus: Das zu kontrollierende Element wird pathologisch stärker als das Kontrolle ausübende und schwächt jenes immer mehr. Ein anderes Szenario wäre: Das Kontrollelement ist in Leere, d. h. zu schwach, und wird von seinem Enkelelement in seiner Kontrollfunktion verachtet und so noch mehr geschwächt.

Weiterleitungszyklus

Eingedrungene klimatische Energie kann zu Fülle in einem Regelkreis führen und dann auf dem Wege der **Induktion** nach der Mutter-Kind-Regel weitergegeben werden. Im fördernden Kreislauf verläuft die Energie dabei v. a. „gegengeschlechtlich“ zwischen Yin- und Yang-Funktionskreisen.

Über die **Inhibition** kann andererseits bei einer Leere über den Mutter-Sohn-Regelkreis vermehrt Energie aus der Mutter gezogen werden. Krankheiten, die sich auf dem Wege der Inhibition ausbreiten, sind grundsätzlich als schwerwiegender zu beurteilen als die der Induktion.

Wasser nährt Holz, wird ernährt von Metall (Sheng-Zyklus) und kontrolliert von Erde (Ko-Zyklus) und kann von dieser pathologisch überkontrolliert werden (Cheng-Zyklus). Wenn Wasser zu schwach ist, kann das Ängste verursachen. Wenn dann infolge das Holz schwach wird, kann das zusätzlich verunsichern (Weiterleitungszyklus, Inhibition).

Wie stelle ich aber fest, dass die 5 Elemente nicht im Gleichgewicht sind? Wir sehen durch die Zeichen im Patienten Muster, die eine Elementpathologie oder sogar mehrere zeigen, weil sie von den physiologischen Mustern abweichen. Bestimmte Gewebe, Meridiane, (Sinnes-)Organe, Emotionen, die einem Element zuzuordnen sind, zeigen sich geschwächt bzw. gestört und lassen sich über die pathologischen Zyklen dazu in Beziehung setzen.

Muster des Cheng/Überwindungszyklus beispielsweise zeigen die pathologischen Zeichen des überwundenen Elements und die hervortretenden Ungleichgewichtseigenschaften des verursachenden Elements, so etwa Aggression mit rot injizierten Skleren und breiigem gelben Durchfall bei Stress, wenn Holz die Erde überkontrolliert.

Wichtiges Merkmal ist hier die Shu- und Mu-Punkt-Reaktion!

7.7 Die Pathologie von Mustern gemäß den Leitbahnen

Dieses System ist die älteste beschriebene Musteridentifikation aus dem Spiritual Axis/Zentrum des Wirkvermögens ca. 100 v. Chr. und befasst sich mit den pathologischen Symptomen und Zeichen der Leitbahnstörungen. Funktion der Meridiane ist die Reaktion auf „Probleme“, die im Körper entstanden sind, wie Erkrankungen der Meridiane selbst, Spiegelung einer Zang-Fu-Erkrankung in einem Meridian oder die Weiterleitung eines Prozesses in einen anderen Meridian. Das Lenken des Qi in erkrankte Bereiche, um dort das Gleichgewicht wiederherzustellen, ist ebenfalls eine wichtige Aufgabe der Meridiane. Leitbahnpathologien beziehen sich ausschließlich auf die 12 Hauptleitbahnen und die 8 außergewöhnlichen Meridiane meist mit Qi-Stagnation.

Die Leitbahnen und die Organe sind sowohl als energetische Einheit als auch voneinander getrennt zu betrachten. Organe gehören zum Körperinneren, die Leitbahnen zur Körperoberfläche. Deshalb können Leitbahndisharmonien (müssen aber nicht) die Organe beeinflussen und umgekehrt. Wichtig ist es, zu differenzieren, ob nur die Leitbahn oder auch die inneren Organe beeinträchtigt sind. Dazu ist es nötig, die Zeichen genau zu untersuchen und zu bewerten. Leitbahnstörungen können auch die Sinnesorgane, die sie versorgen, in Mitleidenschaft ziehen.

Um korrekte Leitbahndiagnosen durchzuführen, sind gute Kenntnisse über deren äußeren und inneren Verlauf notwendig, Fülle- und Leere-Zustände müssen unterschieden werden können.

Definition

- Fülle: eher intensiver Schmerz, Steifheit, Kontrakturen und Krämpfe; Rötung – Hitze, Bläue – Kälte
- Leere: eher dumpfer Schmerz, Schwäche und Atrophie der Muskeln, Taubheitsgefühl

Meridiansymptome

- **Lunge**: Fieber, Abneigung gegen Kälte, Schmerz in Schultern, in medialer Vorhand
- **Dickdarm**: Halssteifheit Unterhals, rinnende Nase, geschwollene Augen, Schmerz im Meridianverlauf

- **Magen:** Schmerz in den Augen, Schwellung, Steifheit des Halses im Bereich Drosselrinne, Fazialisparese, kalte Beine und Hufe, Schmerz im Meridianverlauf, Sinusitis maxillaris
- **Milz:** Kälteempfinden im Meridianverlauf, Schwäche der Hinterhandmuskeln, Festigkeit der medialen Hinterhandmuskeln, Steifheit und Schmerzen der Zungenwurzel
- **Herz:** Schmerz in den Augen, Schmerzen an der Innenseite der Vorhand
- **Dünndarm:** Schmerzen im Nacken und in den Ellenbogen, steifer Nacken, Schmerz entlang der lateralen Seite von Vorhand und Scapula/Meridianverlauf, gelbe Skleren, Wangenbereich geschwollen
- **Blase:** Fieber, Abneigung gegen Kälte, steifer Nacken, Rückenschmerz, Schmerz im Auge, Schmerz an der Hinterseite des Beines im Meridianverlauf
- **Xin Bao:** steifer Nacken, Schmerz im Meridianverlauf, Kontrakturen im Ellenbogen, Schwellung in der Axelhöhle
- **San Jiao:** Schmerz im Meridianverlauf und im Ellenbogen, Schmerz der seitlichen Schulter.
- **Gallenblase:** Schmerzen der Hüfte und lateral am Bein, am äußeren Augenwinkel oder Kiefer
- **Leber:** Schmerz und Schwellung des Auges, Muskelspannung medial der Hinterhand, Hernien
- **Niere:** häufiger Harndrang, Schwellungen und Schmerzen der Hinterhand, Sprunggelenk, Knie medial, Hüfte mediodorsal, Unterbauch

7.8 Diagnostik der 6 Schichten

Das 6-Schichten-Modell ist eine der ältesten diagnostischen Methoden. Es beschreibt Erkrankungen, die durch Kälte verursacht werden. Die Kälte dringt durch Wind getragen in den Körper ein. Vielfach geht es hier um äußere Erkrankungen. Die Kälte führt, je nach ihrer Ausprägung, der Abwehrlage des Pferdes und dem Stadium im zeitlichen Verlauf der Krankheit, zu einem genau definierten Krankheitsbild. Gemäß der Eigenschaft „Langsamkeit" des Kälte-Pathogens ist der Krankheitsverlauf eher langsam. Entlang der folgenden 6 Meridianschichten kann die Kälte weiter in den Körper vordringen und dabei typische Krankheitszeichen entwickeln. Es werden 3 äußere Yang-Schichten und 3 innere Yin-Schichten als Krankheitslokalisationen unterschieden. Wenn ein Kälte-Pathogen (Xie Qi) in den Körper eindringt, eliminiert es der Körper erfolgreich oder es zeigen sich je nach seiner aktuellen Lokalisation typische Krankheitszeichen. Die 6 Schichten, in denen sich das abspielt, sind:

- **Yang-Schichten**
  - Dünndarm und Blase bilden: Tai Yang
  - Dreifach-Erwärmer und Gallenblase bilden: Shao Yang
  - Dickdarm und Magen bilden: Yang Ming
- **Yin-Schichten**
  - Lunge und Milz-Pankreas bilden: Tai Yin
  - Herz und Niere bilden: Shao Yin
  - Perikard und Leber bilden: Jue Jin

Die Entwicklung der 6-Schichten-Muster kann auf 3 Wegen erfolgen:

1. Häufigste Entwicklung von außen nach innen: Tai Yang → Shao Yang → Yang Ming → Tai Yin → Shao Yin → Jue Yin
2. Überspringen von Schichten: Eine oder mehrere Ebenen können unter ungünstigen Bedingungen übersprungen bzw. ausgelassen werden. So kann der pathogene Faktor weiter in die Tiefe gelangen, z. B. von Tai Yang gleich zu Yang Ming oder gar Tai Yin.
3. Direkter Angriff: Das Pathogen kann unmittelbar in das Innere zu den Yin-Schichten gelangen, wenn die körperliche Abwehr besonders schwach ist.

7.8.1 Tai-Yang-Muster

Tai-Yang-Muster erscheinen zu Beginn der äußeren Erkrankung auf einer oberflächlichen Ebene und beinhalten Temperaturerhöhung, Husten, wässrigen Nasenausfluss, Appetitlosigkeit, kalte Beine, Lahmheit, Kälteaversion mit dünnem weißen Zungenbelag und oberflächlichem Puls.

7.8.2 Shao-Yang-Muster

Dieses Muster entsteht zwischen dem Inneren und dem Äußeren und unterscheidet sich vom Tai-Yang-Muster dadurch, dass das Fieber bei längerem Verlauf niedriger wird, aber dennoch bestehen bleibt. Das bedeutet keine Besserung der Erkrankung.

7.8.3 Yang-Ming-Muster

Das Yang-Ming-Muster beschäftigt den Körper auf einer tiefen Ebene und bildet 2 innere Muster. Eines betrifft die Dickdarm-Magen-Leitbahn, das andere beteiligt die zugehörigen Fu. Das Fieber wird höher und von Schwitzen begleitet, die Atemfrequenz steigt, zusammen mit dem Trinkbedürfnis. Der Zungenbelag wird dick, trocken und gelb, der Puls schwirrend und schnell. Verstärkte Hitzezeichen stellen sich ein. Zusätzliche Zeichen wegen Beteiligung der Fu wären eine Konzentration des Urins, der dadurch spärlich und dunkler wird, Verstopfung, Aversion gegen Hitze, trockene, kleine „Äpfel". Der volle Puls wird tiefer fühlbar.

7.8.4 Tai-Yin-Muster

Dieses Muster betrifft den Körper im Bereich der Milz und zeigt wegen zunehmender Kräfteerschöpfung Kälte- und Leere-Zeichen wie milde Kolik-Anzeichen, kalte Beine, Kotwasser bis Durchfall, weißen Zungenbelag und gespannten, langsamen Puls.

7.8.5 Shao-Yin-Muster

Shao-Yin-Muster sind ebenfalls Leere-Muster und können Kälte- oder Hitzezeichen beinhalten. Herz und Nieren sind die betroffenen Funktionskreise. Es entstehen Müdigkeit, Lethargie und Schwäche bei kalten Beinen, blasser Zunge und tiefem, langsamem Puls. Auch Leere-Hitzezeichen in Puls und Zunge können die Schwäche begleiten.

7.8.6 Jue-Yin-Muster

Im Finalstadium der äußeren Kälteerkrankungen mit Erschöpfung des Zheng Qi gibt es 3 Muster: Kälte-, Hitze- und Wurm-Muster. Hier werden dann bei absoluter Kraftlosigkeit die Beine steif, kalt und kraftlos. Stehen ist kaum noch möglich.

Beim Wurm-Jue-Muster kommen gelbliche Skleren und Maulschleimhaut, wechselnd warme und kalte Gliedmaßen, viel Durst mit Trinken, Kolik durch Wurmbefall, Abmagerung mit gleichzeitiger abdominaler Umfangsvermehrung und Ausscheiden von Würmern dazu.

7.9 Diagnostik nach den 4 Ebenen

Wei Gan Wen Re Bing (1746) ist das Werk über febrile und fieberhafte Erkrankungen durch Wärmefaktoren. Wei-Qi-Ying-Xue-Muster (4-Ebenen-Muster) sind hochakut verlaufende fieberhafte Erkrankungen, die durch äußere pathogene Wärme-Faktoren verursacht werden. Durch ihre exakte Beschreibung können wir die auftretenden fieberhaften Erkrankungen unterscheiden und behandeln. Sie verlaufen akut und schädigen Yin, Flüssigkeiten und Blut (▸ **Tab. 7.3**).

Je nach Jahreszeit werden unterschiedliche Pathogene und Syndrome beobachtet. Das Pathogen gelangt beispielsweise durch Mund und Nase, Haut und Muskulatur in den Organismus und befällt zunächst die äußere Schicht des Wei Qi. Die Erkrankung beginnt plötzlich und verläuft rasant, sofort zeigen sich Hitzesymptome.

Je nach Stärke des pathogenen Faktors und der Abwehrkraft des Organismus-Qi dringt sie in die Tiefe und schädigt zuerst die Jin Ye und dann das Blut. Sie kann der Reihe nach die Schichten des Qi, Ying und Xue befallen. Eine Heilung würde in umgekehrter Reihenfolge verlaufen.

Wie ▸ **Tab. 7.3** zeigt, verändern sich vom Wei- über Qi- und Ying- zum Xue-Stadium die Zeichen der Erkrankung dramatisch. Beginnend mit Atemwegsinfektion sowie einer Abneigung gegen Kälte und Fieber kann die Krankheit über das Qi-Stadium mit erhöhtem Fieber, starkem Durst und

▸ **Tab. 7.3** Die 4 Bereiche mit den zugehörigen Ebenen, in denen ein Pathogen Schaden anrichten kann.

Stadium	Ebene	Ort
1	Wei	oberflächlich, Muskeln, Gelenke
2	Qi	Lunge, Magen, Dickdarm
3	Ying	ZNS, Herz, Shen, Perikard
4	Xue	Hämorrhagie

Schweißbildung sowie Verstopfungskolik zum Ying-Stadium mit starker Unruhe und Bewusstseinsstörungen, Neigung zu Bronchospasmen und Petechien in Haut und Schleimhaut führen. Im finalen Stadium endet die Erkrankung mit persistierendem Fieber, evtl. begleitet durch Krämpfe. Einblutungen in Haut und Schleimhaut sowie in alle Körperhöhlen und Ausscheidungen entstehen kurz vor dem Verenden des Tieres. Da die Weng-Bing-Erkrankungen Entsprechungen bei Tierseuchen in der westlichen Medizin haben, wird hier ausdrücklich von der Behandlung mittels Akupunktur abgeraten. Bei einem solchen Verlauf ist sofort ein Tierarzt hinzuzuziehen, der die weiteren Schritte einleitet und die nötigen Instruktionen zu Hygiene und weiteren Maßnahmen erteilt.

Die Wen-Bing-Syndrome entwickeln sich in rasantem Tempo innerhalb von Stunden oder Tagen.

Die Syndrome der Shan-Han-Erkrankungen entwickeln sich relativ langsam im Verlauf eines oder weniger Tage.

7.10 Diagnostik nach dem Dreifach-Erwärmer: San Jiao Bian Zheng

Die San-Jiao-Muster entstehen durch exogene pathogene Faktoren. Wu Ju Tong begründete dieses System und veröffentlichte es 1798 a.d. im Weng Bing Tiao Bian.

Grundlage der Einteilung in Syndrome des Dreifach-Erwärmers (San Jiao) ist die Dreiteilung, die der Körper durch ihn erfährt:

- oberer Erwärmer: Herz, Lunge
- mittlerer Erwärmer: Magen, Milz, Leber
- unterer Erwärmer: Niere, Blase, Dünndarm, Dickdarm

Die Dreifach-Erwärmer-Muster entstehen durch exogene pathogene Faktoren. Sie werden grundsätzlich in wärme- und kälteinduzierte Erkrankungen eingeteilt. Hier liegt der Vergleich mit dem 6-Schichten-Modell nahe, demzufolge die Bewegung von unten nach oben verläuft. Bei den Dreifach-Erwärmer-Mustern dringt das Pathogen von oben über Mund und Nase ein. Die Symptome verlaufen von oben nach unten nach festgelegten Mustern.

Nach Wu Ju Tang gibt es 9 Pathogene, die wärmeinduzierte Erkrankungen verursachen (▶ **Tab. 7.4**).

7.11 Kombinationsmöglichkeiten der Systeme

Einen Überblick über die diagnostischen Systeme bietet ▶ **Tab. 7.5**.

Bei den diagnostischen Systemen handelt es sich um die Sammlung der Ergebnisse langjähriger Praxiserfahrung und Forschungen unterschiedlicher

▶ **Tab. 7.4** Die 9 Pathogene.

Pathogen	Beobachtung im Außen
Wind-Wärme	Frühjahr, wenn Yin noch dominiert
Wärme-Hitze	Frühsommer, viel Yang
epidemische Wärme	gleiche Symptome vieler Patienten, ansteckende Wärme
Wärme-Toxin	heiße Feuchte im Sommer wird zu Wärme-Toxin im Körper
Sommer-Wärme	Sommerhitze mit wenig Feuchte
feuchte Wärme	Spätsommer, Frühherbst, viel Feuchte, wenig Hitze
Herbst-Trockenheit	Trockenheit herrscht vor
Winter Wärme	zu wenig Winter-Yin kann Yang nicht im Zaum halten, wird daraufhin zu warm
Warm-Malaria	durch Yin-Leere; führt zu pathogener Wärme, die Malaria im Sommer verursacht

▶ **Tab. 7.5** Diagnostische Systeme.

Diagnostisches System TCVM	Kurzbeschreibung	Anwendbarkeit
acht Leitkriterien Grundlage der chin. Diagnose	• Grundlage der Musterdifferenzierung • vier Paare – sechs Grundmuster: – Yin-Yang – Innen-Außen – Fülle-Leere – Kälte-Hitze	• Grundlage der TCVM-Diagnose • jede Erkrankung
Zang-Fu-Syndrome Herzstück der chin. Diagnose	Jedes Zang-Fu hat ein eigenes Fülle-Leere-/Hitze-Kälte-Muster	• chronische (innere) Erkrankungen • allgemeine Schwäche • Geriatrie
sechs Schichten	• Tai Yang Tai Yin • Yang Ming Shao Yin • Shao Yang, Jue Yin	• chronisch entzündlich • kälteinduziert • äußere Erkrankungen
vier Ebenen	• Wei • Qi • Ying • Xue	• Infektionskrankheiten • jede Erkrankung, die mit Fieber beginnt, rasant nach innen fortschreitend, falls nicht aufgehalten • äußere Erkrankungen
Dreifach-Erwärmer-Muster	• oberer Jiao • mittlerer Jiao • unterer Jiao	• äußere Erkrankungen • Beginn mit Fieber und Fortschreiten vom oberen zum unteren Jiao
pathogene Faktoren	• äußere pathogene Faktoren: Wind, Kälte, Hitze, Sommerhitze, Feuchte, Trockenheit • innere pathogene Faktoren: Hunger, Überforderung	jede akute Erkrankung; oft bei Fülle-Syndromen
fünf Grundsubstanzen	pathogene Änderung in Qi, Blut, Körperflüssigkeiten, Shen, Jing	• chronische innere Erkrankungen • endokrine Ungleichgewichte
Meridianmuster	• zwölf Hauptmeridiane • acht außerordentliche Meridiane	muskuloskeletale Probleme
fünf Elemente	Holz, Feuer, Erde, Metall, Wasser	jede Erkrankung

Wissenschaftler und Ärzte. Man kann den gleichen Fall aus unterschiedlichen Blickwinkeln betrachten und danach auch unterschiedlich behandeln. Das ist in Ordnung, solange fachgerecht diagnostiziert und therapiert wird. Allerdings überschneiden sich die verschiedenen Ansätze ebenso wie sie Gemeinsamkeiten aufweisen, wie ▶ **Tab. 7.5** zeigt. Jedes System hat seine Stärke, genau wie jeder Therapeut. Doch besonders effektiv verläuft eine Therapie, wenn die Systeme miteinander verbunden werden. Finde ich beispielsweise eine chronische innere Leere-Pathologie und gleichzeitig ein Leitbahnproblem mit Stagnation, wähle ich die Punkte so, dass ich die Leere-Kondition als Grundlage betrachte und anhand dort tonisierender Nadeln den stagnierten Meridian mit behandle. Ist z. B. bei einem Patienten mit einer Leber-Blut-Leere ein Knieband verletzt und gerät der Magenmeridian in Qi-Stagnation, kann man Le 3 nadeln, um damit Blut zu bewegen und das Leber-Qi zu lösen, Sehnen und Bänder besser zu nähren und über den Einsatz der 5 Elemente noch die Fülle in der Erde zu zerstreuen. Le 8 dazu als lokalen Punkt und Gb 34 auf der anderen Seite zum Yin-Yang-Ausgleich komplettieren das Vorgehen. Pc 6 kontralateral zu Le 3 unterstützt zusätzlich das Knie und den Blutfluss, dazu wäre Di 10 gegenüber eine Möglichkeit, Qi im Yang Ming optimal zu bewegen.

Diese Möglichkeit des Ausgleichs gemäß der Balancemethode nach Richard Tan nutze ich mit großem Erfolg für meine Patienten. Die Punkte wähle ich mit Überlegung immer so, dass sie nach möglichst vielen Gesichtspunkten in genau diesem Fall sinnvoll sind und ich nicht mehr als 4 bis 6 Nadeln benötige.

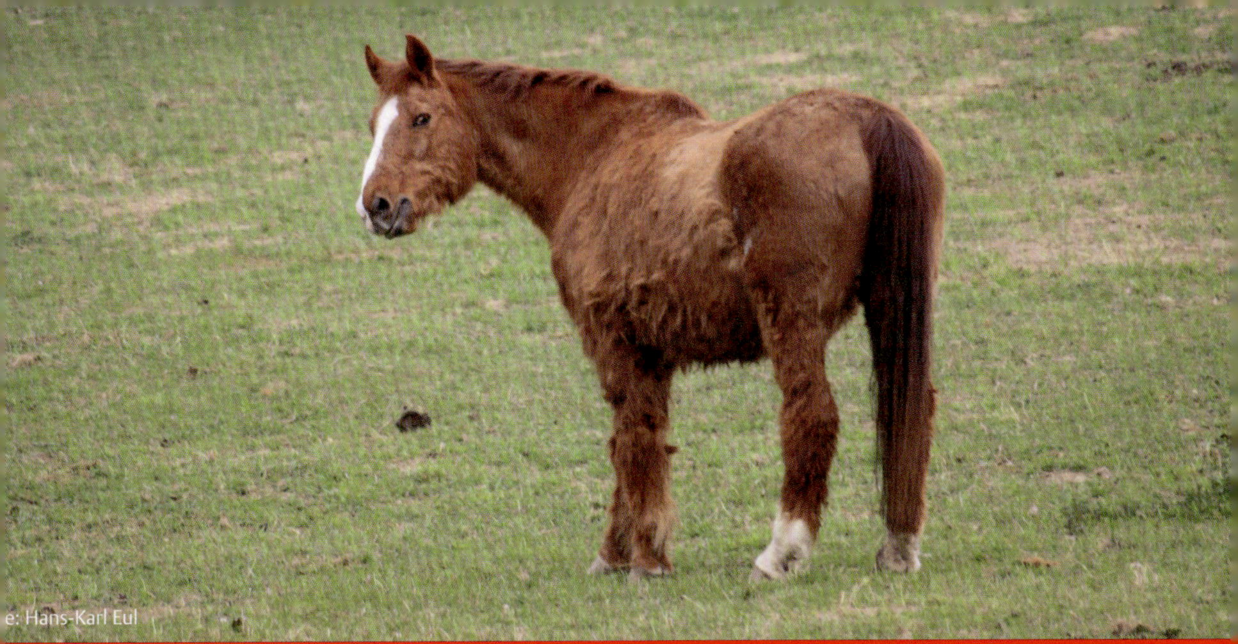

Teil 3
Westliche Indikationen und ihre Akupunkturbehandlung

8 Bei allen Indikationen zu beachten

Sie werden zu jeder aufgelisteten westlichen Indikation eine kurze Erklärung finden und gleich darunter die wichtigsten Leitsymptome. Diese müssen nicht zwingend alle gleichzeitig auftreten. Die weiteren diagnostischen Mittel stellen ebenfalls Möglichkeiten dar. In manchen Fällen sind diese Untersuchungen jedoch unabdingbar für eine genaue schulmedizinische Diagnose. Die Auswahl trifft der behandelnde Tierarzt. Im Anschluss wird die Interpretation des Ungleichgewichts aus der Sicht der chinesischen Medizin dargelegt, wobei die einzelnen möglichen Diagnosen unterschieden werden. Ihre Zeichen werden aufgelistet, das Therapieprinzip festgelegt und eine Tabelle mit allen, in diesem Fall möglichen Punkten angeboten.

Beachte

Die vorgeschlagenen Punkte zu den jeweiligen Indikationen bzw. chinesischen Diagnosen sind jeweils im Licht des verwendeten Systems zu betrachten sowie mit Bedacht und Hintergrundwissen auszuwählen und zu kombinieren.

Weitere, den Patienten betreffende Umstände oder Ungleichgewichte sind einzubeziehen. Die Zahl der benötigten Nadeln kann dabei von 1 bis 8 oder sogar 10 Stück variieren. Weniger ist hier mehr! Unser Ziel ist es, die Energien gezielt und bewusst umzulenken sowie zu harmonisieren, und nicht Verwirrung zu stiften. Niemals sollen alle erwähnten Punktvorschläge verwendet werden!

Beachte

Die Shu-Punkte werden nach dem traditionellen Shu-Punkt-System bezeichnet und eingesetzt. Die korrespondierenden Punkte, die vom Menschen auf das Pferd transponiert wurden, sind in ► Tab. 8.1 aufgeführt.

Viel Erfolg!

► **Tab. 8.1** Traditionelle und transponierte Shu-Punkte beim Pferd.

Traditioneller Shu-Punkt	Lokalisation im Zwischenrippenraum	Name	Transponierter Shu-Punkt	Lokalisation im Zwischenrippenraum	Name
ein ICR vor Bl 13 am Hinterrand der Scapula	7. ICR	Xin Bao Shu (Pc)	–	–	–
Bl 13	8. ICR	Du Mai Shu (LG)	Bl 13	8. ICR	Fei Shu (Lu)
Bl 14	9. ICR	Fei Zhi Shu (Lu)	Bl 14	9. ICR	Xin Bao Shu (Pc)
Linie Bug- und Hüftgelenk	9. ICR	Fei Shu (Lu)	–	–	–
Bl 15	10. ICR	Ge Shu (ZwF)	Bl 15	10. ICR	Xin Shu (He)
Bl 16	11. ICR	Dan Shu (Gb)	Bl 16	11. ICR	Du Mai Shu (LG)
Bl 17	12. ICR	Wei Shu (Ma)	Bl 17	12. ICR	Ge Shu (ZwF)
Bl 18	13. ICR	Gan Zhi Shu (Le)	Bl 18	13. ICR	Gan Shu (Le)
Linie Bug- und Hüftgelenk	13. ICR	Gan Shu (Le)	–	–	–
Bl 18' (wer mag)	14. ICR	San Jiao Shu (3Ew)	–	–	–
Bl 19	15. ICR	Pi Shu (MP)	Bl 19	15. ICR	Dan Shu (Gb)
Bl 19' (wer mag)	16. ICR	Qi Hai Shu (Qi)	–	–	–
Bl 20	17. ICR	Da Chang Shu (Di)	Bl 20	17. ICR	Pi Shu (MP)
Bl 21	hinter letzter Rippe	Guan Yuan Shu (Ursprungs-Qi)	Bl 21	hinter letzter Rippe	Wei Shu (Ma) und Guan Yuan 2
Bl 22	1.–2. LWK	Xiao Chang Shu (Dü)	Bl 22	1.–2. LWK	San Jiao Shu (3Ew)
Bl 23	2.–3. LWK	Pang Guan Shu (Bl)	Bl 23	2.–3. LWK	Shen Shu (Ni)
	3.–4. LWK	–	–	3.–4. LWK	–
Bl 24 nix	4.–5. LWK	–	Bl 24	4.–5. LWK	Qi Hai Shu (Qi)
Bl 25 1 cun medial	5.–6. LWK	Shen Peng (Ni-Schale)	Bl 25 1 cun medial	5.–6. LWK	Da Chang Shu (Di)
Bl 26 1 cun medial	Foramen lumbosacralis	Shen Shu (Ni-Shu)	Bl 26 1 cun medial	Foramen lumbosacralis	Guan Yuan Shu (Ursprungs-Qi)
Bl 27 1 cun medial	Foramen sacrale 1	Shen Jiao (Ni-Ecke)	Bl 27 1 cun medial	Foramen sacrale 1	Xiao Chang Shu (Dü)
Bl 28	–	–	Bl 28	Foramen sacrale 2	Pang Guan Shu (Bl)
Bl 29	Foramen sacrale 3	Zhong Lu Shu	Bl 29	Foramen sacrale 3	Zhong Lu Shu
Bl 30	sakrokaudaler Übergang	Bai Huan Shu	Bl 30	sakrokaudaler Übergang	Bai Huan Shu

ICR: Interkostalraum (= Zwischenrippenraum); LWK: Lendenwirbelkörper

9 Indikationen des Bewegungsapparates

9.1 Arthrose

Als Arthrose werden chronisch degenerative Gelenkveränderungen bezeichnet, bei denen sichtbare strukturelle Veränderungen im Gelenk erkennbar sind. Diese Veränderungen können Auflösungserscheinungen der Gelenkstruktur sowie knöcherne Zubildungen beinhalten. Dadurch wird die Beweglichkeit des betroffenen Gelenks eingeschränkt, Belastung wird schmerzhaft. Als ursächlich gelten mechanische Über- und Fehlbelastungen. Die Gelenkveränderungen können am besten durch Röntgen oder CT sichtbar gemacht werden.

Schulmedizinische Leitsymptome

- chronische Lahmheit
- Gelenksteifigkeit, Bewegungseinschränkung
- positiver Beugeprobentest
- evtl. vermehrte Gelenkfüllung

9.1.1 TCVM-Interpretation

Grundsätzlich ist die Arthrose als Bi-Syndrom zu betrachten. Bi-Syndrom (Obstruktions-Syndrom) ist die Bezeichnung für chronische Gelenkschmerzen bzw. Bewegungseinschränkungen. Per Definition betrifft das Bi-Syndrom immer nur das Äußere, nie die inneren Organe!

Schmerz in der TCM bedeutet Qi- und/oder Blut-Stagnation. Man kann ihn auch als Schrei des Gewebes nach freiem Energiefluss bezeichnen.

Definition

„Bi wird gebildet aus einer Zusammenwirkung von Wind, Kälte und Nässe." (Neijing)

Die pathogenen Faktoren, von denen wir im Zusammenhang mit den Bi-Syndromen sprechen, sind klimatische Faktoren, die in den Körper eindringen und sich dort festsetzen können.

Wind, Kälte und Nässe können leicht in einen Körper eindringen, wenn er eine Schwäche des Yin-nährenden Systems und des Wei-abwehrenden Systems aufweist. Im Körper führen sie durch ihre Energie zu einer Verlangsamung des Qi-Flusses und zu einer Stagnation von Blut. Durch die Festsetzung des pathogenen Faktors im Gewebe entsteht später ein Bi-Syndrom. Demzufolge kann sich ein Bi-Syndrom nur durch eine Leere an Qi und Blut entwickeln, durch den Wind und andere pathogene Faktoren eindringen und sich festsetzen. Die Voraussetzung für die Entstehung eines Bi-Syndroms ist somit eine schwache körperliche Kondition. Dies muss nicht unbedingt eine allgemeine Abwehrschwäche sein, auch die momentane Überlastung einer Gliedmaße bzw. eines Organismus durch körperliche Anstrengung oder ein Trauma kann Ausdruck der Schwäche sein. Wind dringt in den geschwächten Körper ein und bringt oft Nässe und/oder Kälte mit sich. Diese verlegen dann die betroffenen Meridiane und behindern deren Energiefluss. Der Ort, an dem die äußeren pathogenen Faktoren eindringen, ist der Raum zwischen äußerer Haut und Muskulatur. Zwischen der Haut und der entsprechenden Hauptleitbahn liegt das zugehörige Luo-Areal. Dieses Netzwerk kleiner Gefäße ist besonders beteiligt, wenn es darum geht, pathogene Faktoren einzufangen. Luo-Gefäße sind streng fixiert auf bestimmte anatomische Bereiche und verlaufen nicht durch Gelenke. Daher neigt das Qi hier besonders zu Blockaden. Der Schmerz entsteht und sitzt also v.a. in den Luo-Gefäßen, aber auch in den Muskelleitbahnen. Allerdings kann er auch die Hauptleitbahnen erreichen. Wenn Muskelleitbahnen betroffen sind, treten meist Muskelschmerzen und Schweregefühl auf. Sind die Luo-Gefäße betroffen, liegen meist Gelenkschmerzen vor. Wichtig ist in diesem Moment, in welcher Verfassung der Körper ist und ob er in der Lage ist, den „Angreifer" erfolgreich zu bekämpfen, oder ob sich der pathogene Faktor einnisten kann und zum „Restfaktor" wird. Ein Bi-Syndrom entsteht folglich nicht sofort mit Eindringen eines Pathogens. Noch nach Jahren kann es als Folge eines nicht gelösten Problems entstehen.

Eine in diesem Falle immer vorherrschende zugrunde liegende Leere kann eine generelle Leere an Qi und Blut sein. Ebenso kann sich das Krankheitsbild durch eine definierte Leere z. B. in Leber oder Niere, v. a. bei älteren Patienten, komplexer gestalten. Die Leerezustände sind ein wichtiger

Bestandteil der chinesischen Diagnose. Durch den deutlichen Ausdruck des antipathogenen körpereigenen Qi wird das Erkennen und Behandeln der Leere im Einzelfall oft zu einer Herausforderung. Auch kann eine Qi- oder Blut-Leere von Leber und Nieren durch die jahrelange Auseinandersetzung mit dem Pathogen während eines chronischen Bi-Syndroms erst entstehen. Die Folge daraus können schwerwiegende Knochen- und Gelenksverformungen sowie Sehnen- und Bänderschwäche bzw. -kontrakturen sein.

Beachte
Besonders wichtig bei der Behandlung eines Bi-Syndroms ist die Berücksichtigung und ggf. Ausleitung des pathogenen Faktors.

Für die Therapie eines Bi-Syndroms existieren allgemeine Prinzipien:

Beachte
Bei Fülle-Syndromen nadelt man zuerst die Fernpunkte, dann die lokalen Punkte. Bei Leere-Syndromen verfährt man umgekehrt.

Yang-Meridiane bewegen Qi und Blut schneller und weiter als Yin-Meridiane. Ein gut wirksames Nadelsystem ist das Spiegelbildsystem, welches bei unilateralen Problemen die Nadelung von Punkten an der kontralateralen Gliedmaße als „Spiegelbild“ vorsieht. Dabei spiegelt das Schultergelenk die Hüfte, das Ellbogenglenk das Knie, das Karpalgelenk das Tarsalgelenk, die Zehen vorn die Zehen hinten, das Kiefergelenk das ISG, der Widerrist die Lendenwirbelsäule. Die He-Meer-Punkte liegen alle um Ellbogen und Knie. Die Sonderleitbahnen, die dort entspringen, sorgen für den schnellsten Effekt bei der Schmerzbehandlung und helfen außerdem bei der Bekämpfung pathogener Restfaktoren. Es gibt eine Theorie, die besagt, dass pathogene Energien über die Shu-Bach-Punkte den jeweiligen Meridian erreichen. Die dort schnelle Bewegung des Qi kann sie rasch mitreißen, aber auch helfen, sie auszuleiten.

Die Shu-Transport-Punkte Lu 9, He 7, Pc 7, Di 3, 3E 3, Dü 3, MP 3, Le 3, Ni 3, Bl 65, Gb 41 und Ma 43 sollen große Wirkung bei der Behandlung von Bi-Syndromen haben. Sobald das Pathogen aber tiefer dringt, werden die He-Meer-Punkte wichtig. Sie können die Energie zu den Sonderleitbahnen tragen. Auf jeden Fall ist zu beachten, ob ein Patient überhaupt noch in der Lage ist, einen pathogenen Restfaktor auszuleiten. Ist er sehr schwach und leer, sollte man sich auf Linderung beschränken. Andernfalls besteht die Gefahr, den pathogenen Restfaktor zwar loszulösen, ihn aber nicht ausleiten zu können und dabei weiter in die Tiefe des energetischen Systems zu leiten und dort zu manifestieren.

Wenn man die Verschiedenheit der pathogenen Faktoren berücksichtigt, kann man in vielen Fällen gute Ergebnisse erzielen und sogar eine Heilung herbeiführen. Leere Konditionen verkomplizieren die Fälle aber oft so, dass wir sorgfältig die zugrunde liegenden Konditionen beachten müssen, um eine langfristige Besserung zu erzielen.

- Welche Schwäche liegt vor (Gewebe oder Substanz), die den pathogenen Faktor eindringen ließ? Ist sie lokal, äußerlich oder innen liegend?
- Wie stark ist das Wei Qi?
- Sind die Körperfunktionen durch den pathogenen Faktor gestört?

9.1.2 Traditionelle chinesische Diagnosen

Mögliche TCVM-Diagnosen auf einen Blick

In erster Linie wird das Bi-Syndrom benannt nach der Art der vorherrschenden pathogenen Energie, die in den Körper eingedrungen ist:

- Wind-Bi
- Feuchte-Bi
- Knochen-Bi
- Kälte-Bi

Am Ende der Beschreibung der einzelnen Diagnosen sind in einer Tabelle lokale Punkte aufgelistet, die günstige Wirkung auf die nächstliegenden Gelenke haben, sowie einige Fernpunkte, die zusätzlich zu den Punkten zu nadeln sind, die dem Wesen des jeweiligen Bi-Syndroms nach akupunktiert werden. Diese Punkte sind zum Bewegen von Qi und Blut günstig zur Kombination!

Wind-Bi oder wanderndes Bi

Wind-Bi oder wanderndes Bi entsteht durch Wind bzw. verhält sich wie Wind. Schmerz wandert von Gelenk zu Gelenk oder wechselt in seiner Intensität; wundes Gefühl in Muskeln und Sehnen. Kann alle 4 Gliedmaßen betreffen. Oft leiden Ellbogen, Knie, Hüfte und Karpus bzw. Tarsus, verstärkt bei Wetterumschwung oder Jahreszeitenwechsel. Jähe Veränderungen und Wind verschlimmern. Wind im Bewegungsapparat manifestiert sich in Zittern und Muskelkontraktionen.

Chinesische Zeichen

Adspektion

- chronische, aber wechselnde Lahmheit
- sowohl die Gelenke können wechseln als auch die Lahmheit generell
- schlechter bei Wetterwechsel oder Wind
- Muskelzittern

Palpation

- feste Muskulatur im betroffenen Bereich
- leichtes Muskelzittern

Shu-/Mu-Punkte

- Shu-Punkt-Reaktion im betroffenen Funktionskreis, oft auf dem Leber- und Gallenblasen-Shu-Punkt
- evtl. Leber- oder Nieren-Mu-Punkt, wenn hier Leere besteht

Puls

- gespannter Puls im betroffenen Meridianbereich
- leerer Puls im Bereich der zugrunde liegenden Zang-Leere

Zunge

- Veränderung nur durch Organleere
  - bei Blut-Leere blassgrau
  - bei Qi-Leere blass

Therapieprinzip

Wind ausleiten und zugrunde liegende Leere behandeln. Man nadelt eine Reihe von Punkten entlang der Leitbahn lokal vom betroffenen Gelenk ausgehend, dabei mehr als bei den anderen Bi-Syndromen (► **Tab. 9.1**).

► **Tab. 9.1** Mögliche Punkte, um Wind auszuleiten.

Akupunkturpunkte	Wirkung
Di 11	reguliert den Qi-Fluss, vertreibt Wind und Wind-Hitze, löst Obstruktionen der Gelenke auf
Bl 12, Di 4 und auch LG 16	vertreiben Wind aus Kopf und Nacken, bewegen Qi
Gb 39	gut für Nacken, Knie und Beine, ist Hui-Punkt des Markes sowie Luo-Punkt der 3 unteren Yang-Meridiane, vertreibt Wind und Feuchte
Gb 20	vertreibt Wind aus Kopfregion und subokzipital
Gb 31	vertreibt Wind aus der unteren Extremität
3E 6	vertreibt Wind aus dem Dreifach-Erwärmer und stillt Schmerzen
3E 5	vertreibt Wind, klärt Hitze, beseitigt Toxine und befreit das Äußere, d. h. vertreibt äußere pathogene Faktoren, entspannt Sehnen
Bl 11	vertreibt Wind und beeinflusst die Knochen
Shen Shu	wirkt wie Kortison gegen Wind
LG 14	vertreibt akuten Wind und Hitze, befreit das Äußere
Immer mit Bezug zum betroffenen Meridian nadeln. Bei Schmerzen immer auch Qi bewegen!	

Feuchte-Bi, Nässe-Bi oder fixiertes Bi

Bezeichnend ist ein fixierter, eher dumpfer Schmerz mit Schwere- bzw. Taubheitsgefühl und Gelenkschwellung. Nässe behindert die Zirkulation und ist als pathogener Faktor eher schwer auszuleiten. Der Schmerz ist dumpfer und weiter ausgedehnt als beim Kälte-Bi und verschlimmert sich bei bedecktem feuchtem Wetter. Das Leben in einer eher feuchten Umgebung, auch durch schlechte Stallbelüftung, fördert die Erkrankung. Unregelmäßige Fütterung und schlechte Ernährung können die Milz schwächen und damit die Entstehung pathogener Feuchte im Körper fördern. Schleim beeinträchtigt die Kontraktionsfähigkeit der Muskulatur und die Fähigkeit, Lasten aufzunehmen. Auch die Verletzungsgefahr durch schlecht sitzende Sättel steigt.

Chinesische Zeichen

Adspektion

- chronischer Verlauf
- Gelenkschwellung
- Bewegungseinschränkung
- Lahmheit bei Feuchte schlechter

Palpation

- weiche Gelenkschwellung
- eher weiche Muskulatur

Shu-/Mu-Punkte

- Shu-Punkt je nach betroffenem Meridian
- bei Milzschwäche Milz-Pankreas-Shu

Puls

- schlüpfrig
- gespannt
- evtl. leer im Milzbereich

Zunge

- geschwollen
- eher schlaff
- feucht

Therapieprinzip

Nässe beseitigen, Milz stärken, raus aus der Feuchtigkeit! Lokale Punkte bewirken hier wenig. Besser ist es, Fernpunkte tief, mit großer Konzentration zu nadeln und sie langsam zu stimulieren, um das Qi in Bewegung zu bringen. Die Punkte sollen die Milz stärken und Nässe auflösen (► **Tab. 9.2**).

► **Tab. 9.2** Mögliche Punkte, um Feuchte auszuleiten.

Akupunkturpunkte	Wirkung
Di 11	treibt Feuchte aus, reguliert Qi-Fluss, löst Obstruktionen der Gelenke auf
Ma 36	stärkt die Transport- und Transformationsfunktion der Milz
Ma 40	wandelt Schleim und Feuchte um und transportiert sie
MP 6	Kreuzungspunkt der 3 Yin (MP, Le, Ni), stärkt die Milz und ihre Funktion, entfernt Wind-Feuchte
MP 5	stärkt Milz-Pankreas, beseitigt Nässe
MP 9	gut für Knie, besonders wichtig zum Vertreiben von Feuchte/Feuchte-Hitze/Feuchte-Kälte
Gb 39	gut für Nacken, Knie, Beine, ist Hui-Punkt des Markes sowie Luo-Punkt der 3 unteren Yang-Meridiane, vertreibt Wind und Feuchte
Gb 34	vertreibt Wind und Feuchte
Ni 7	unterstützt Nieren-Yang und den Wassermetabolismus
Pi Shu	unterstützt die Funktion der Milz, vertreibt Feuchte
Wei Shu	wandelt Feuchte um und zerstreut sie
Bl 40	leitet Feuchte-Hitze aus
KG 9	öffnet Wasserwege, fördert Flüssigkeits- und Schleimtransport
KG 12	stärkt die Erde, transformiert und transportiert Feuchte
Bl 12, Di 4 und auch LG 16	vertreiben Wind aus Kopf und Nacken, bewegen Qi
Immer mit Bezug zum betroffenen Meridian nadeln. Bei Schmerzen immer auch Qi bewegen!	

Knochen-Bi

Stark schmerzhafte Gelenke mit Verformung oder Verdickung der knöchernen Strukturen sind hier das Leitbild. Nieren-Yang-Leere verstärkt die Situation. Sehr fortgeschrittene Krankheitsverläufe gehen mit deutlicher Gelenkdegeneration einher. Die vorliegende Qi- und Blut-Stagnation behindert mit der Zeit auch den Fluss der anderen Körperflüssigkeiten. Dadurch entsteht Schleim, der in die Gelenke „sedimentiert". Die Arthrosebildung ist eingeleitet. Kaltes Wetter behindert den Energiefluss zusätzlich und verstärkt so den Schmerz.

Chinesische Zeichen

Adspektion

- chronische Verdickung der betroffenen Gelenke
- Bewegungseinschränkung
- chronische Lahmheit
- schlechter bei Kälte

Palpation

- harte knöcherne Zubildungen tastbar
- starke Schmerzhaftigkeit bei Beugung

Shu-/Mu-Punkte
- positive Shu-Punkt-Reaktion bei den betroffenen Meridianen
- Nieren-Shu bei Nieren-Yang-Leere

Puls
- tief, leer, bei Nieren-Yang-Leere
- gespannt

Zunge
- blass, feucht bei Nieren-Yang-Leere

Therapieprinzip
Qi- und Blutstase im betroffenen Funktionskreis bzw. im Meridianverlauf bewegen. Nieren-Yang stärken (▶ **Tab. 9.3**).

▶ **Tab. 9.3** Mögliche Punkte, um den Knochenstoffwechsel positiv zu beeinflussen.

Akupunkturpunkte	Wirkung
Ni 6	nährt das Nieren-Yin und Yang, unterstützt Knochenbau
Bl 11	Meisterpunkt der Knochen, gehört zum „Meer des Blutes"
Shen Shu	tonisiert Nieren-Yin und Essenz, stärkt Mark
LG 4	tonisiert Yuan Qi, nährt Essenz
Bl 12, Di 4 und auch LG 16	vertreiben Wind aus Kopf und Nacken, bewegen Qi
Gb 39	gut für Nacken, Knie, Beine, ist Hui-Punkt des Markes sowie Luo-Punkt der 3 unteren Yang-Meridiane, vertreibt Wind und Feuchte
Di 11	reguliert den Qi-Fluss, vertreibt Wind und Wind-Hitze, löst Obstruktionen der Gelenke auf
Immer mit Bezug zum betroffenen Meridian nadeln. Bei Schmerzen immer auch Qi bewegen!	

Kälte-Bi oder schmerzhaftes Bi

Starker Schmerz in einem bestimmten Gelenk, oft mit Muskelkontraktion oder Spasmen, bestimmt das Bild. Bei passiver Bewegung ist die Beweglichkeit des betroffenen Gelenkes stark eingeschränkt. Das betroffene Areal fühlt sich kühl an. Wärme bringt hier Besserung, Kälte Verschlechterung. Kälte-Bi kann entstehen durch äußere Kälte. Besonders kritisch ist dabei der Moment des Nachschwitzens: Die Poren sind offen und Kälte kann leicht eindringen. Kälteeinfluss im Bewegungsapparat zeigt sich an anormaler Muskelkontraktur durch Stagnation von Qi und Blut. Dadurch kann es zu Verklebung und Zusammenziehen der Muskelfasern kommen. Blutstase führt zu starkem Schmerz und Unwillen gegenüber Berührung.

Chinesische Zeichen
Adspektion
- chronischer Verlauf
- starker Schmerz
- schlechte Beweglichkeit der betroffenen Gelenke
- Lahmheit bei Kälte schlechter

Palpation
- passive Beweglichkeit der Gelenke stark eingeschränkt
- Muskulatur in dem Bereich sehr fest
- Berührungsempfindlichkeit

Shu-/Mu-Punkte
- positive Shu-Punkt-Reaktion bei den betroffenen Meridianen

Puls
- gespannt
- voll

Zunge
- bläulich

Therapieprinzip
Wichtig ist hier, die Stagnation von Qi und Blut aufzulösen sowie die Kälte zu zerstreuen und auszuleiten (▶ **Tab. 9.4**). Man verwendet viele lokale Punkte am Gelenk (▶ **Tab. 9.5** und ▶ **Tab. 9.6**), um die eng umschriebenen Stellen anzusprechen, an denen die Kälte festgehalten wird.

▶ **Tab. 9.4** Mögliche Punkte, um Kälte auszuleiten sowie Qi und Blut zu bewegen.

Akupunkturpunkte	Wirkung
Di 11	bewegt Qi und Blut
Ma 36	Moxa stärkt den Qi-Fluss
Di 4	fördert den Kreislauf von Qi und Blut
Shen Shu	tonisiert die Nieren
Ni 7	stärkt das Nieren-Yang
KG 4	stärkt Yang und Yuan Qi, stärkt Nieren, tonisiert Blut und Yin, beseitigt Kälte und Feuchte aus dem unteren San Jiao
KG 6, Qi Hai	stärkt Yang und Yuan Qi, tonisiert und zirkuliert Qi im ganzen Körper, beseitigt Qi-Stagnation
LG 4	vertreibt Kälte, tonisiert Yang
LG 3	stärkt das Yang

▶ **Tab. 9.5** Lokale und Fernpunkte für bestimmte Gelenksarthrosen und -arthritiden.

Gelenke	Akupunkturpunkte
Schulter	Di 14/15, Ma 38, Dü 9/11/13/14, Bl 58, 3E 1/5/14/15, Gb 34
Ellbogen	Lu 5, Di 10/11/12, He 3, Dü 8/9, 3E 10
Karpus	Lu 7/10, MP 5/20, He 7, Dü 3/4/5, 3E 4, Di 5, Pc 7
Fessel, obere Schale	Di 2, Ma 43, He 8, Dü 2/3/4, Bl 65, Mingtang, Qianchanwan, Houtimen, Laotang, Houchanwan
Kronbein, untere Schale, Huf	Di 1/2, Ma 44/45, He 9, Dü 1, Bl 66/67, Qiantimen
Hüfte	Ma 31, Bl 35/40/54, Gb 29/30/41, Wei Ben
Knie, Gonarthrose	Di 11(kontralateral), Ma 32/33/34/35/36, Xi Yang, MP 8/9/10, Bl 38/40, Wei Shu, Pi Shu, Shen Shu, Gb 41, Ni 10, Le 7/8
Tarsus, Sprunggelenk	Di 5 (kontralateral), Ma 41/42, MP 4/5, Bl 39/58/60/62/63, Shen Shu, Ni 2/3/4/5, Le 4
Kiefergelenk	Ma 7, Kaijinzhui, Gb 2/3
Kreuzbein	Bl 40/58, Wei Gen, Shen Shu, Pang Guan Shu
Wirbelsäule	Dü 3 (Genick), 3E 5/8 (Genick), Lu 6/7 (Th 13/14) (Genick, HWS), Dü 15 (HWS), Bl 10/12/40/60/62, Du Shu, Ge Shu, Gan Shu, Dan Shu, 3E 16, Gb 20/21 (Genick), LG 2/3/4/12/14/16, Choujin, Shiqizhuxia (Sakrum)
Hier werden lokale Punkte aufgelistet, die günstige Wirkung auf die nächstliegenden Gelenke haben, sowie einige Fernpunkte, die zusätzlich zu den Punkten zu nadeln sind, die dem Wesen des jeweiligen Bi-Syndroms nach akupunktiert werden. Diese Punkte sind zum Bewegen von Qi und Blut günstig zur Kombination!	

▶ **Tab. 9.6** Korrespondierende Punkte nach dem Spiegelbildsystem.

Akupunkturpunkte	Korrespondierende Akupunkturpunkte
Schulter	**Hüfte**
Di 15	Ma 31
3E 14	Gb 30
Dü 9/10	Bl 36
Ellbogen	**Knie**
Di 10/11	Ma 36
3E 10	Gb 34
Dü 8	Bl 40
Karpalgelenk	**Tarsalgelenk**
Di 5	Ma 41
3E 4/5	Gb 40
Dü 5/4	Bl 60

9.2 Arthritis

Als Arthritis werden akute entzündliche Zustände von Gelenken bezeichnet. Angefangen von bakterieller Infektion über Stoffwechsel-, autoimmunbedingter und überlastungsbedingter Arthritis können die Ursachen vielfältig sein. Auch degenerativ veränderte Gelenke können akute Entzündungs- und damit Arthritis-Schübe zeigen. Durch Schmerz und Schwellung wird die Beweglichkeit und Belastbarkeit des betroffenen Gelenks deutlich eingeschränkt. Belastung ist extrem schmerzhaft. Die Gelenkveränderungen können am besten durch Röntgen oder CT sichtbar gemacht werden.

Schulmedizinische Leitsymptome
- Lahmheit
- Rötung, Schwellung, Hitze
- Gelenksteifigkeit, Bewegungseinschränkung
- positiver Beugeprobentest
- evtl. vermehrte Gelenkfüllung

9.2.1 TCVM-Interpretation

Prinzipiell handelt es sich bei der Arthritis um ein Bi-Syndrom, welches durch einen pathogenen Restfaktor ausgelöst wird. Allgemeingültiges zum Bi-Syndrom finden sie im Kapitel Arthrosen (S. 67). Bei der Arthritis handelt es sich um ein Hitze-Bi, das in einem arthrotischen Gelenk entstehen kann. Es äußert sich in einem sehr starken Schmerz, oft plötzlich auftretend und pochend, mit heißen, rot-geschwollenen Gelenken (eines oder mehrere). Druck und Wärme verschlimmern den Schmerz. Die Hitze in den Gelenken kann einerseits als äußerer pathogener Faktor eingedrungen sein, aber auch als Resultat des Kampfes zwischen Pathogen und Wei Qi entstehen. Hitze kann die Gelenke stark schädigen. Bewegung schmerzt stark. Weitere Hitzezeichen können Fieber, Durst, gelber Zungenbelag und schneller Puls sein.

Hitze im Bewegungsapparat kann auch durch pathogene Mikroorganismen ausgelöst werden, die dann als Hitze-Pathogen bezeichnet werden. Hitze neigt zur Expansion und führt zum Verbrauch von Qi und Yin. Daher werden unter Hitzeeinfluss Muskeln eher schlaff und können sich schlecht kontrahieren (Atonie).

9.2.2 Traditionelle chinesische Diagnosen

Mögliche TCVM-Diagnosen auf einen Blick
- Hitze-Bi

Hitze-Bi

Chinesische Zeichen

Adspektion
- Lahmheit
- Gelenkschwellung
- erschwerte Gelenkbeweglichkeit

Palpation
- Wärme
- teigige bis weich-derbe Gelenkschwellung

Shu-/Mu-Punkte
- Shu-Punkt je nach betroffenem Meridian

Puls
- schnell
- voll

Zunge
- rot

Therapieprinzip

Hitze ausleiten, oft auch gemeinsam mit gleichzeitig vorherrschender Feuchte (▶ Tab. 9.7). Die zugrunde liegende Leere behandeln.

▶ **Tab. 9.7** Mögliche Punkte, um Hitze auszuleiten.

Akupunkturpunkte	Wirkung
Ma 43/44	klärt Hitze aus ganzem Yang Ming überall im Körper
Dü 3/4/5/8	beseitigt Hitze und Feuchte
Di 4/11	klärt Hitze aus Yang Ming
Bl 40/60	holt Hitze aus dem unteren Rücken
Gb 1/20	klärt Hitze
3E 1–8	klärt Hitze
LG 14	befreit die Oberfläche, klärt Hitze

9.3 Blockaden

Gelenkblockaden werden meist durch akute Traumata ausgelöst, aber auch durch andauernde Fehlbelastung. Huffehlstellungen und schlecht sitzenden Sätteln ist hier besondere Aufmerksamkeit zu schenken. Beim Pferd finden wir besonders häufig Blockaden in Genick, Widerrist, ISG, Lendenwirbeln, Karpal-, Tarsal- und Fesselgelenken. Zusätzliche Informationen bietet das Kapitel ISG-Blockade (S. 86).

Schulmedizinische Leitsymptome
- Lahmheit
- eingeschränkte Gelenkbeweglichkeit
- Schmerz
- lokale Wärme oder Kälte
- erhöhter Muskeltonus oder Atrophie

9.3.1 TCVM-Interpretation

Die Blockade eines Gelenks ist grundsätzlich als Stagnation zu betrachten. Qi und Blut werden in ihrem Fluss behindert und können die Versorgung des Areals nicht mehr gewährleisten. Schmerz entsteht, lokal können Hitze oder Kälte auftreten. Oft ist ein bestimmter Meridian besonders in die Problematik involviert und kann benannt werden.

9.3.2 Traditionelle chinesische Diagnosen

Mögliche TCVM-Diagnosen auf einen Blick

- Qi-Stagnation
- Blut-Stagnation

Qi-Stagnation

Qi-Stagnation bedeutet dumpfen Schmerz und eingeschränkte Funktion. Wo das Qi schlecht fließt, werden Körperfunktionen gehemmt. Bewegung, passiv oder aktiv, bessert.

Chinesische Zeichen

Adspektion

- Lahmheit
- eingeschränkte Gelenkbeweglichkeit
- lokal trockenes, evtl. schuppiges Fell

Palpation

- eingeschränkte Beweglichkeit
- lokale Temperaturveränderung der Haut

Shu-/Mu-Punkte

- Shu-Punkt-Reaktion im jeweils betroffenen Meridian

Puls

- im betroffenen Funktionskreis gespannt oder drahtig

Zunge

- normal

Therapieprinzip

Qi bewegen (▶ Tab. 9.8).

▶ **Tab. 9.8** Mögliche Punkte, um Qi-Stagnation im Meridianverlauf oder bestimmten Gelenken zu lösen.

Akupunkturpunkte	Wirkung
Lu 7	reguliert Qi, zerstreut Wind-Kälte, Wind-Hitze
Di 1/4/10/15	löst Qi-Stagnation
Ma 35/41/42/43	aktiviert Qi-Fluss, beseitigt Obstruktionen
MP 1/8/13	reguliert Qi, löst Obstruktionen
He 4/6	beseitigt Obstruktionen der Leitbahn
Dü 8–17	beseitigt Obstruktionen der Leitbahn
Bl 36/37	bewegt Qi
Bl 38	befreit die Gelenke
Bl 61	beseitigt Obstruktionen in der Leitbahn, stärkt Sehnen und Knochen
Ni 8	löst Qi-Stagnation
Pc 5	löst Stagnation
3E 7/8/9/14/15/16	löst Obstruktionen der Leitbahn
Gb 2/29/30/34/35/36	löst Obstruktionen der Leitbahn
Le 4/6/7	löst Obstruktionen der Leitbahn
Die Punkte werden je nach Lokalisation des Problems gewählt.	

Blutstase

Blutstase im Zusammenhang mit einer Gelenkblockade kann aus einer Qi-Stagnation hervorgehen und bedeutet starken, fixierten Schmerz. Bewegung ist anfangs schmerzhaft, kann sich aber etwas bessern.

Chinesische Zeichen

Adspektion

- Lahmheit
- eingeschränkte Gelenkbeweglichkeit
- starker Schmerz
- lokal trockenes, evtl. gebrochenes Fell

Palpation

- eingeschränkte Beweglichkeit
- lokale Temperaturveränderung der Haut

Shu-/Mu-Punkte

- Shu-Punkt-Reaktion im jeweils betroffenen Meridian

Puls

- im betroffenen Funktionskreis gespannt oder saitenförmig

Zunge

- normal bis bläulich

Therapieprinzip

Blut bewegen (▸ Tab. 9.9 und ▸ Tab. 9.10).

▸ **Tab. 9.9** Mögliche Punkte, um Blut zu bewegen.

Akupunkturpunkte	Wirkung
MP 1/8	reguliert Qi und Blut
Le 3/5	bewegt Blut
Pc 6	bewegt Blut
Bl 30	tonisiert Qi und Blut
He 6	reguliert Qi und Blut
He 8	bewegt Blut
Ma 30	bewegt Blut
Bei Blockaden ist es immer angezeigt, gleichzeitig entsprechende Punkte gegen Qi-Stagnation zu nadeln!	

▸ **Tab. 9.10** Mögliche Punkte für bestimmte Blockaden.

Blockierte Gelenke bzw. Bereiche	Bewährte Punkte
gesamte WS	Bl 1 (alle Yang-Meridiane!), Chou Jin, Dü 3 und Bl 62 (Du Mai), MP 14 (Shu-Punkte)
Genick	Lu 7, Gb 20, So Jing Dian, Ba Jiao (kontralateral)
HWS	Lu 7, Jiu Wei, Ma 37, Ba Jiao
Widerrist	Lu 10, Chou Jin, LG 14/16
Sattellage	Chung Tse – Chung Hsien, Gb 35/36
LWS	Zhong Bai (kontralateral), Yao Zhong, LG 12
Sakrum/ISG	Kai Jin Zhui (kontralateral), Bl 35–38, Wei Gen, Wei Ben, Ba Jiao, Huan Tiao, Ling Ku und Da Bai
Schweif	Bl 35, Wei Gen
Kiefergelenk/Hyoid	Kai Jin Jui, 3E 2, Huan Tiao, Kai Guan und Da Kua, Ma 4, Gb 2/3

▸ **Tab. 9.10** Fortsetzung.

Blockierte Gelenke bzw. Bereiche	Bewährte Punkte
Schulter	Bo Jian, Bo Lan (ipsilateral), Di 14/15, Lu 10, He 4, Dü 13
Ellbogen	3E 10, Di 10, Dü 8/14, He 4
Karpus	MP 5 (kontralateral), Di 5, He 6, 3E 4
Fesselgelenk vorne	Ming Tang, Qian Chan Wan, Di 3, Dü 3
Hufgelenk vorne	Qian Ti Men
Hüfte	Gb 27/29/30, MP 14, Di 14/15 (kontralateral), Huan Hou, Yao Zhong
Knie	Ma 35, Xi Yang, He Ding, Gb 34/36 Bl 40, Di 11 (kontralateral)
Sprunggelenk	Le 4, Bl 62/63, Di 5 (kontralateral), Ni 5
Fesselgelenk hinten	Lao Tang, Hou Chan Wan, Bl 65
Hufgelenk hinten	Hou Ti Men
Zwerchfell	Ge Shu
Diese Punkte lösen Qi-Stagnation in der beschriebenen Region und helfen so, Gelenkblockaden zu lösen. Die Wirkungen sind zum Teil empirisch aus der Praxis ermittelt. Bitte immer im Rahmen einer vollständigen chinesischen Diagnose einsetzen! Evtl. ist osteopathische Unterstützung sinnvoll.	

9.4 Distorsion und Subluxation in der Wirbelsäule

Bei einer Distorsion kommt es durch mechanischen Einfluss zu einer Gelenkbewegung, die den normalen Bewegungsspielraum des Gelenks überschreitet. Die Verschiebung der Gelenkflächen gegeneinander ist vorübergehend, hinterlässt aber Schäden. Der Kapsel- und Bandapparat, der jedes Gelenk umgibt, wird dabei gedehnt, gezerrt, gerissen. Das Ausmaß der Schädigung hängt von der Stärke der Gewalteinwirkung ab. Die auffälligsten Symptome der Gelenkverstauchung und des Bänderrisses sind Schmerzen und Gelenkschwellung.

Die Belastung des Gelenks ist zwar schmerzhaft, aber meist dennoch möglich. Bei der Subluxation bleibt die Verschiebung der Gelenkflächen gegeneinander bestehen und schränkt die Beweglichkeit des entsprechenden Bereichs stark ein. Die Verschiebung kann evtl. sichtbar gemacht werden durch Röntgen und CT, die Heilreaktion des Körpers durch Thermografie und Szintigrafie.

Schulmedizinische Leitsymptome
- Bewegungsschmerz
- eingeschränkte Beweglichkeit
- Wärme

9.4.1 TCVM-Interpretation

Das Bild der chinesischen Diagnose entspricht der Qi- und Blutstase. Schmerz entsteht, lokal kann Hitze auftreten. Oft ist ein bestimmter Meridian besonders in die Problematik involviert und kann benannt werden.

9.4.2 Traditionelle chinesische Diagnosen

Mögliche TCVM-Diagnosen auf einen Blick
- Qi-Stagnation
- Blut-Stagnation

Qi-Stagnation

Qi-Stagnation bedeutet dumpfen Schmerz und eingeschränkte Funktion. Wo das Qi schlecht fließt, werden Körperfunktionen gehemmt. Allgemeine Bewegung, passiv oder aktiv, bessert.

Chinesische Zeichen

Adspektion
- eingeschränkte Beweglichkeit in der Wirbelsäule
- lokal trockenes Fell
- Bewegungsstörungen

Palpation
- eingeschränkte Beweglichkeit
- lokale Temperaturveränderung der Haut

Shu-/Mu-Punkte
- Shu-Punkt-Reaktion von Blasen- oder Lenkergefäß-Shu-Punkt

Vorsicht
Lokale Reaktion benachbarter Shu-Punkte möglich!

Puls
- im betroffenen Funktionskreis gespannt oder drahtig

Zunge
- normal

Therapieprinzip

Qi bewegen (► **Tab. 9.11** und ► **Tab. 9.12**).

► **Tab. 9.11** Mögliche Punkte, um Qi-Stagnation im Meridianverlauf zu lösen.

Akupunkturpunkte	Wirkung
Lu 7	reguliert Qi, zerstreut Wind-Kälte, Wind-Hitze
Di 1/4/10/15	löst Qi-Stagnation
Ma 35/41/42/43	aktiviert Qi-Fluss, beseitigt Obstruktionen
MP 1/8/13	reguliert Qi, löst Obstruktionen
He 4/6	beseitigt Obstruktionen der Leitbahn
Dü 8–17	beseitigt Obstruktionen der Leitbahn
Bl 37	bewegt Qi
Bl 38	befreit die Gelenke
Bl 61	beseitigt Obstruktionen in der Leitbahn, stärkt Sehnen und Knochen
Ni 8	löst Qi-Stagnation
Pc 5	löst Stagnation
3E 7–9/14–16	löst Obstruktionen der Leitbahn
Gb 2/29/30/34/35/36	löst Obstruktionen der Leitbahn
Le 4/6/7	löst Obstruktionen der Leitbahn
Die Punkte werden je nach Lokalisation des Problems gewählt.	

▸ **Tab. 9.12** Mögliche Punkte für bestimmte Wirbelsäulenbereiche.

Akupunkturpunkte	Wirkung
Gb 10/20	stabilisieren den Atlas
Chou Chin	löst Qi-Stagnation im Rückenbereich und LWS
Jiuwei	löst Qi-Stagnation im Nackenbereich
Sojingdien (kontralateral)	löst Qi-Stagnation im Nackenbereich
Zhong Bai	löst Qi-Stagnation im Lumbalbereich
Wei Jian	löst Qi-Stagnation in der gesamten Wirbelsäule
Chung se Chung hsien	löst Qi-Stagnation im Widerristbereich
Dü 3	öffnet das Lenkergefäß
Bl 1	löst Obstruktionen im gesamten Blasenmeridian

Blutstase

Blutstase im Zusammenhang mit einer Gelenkblockade kann aus einer Qi-Stagnation hervorgehen und bedeutet starken, fixierten Schmerz. Bewegung ist anfangs schmerzhaft, kann sich aber etwas bessern.

Chinesische Zeichen

Adspektion

- Lahmheit
- eingeschränkte Gelenkbeweglichkeit
- Schmerz
- lokal trockenes, evtl. gebrochenes Fell

Palpation

- eingeschränkte Beweglichkeit
- lokale Temperaturveränderung der Haut

Shu-/Mu-Punkte

- Shu-Punkt-Reaktion von Blasen- oder Lenkergefäß-Shu-Punkt

Vorsicht

Lokale Reaktion benachbarter Shu-Punkte möglich!

Puls

- im betroffenen Funktionskreis gespannt oder saitenförmig

Zunge

- normal bis bläulich

Therapieprinzip

Blut bewegen (▸ **Tab. 9.13**).

▸ **Tab. 9.13** Mögliche Punkte, um Blut zu bewegen.

Akupunkturpunkte	Wirkung
MP 1/8	reguliert Qi und Blut
Le 3	bewegt Blut
Pc 6	bewegt Blut
Bl 30	tonisiert Qi und Blut
He 6	reguliert Qi und Blut
He 8	bewegt Blut
Ma 30	bewegt Blut
Bei Blockaden ist es immer angezeigt, gleichzeitig entsprechende Punkte gegen Qi-Stagnation zu nadeln!	

9.5 Gallen

Gallen sind beulenförmige, oft weiche Umfangsvermehrungen im Bereich der Gelenke. Sie entstehen durch Überproduktion von Synovia, was meist durch Fehl- und Überbelastungen, Traumata und Gelenkschäden verursacht wird.

Schulmedizinische Leitsymptome

- andauernde Schwellung im Bereich des Gelenkes
- keine Bewegungseinschränkung

9.5.1 TCVM-Interpretation

Bei der Galle handelt es sich um eine substanzielle Schleimansammlung im Bereich eines Gelenkes, die chronisch verläuft.

9.5.2 Traditionelle chinesische Diagnosen

Mögliche TCVM-Diagnosen auf einen Blick
- Schleimansammlung

Schleimansammlung unter der Haut

Chinesische Zeichen

Adspektion
- Schwellung

Palpation
- weiche bis derbe Ansammlung
- Gelenk beweglich
- kein Schmerz

Shu-/Mu-Punkte
- evtl. Milz-Pankreas-Shu bei gleichzeitig vorliegender Milz-Qi-Leere

Puls
- evtl. schlüpfrig bei gleichzeitig vorliegender Milz-Qi-Leere

Zunge
- evtl. geschwollen bei gleichzeitig vorliegender Milz-Qi-Leere

Therapieprinzip
Schleim umwandeln und ausleiten (▶ Tab. 9.14).

▶ **Tab. 9.14** Mögliche Punkte, um Feuchte auszuleiten.

Akupunkturpunkte	Wirkung
Di 11	treibt Feuchte aus
Ma 36	stärkt die Transport- und Transformationsfunktion der Milz
Ma 40	wandelt Schleim und Feuchte um und transportiert sie
MP 6	Kreuzungspunkt der 3 Yin (MP, Le, Ni), stärkt die Milz und ihre Funktion, entfernt Wind-Feuchte
MP 5	stärkt Milz-Pankreas, beseitigt Nässe
MP 9	gut für Knie und besonders wichtig zum Vertreiben von Feuchte/Feuchte-Hitze/Feuchte-Kälte
Gb 39	vertreibt Wind und Feuchte
Gb 34	vertreibt Wind und Feuchte
Ni 7	unterstützt Nieren-Yang und den Wassermetabolismus
Pi Shu	unterstützt die Funktion der Milz, vertreibt Feuchte
Wei Shu	wandelt Feuchte um und zerstreut sie
Bl 40	leitet Feuchte-Hitze aus
KG 9	öffnet Wasserwege, fördert Flüssigkeits- und Schleimtransport
KG 12	stärkt die Erde, transformiert und transportiert Feuchte
Am besten mit Bezug zum betroffenen Meridian nadeln.	

9.6 Gelenkchip (Osteochondrosis dissecans, OCD)

In der Wachstumsphase kann es durch unausgewogene oder energiereiche Ernährung in Verbindung mit Überlastung zum Abbau von Gelenkknorpel mit anschließender Ablösung kommen. Diese freien Knorpelstücke können mehr oder weniger intensive Irritationen der Gelenkflächen hervorrufen und damit zu degenerativer Veränderung führen. Sie werden allgemein als Gelenkchip bezeichnet.

Hohe Kraftfuttergaben führen oft zu forciertem Wachstum, aber auch genetische Faktoren werden diskutiert.

Zu beobachten sind plötzlich auftretende, unerklärliche Lahmheiten, die intermittierend und in unregelmäßigen Abständen rezidivieren können. Je nach Reizung können die Gelenke vermehrt gefüllt erscheinen. „Chips“ in Gelenken können aber auch als sogenannte „Zufallsbefunde“ offenbar werden.

Röntgen muss in unterschiedlichen Winkeln erfolgen, da der „Chip“ oft nur in einer Position erkennbar ist. CT oder eine Arthroskopie können nötig sein zur Absicherung der Diagnose.

Schulmedizinische Leitsymptome
- plötzlich auftretende, intermittierende Lahmheit
- oft sind Jungpferde betroffen
- mögliche vermehrte Gelenkfüllung an einzelnem Gelenk
- Röntgen, CT, Arthroskopie sichern die Diagnose

9.6.1 TCVM-Interpretation

Im Grunde handelt es sich beim sogenannten Gelenkchip um eine Entwicklungsstörung, also eine Jing-Leere. Erkennbar wird diese allerdings meist erst durch auftretenden Schmerz wegen Qi-Stagnation bei Belastung des Gelenks. Hier kann dann zuerst ein Wind-Bi-Syndrom oder auch Hitze-Bi-Syndrom mit oder ohne Feuchte entstehen.

9.6.2 Traditionelle chinesische Diagnosen

Mögliche TCVM-Diagnosen auf einen Blick
- Jing-Leere

Jing-Leere mit Qi-Stagnation

Chinesische Zeichen

Adspektion
- plötzlich auftretende, intermittierende Lahmheit
- oft sind Jungpferde betroffen
- Entwicklungsstörung, wie zu schnelles Wachstum

Palpation
- evtl. unauffällig
- Beugung evtl. dolent

Shu-/Mu-Punkte
- Nieren-Shu-Punkt

Puls
- Nierenpuls eher leer

Zunge
- eher fest

Therapieprinzip

Jing nähren, Nieren und Mark stärken sowie Qi und Blut bewegen (▸ **Tab. 9.15**).

▸ **Tab. 9.15** Mögliche Punkte, um Jing zu nähren, Nieren und Mark zu stärken sowie Qi und Blut zu bewegen.

Akupunkturpunkte	Wirkung
Gb 39	stärkt Essenz und Mark, leitet Wind aus
Ming Men	stärkt die Essenz und das Ursprungs-Qi
Ni 6/10	stärkt das Nieren-Yin
KG 4	tonisiert die Nieren, unterstützt Ursprungs-Qi
Bl 61	beseitigt Obstruktionen der Leitbahn, stärkt Sehnen und Knochen
KG 1	nährt Essenz und Yin
Bl 11	Meisterpunkt der Knochen
3E 4	reguliert Ursprungs-Qi, entspannt die Faszien, tonisiert insgesamt
Gb 34	Meisterpunkt der Sehnen und Bänder
Die gelenkbezogenen Punkte zum Lösen der Qi-Stagnation werden je nach Lokalisation des Problems gewählt (▸ **Tab. 9.5**).	

9.7 Genickbeule (Bursitis nuchalis)

Als Genickbeule wird die ein- oder beidseitige Anschwellung der Bursa über Atlas oder Axis bezeichnet. Diese kann rein reaktiv auf Überlastung entstehen, aber auch entzündlich oder sogar infektiös bis zur Fistelbildung werden. Um abzuklären, ob die Bursa betroffen ist, empfiehlt sich eine Untersuchung mittels Ultraschall.

Schulmedizinische Leitsymptome
- einseitige oder beidseitige Umfangsvermehrung über Atlas oder Axis
- ödematös oder fluktuierend und evtl. druckschmerzhaft
- Kopftiefhaltung bevorzugt
- Punktion von zähem, gelblich weißem bis rötlichem Sekret
- durch Infektion kann es zur Fistelung nach außen kommen und damit zur Nekrose des Nackenbandes

9.7.1 TCVM-Interpretation

Die nachgiebige Umfangsvermehrung ist eine lokale Schleimansammlung, die durch Qi-Stagnation im Genickbereich entstehen kann. Weißliches Sekret ist ein Kältezeichen, gelbes Sekret ein Hitzezeichen. Schmerzhaftigkeit spricht für Qi-Stagnation.

9.7.2 Traditionelle chinesische Diagnosen

Mögliche TCVM-Diagnosen auf einen Blick

- Schleim-Kälte-Ansammlung auf dem Blasenmeridian evtl. mit Qi-Stagnation
- Schleim-Hitzeansammlung auf dem Blasenmeridian mit Qi-Stagnation

Schleim-Kälte-Ansammlung auf dem Blasenmeridian

Chinesische Zeichen

Adspektion

- einseitige oder beidseitige Umfangsvermehrung auf dem Blasenmeridian über Atlas oder Axis
- Kopftiefhaltung bevorzugt

Palpation

- evtl. Berührungsempfindlichkeit bei Qi-Stagnation
- gespannte bis fluktuierende Umfangsvermehrung
- eher kühl

Shu-/Mu-Punkte

- Blasen-Shu-Punkt

Puls

- oberflächlich, schlüpfrig
- Tendenz langsam

Zunge

- eher blass

Therapieprinzip

Feuchte-Kälte aus dem Blasenmeridian bzw. aus der Genickregion ausleiten (► **Tab. 9.16**).

► **Tab. 9.16** Mögliche Punkte, um Feuchte-Kälte aus dem Blasenmeridian bzw. der Genickregion auszuleiten.

Akupunkturpunkte	Wirkung
MP 6	transformiert und transportiert Feuchte
Ma 37	klärt Feuchte, Hitze, entspannt Nacken- und Kopfbeugermuskeln
Ma 40	leitet Schleim aus unter der Haut
Bl 60	beseitigt Leitbahnobstruktionen und Schwellungen überall, entspannt die Sehnen, klärt Hitze
Bl 10	vertreibt Wind und Qi-Stagnation im Hals-Nacken-Bereich
Dü 3	vertreibt Wind, Hitze, Stagnation, Feuchte, öffnet das Lenkergefäß, unterstützt die Sehnen
3E 8	klärt Hitze, beseitigt Leitbahnobstruktionen in Nacken, Vorderbein, Hinterkopf
3E 10	leitet Feuchte und Schleim aus, löst Stagnation, entspannt die Bindegewebe
Lu 7	löst und bewegt Schleim-Kälte, Schleim-Hitze, löst das Genick
Di 17	wandelt Schleim um, weicht Massen auf
Di 6	klärt Hitze, Ödeme im Kopfbereich
Di 14	wandelt Schleim um, löst Stauungen auf, Nackensteife

Schleim-Hitze-Ansammlung auf dem Blasenmeridian mit Qi-Stagnation

Chinesische Zeichen

Adspektion

- einseitige oder beidseitige Umfangsvermehrung auf dem Blasenmeridian über Atlas oder Axis
- evtl. Fistelung nach außen mit gelblich-zähem Sekret
- Kopftiefhaltung bevorzugt

Palpation

- Berührungsempfindlichkeit
- gespannte bis fluktuierende Umfangsvermehrung
- lokale Wärme

Shu-/Mu-Punkte

- Blasen-Shu-Punkt

Puls

- oberflächlich, schlüpfrig
- schnell

Zunge

- rot

Therapieprinzip

Ausleiten von Feuchte-Hitze aus dem Blasenmeridian bzw. der Genickregion, Qi bewegen (▶ Tab. 9.17).

▶ **Tab. 9.17** Mögliche Punkte, um Feuchte-Hitze aus dem Blasenmeridian bzw. der Genickregion auszuleiten und das Qi zu bewegen.

Akupunkturpunkte	Wirkung
MP 6	transformiert und transportiert Feuchte
Ma 40	leitet Schleim aus unter der Haut
Di 4	wandelt Schleim-Hitze um, klärt Hitze, harmonisiert das Qi, alle Pathologien des Kopfes
Er Jian	leitet Wind-Hitze aus
Ma 37	klärt Feuchte, Hitze, entspannt Nacken- und Kopfbeugermuskeln
Bl 40	leitet Feuchte-Hitze aus
Bl 60	beseitigt Leitbahnobstruktionen und Schwellungen überall, entspannt die Sehnen, klärt Hitze
Bl 10	vertreibt Wind und Qi-Stagnation im Hals-Nackenbereich
Dü 3	vertreibt Wind, Hitze, Feuchte, öffnet das Lenkergefäß, unterstützt die Sehnen
LG 16/14	vertreibt Wind, Hitze, v. a. im Nackenbereich
Gb 20	klärt Wind-Hitze
3E 8	klärt Hitze, beseitigt Leitbahnobstruktionen in Nacken, Vorderbein, Hinterkopf
3E 10	leitet Feuchte und Schleim aus, löst Stagnation, entspannt die Bindegewebe
Lu 7	löst und bewegt Schleim-Kälte, Schleim-Hitze, löst das Genick

▶ **Tab. 9.17** Fortsetzung.

Akupunkturpunkte	Wirkung
Di 17	wandelt Schleim um, weicht Massen auf
Di 6	klärt Hitze, Ödeme im Kopfbereich
Di 14	wandelt Schleim um, löst Stauungen auf, Nackensteife

9.8 Gonarthrose

Die Gonarthrose ist eine degenerative Verschleißerkrankung des Kniegelenks beim Pferd.

Als ursächlich sind hier hauptsächlich anhaltende Überlastung durch häufiges, scharfes Durchparieren und enge Wendungen, aber auch einmalige Unfälle mit Kontusion oder Distorsion und nachfolgenden Meniskus- oder Bänderschäden, aber auch Fehlstellungen zu nennen. Betroffen sind gelenknahe Kapsel, Knorpel, gelenknahe knöcherne Anteile.

Die gemischte Lahmheit mit Betonung auf Hangbeinlahmheit beginnt langsam. Die betroffene Hand wird zögerlich zum Vorführen gebeugt und relativ weit vorne erst wieder abgesetzt.

Im Bereich der Kniescheibenbänder kann, vor allem in der frühen Phase, eine geringgradige fluktuierende, weiche Gelenkfüllung palpiert werden. Mit zunehmender knöcherner Deformation ist medial im oberen Bereich der Tibia eine unregelmäßige, harte Umfangsvermehrung zu tasten.

Beugeprobe, Endoskopie, Röntgen und evtl. CT sind die diagnostischen Möglichkeiten.

Schulmedizinische Leitsymptome

- Hinterhandlahmheit mit Problemen beim Anbeugen und Auffußen
- evtl. Gelenkfüllung
- evtl. knöcherne Verdickung medial knapp unter dem Knie
- positive Beugeprobe

9.8.1 TCVM-Interpretation

Bei der Gonarthrose handelt es sich um ein Knochen-Bi-Syndrom (S. 70). Der pathogene Restfaktor kann sich manifestieren durch den pathogenen Faktor Überbelastung. Diese kann durch eine angeborene Fehlstellung verstärkt werden. Hierdurch wäre dann zwar ein Bezug zum Jing gegeben, allerdings hat der Faktor „Überlastung" durch menschlichen Einfluss größere Bedeutung.

9.8.2 Traditionelle chinesische Diagnose

Mögliche TCVM-Diagnosen auf einen Blick

- Knochen-Bi-Syndrom

Knochen-Bi-Syndrom

Chinesische Zeichen

Adspektion

- Hinterhandlahmheit mit Problemen beim Anbeugen und Auffußen
- Knie evtl. im Querschnitt verdickt
- schlechter bei Kälte und Feuchte

Palpation

- evtl. Gelenkfüllung
- evtl. knöcherne Verdickung medial knapp unter dem Knie

Shu-/Mu-Punkte

- Ni- und/oder Leber-Shu

Puls

- gespannt im betroffenen Meridianbereich

Zunge

- unauffällig

Therapieprinzip

Ausleiten von Feuchte und Kälte (▶ Tab. 9.18).

▶ **Tab. 9.18** Mögliche Punkte, um Feuchte und Kälte auszuleiten.

Akupunkturpunkte	Wirkung
Ma 36	stärkt die Transport- und Transformationsfunktion der Milz, stärkt das Knie
Ma 31/32/33/34 und Ma 35/Xi Xang	Schmerzen und Bewegungsstörungen der Hinterhand, Arthritis und Überlastung von Hüfte und Knie, Myositis, Paresen und Atrophien in Beckenbereich und Hinterhand, Schleifen
Le 7	bei Knieproblemen, eliminiert Wind, Kälte und Feuchte
MP 8/9/10	gut für Knie bei Gelenkschmerz und Arthrose, besonders wichtig zum Vertreiben von Feuchte, Feuchte-Hitze, Feuchte-Kälte
Ni 10	stärkt Nieren, leitet Feuchtigkeit aus dem unteren Erwärmer bei Knieschmerzen
Bl 38/39/40	leitet Feuchte aus, kühlt Hitze und Blut, eliminiert Leitbahnobstruktionen und Blutstagnation, bei Schmerzen der Hinterhand
Di 11 (kontralateral)	reguliert den Qi-Fluss, vertreibt Wind und Wind-Hitze, löst Obstruktionen der Gelenke auf
Pc 6	harmonisiert die Mitte, stärkt die Milz und beruhigt den Magen, unterstützt das Knie
Bl 11	vertreibt Wind und beeinflusst die Knochen
Gb 39	gut für Nacken, Knie, Beine, ist Hui-Punkt des Markes sowie Luo-Punkt der 3 unteren Yang-Meridiane, vertreibt Wind und Feuchte
Gb 34	vertreibt Wind und Feuchte, Lokalpunkt für das Knie

9.9 Hufederhautentzündung/Rehe

Bei der Hufrehe handelt es sich um eine dramatische Notfallsituation, bei der sich aus unterschiedlichen Gründen die Lederhaut eines bis aller Hufe so stark entzündet, dass ihr kompletter Zu- und Abfluss gestört wird und die Pferde an extremen Schmerzen leiden. Die Situation kann sich bis zum

Durchbruch des Hufbeines durch die Sohle verschlimmern.

Ursächlich werden Stoffwechselstörungen verantwortlich gemacht. Diese können durch das endokrinologische System verursacht sein, so z. B. beim Cushing Syndrom, oder auch durch das Pankreas. Durch Fehlernährung ausgelöste, durch plötzliche Futterwechsel, zu eiweiß- oder fruktanreiche Gräser, zuckerreiche Futtermittel o. a. entstandene Stoffwechsellagen werden fast jährlich neu diskutiert. Auch nicht artgerechte Haltung verbunden mit Bewegungsmangel und Überernährung bis zur Enstehung des metabolischen Syndroms fördert die Reheneigung. Veränderte Blutwerte wie z. B. erhöhte Blutfett- oder Zuckerwerte gelten als Hinweise. Auch die Aufnahme von Giftstoffen kann einen Reheschub auslösen. Dabei sind oft erhöhte Leberwerte nachweisbar. Ebenso kommen Belastungsrehen durch harte Böden oder nach Beschlagwechsel vor. Neuere Ergebnisse zeigen, dass eine dicke Unterstützung, unter der Sohle angebracht, die Lederhaut rundherum gut entlasten kann. Hufbeinsenkungen sind ggf. radiologisch nachweisbar.

Schulmedizinische Leitsymptome

- massive Schmerzen beim Belasten der Hufe, Entlastungshaltung mit Schub auf die Hinterhand bei Rehe vorne und Bein-Vorstellen, bei Rehe auf allen 4 Hufen keine Bewegung der Füße mehr ohne Zwang, Versuch, alle 4 zu entlasten
- meist bilateral vorne, aber auch alle 4 Hufe
- Pulsation, Wärme der Hufwand
- Zangenprobe positiv

9.9.1 TCVM-Interpretation

Der massive Schmerz spricht zunächst für Blutstase in der Zehe, Pulsation und Wärme für Blut-Hitze bzw. toxische Hitze. Bei der Belastungsrehe achtet man hier auf die besonders belasteten Meridiane. Wenn die Rehe stoffwechselbedingt auftritt, dann ist immer der Dreifach-Erwärmer und mit ihm das Wei Qi, aber manchmal auch Milz-Pankreas und Magen beeinträchtigt. Toxine können nicht mehr ausgeleitet werden, v. a. bei fütterungsbedingter Rehe. Bei einem Cushing-Patienten ist meist schon das Nieren-Yang geschwächt, was zu Leber-Leere führt. Bei der Vergiftungsrehe haben wir immer einen reagierenden Leber-Shu-Punkt und einen leeren Leberpuls.

9.9.2 Traditionelle chinesische Diagnosen

Mögliche TCVM-Diagnosen auf einen Blick

- Blut-Hitze bzw. toxische Hitze in der Zehe durch Blutstase
- Blut-Hitze bzw. toxische Hitze in der Zehe mit Leber-Leere
- Blut-Hitze bzw. toxische Hitze mit Leere oder Stagnation im Dreifach-Erwärmer

Blut-Hitze bzw. toxische Hitze in der Zehe durch Blutstase

Chinesische Zeichen

Adspektion

- massive Schmerzen beim Belasten der Hufe, Entlastungshaltung mit Schub auf die Hinterhand bei Rehe vorne und Bein-Vorstellen, bei Rehe auf allen 4 Hufen keine Bewegung der Füße mehr ohne Zwang, Versuch, alle 4 zu entlasten
- meist bilateral vorne, aber auch alle 4 Hufe
- Druck verschlimmert
- Kühlen hilft

Palpation

- Pulsation, Wärme der Hufwand
- Ting-Punkte gequollen, sulzig
- bei Punktion am Kronsaum tritt dunkel-zähes Blut aus

Shu-/Mu-Punkte

- Shu-Punkt je nach betroffenem Meridian dolent

Puls

- schnell, oberflächlich kraftvoll

Zunge

- purpurrot

Therapieprinzip

Blutstase in der Zehe brechen und bewegen (► Tab. 9.19).

► **Tab. 9.19** Mögliche Punkte, um Blutstase in der Zehe zu brechen und zu bewegen.

Akupunkturpunkte	Wirkung
vorne	
3E 1, Pc 9	klärt Hitze, kräftigt Blut
3E 12	verbessert Qi-Fluss entlang der Vordergliedmaßen
Qian Ti Men	zerstreut Hitze und Stase aus den Vorderhufen bei Rehe, bluten lassen
Di 1	kühlt Hitze und löst Stagnation, besonders auch im Vorderhuf bei Rehe
Di 4	klärt Hitze, tonisiert Qi, löst Obstruktionen der Leitbahn
Di 11	klärt Hitze, kühlt Blut
Lu 11	kühlt Hitze, bei Rehe
He 9	kühlt Hitze, bei Rehe
Dü 1	kühlt Hitze, bei Rehe
Dü 3	unterstützt bei Rehe
hinten	
Hou Ti Men	zerstreut Hitze und Stase aus den Hinterhufen bei Rehe, bluten lassen
Ma 44/45	kühlt Hitze, beseitigt Stagnation, besonders auch im Hinterhuf bei Rehe
MP 1	reguliert Blut- und Qi-Fluss, besonders auch im Hinterhuf bei Rehe
Ni 1	tonisiert Yin, klärt Hitze
Bl 40	beseitigt Blutstase, klärt Feuchte-Hitze, kühlt Blut, bewegt Obstruktionen
Bl 67	vertreibt Wind-Hitze, bewegt Blut, besonders aus dem Hinterhuf bei Rehe
Le 1	leitet Feuchte-Hitze aus, harmonisiert Leber-Qi-Fluss
Bl 44	öffnet den Fuß
Grundsätzlich ist es wichtig, per Kanüle auf den Ting-Punkten einen Mikroaderlass durchzuführen.	

Blut-Hitze bzw. toxische Hitze in der Zehe mit Leber-Leere

Chinesische Zeichen

Adspektion

- massive Schmerzen beim Belasten der Hufe, Entlastungshaltung mit Schub auf die Hinterhand bei Rehe vorne und Bein-Vorstellen, bei Rehe auf allen 4 Hufen keine Bewegung der Füße mehr ohne Zwang, Versuch, alle 4 Hufe zu entlasten
- meist bilateral vorne, aber auch alle 4 Hufe
- Druck verschlimmert
- Kühlen hilft
- evtl. Anzeichen für schlechteres Hufwachstum
- Skleren evtl. gelblich und/oder Konjunktiven gerötet
- evtl. schlechter nach Wechsel (Futter, Haltung etc.)

Palpation

- Pulsation, Wärme der Hufwand
- evtl. trockenes Hufhorn
- Ting-Punkte gequollen, sulzig
- bei Punktion am Kronsaum tritt dunkel-zähes Blut aus

Shu-/Mu-Punkte

- Shu-Punkt je nach akut betroffenem Meridian druckdolent
- Leber-Shu-Punkt druckdolent
- Leber-Mu-Punkt empfindlich

Puls

- schnell, oberflächlich kraftvoll
- Leberpuls leer

Zunge

- purpurrot, dünn

Therapieprinzip

Blutstase in der Zehe brechen und bewegen, Leber unterstützen, Qi und Blut nähren (► Tab. 9.20).

▸ **Tab. 9.20** Mögliche Punkte, um Blutstase in der Zehe zu brechen und zu bewegen sowie Leber-Blut und Qi zu nähren.

Akupunkturpunkte	Wirkung
vorne	
3E 1, Pc 9	klärt Hitze, kräftigt Blut
3E 12	verbessert Qi-Fluss entlang der Vordergliedmaßen
Pc 6	nährt und bewegt Qi und Blut
Qian Ti Men	zerstreut Hitze und Stase aus den Vorderhufen bei Rehe, bluten lassen
Di 1	kühlt Hitze und löst Stagnation, besonders auch im Vorderhuf bei Rehe
Di 4	klärt Hitze, tonisiert Qi, löst Obstruktionen der Leitbahn
Di 11	klärt Hitze, kühlt Blut
Lu 11	kühlt Hitze, bei Rehe
He 9	kühlt Hitze, bei Rehe
Dü 1	kühlt Hitze, bei Rehe
Dü 3	unterstützt bei Rehe
hinten	
Hou Ti Men	zerstreut Hitze und Stase aus den Hinterhufen bei Rehe, bluten lassen
Ma 44/45	kühlt Hitze, beseitigt Stagnation, besonders auch im Hinterhuf bei Rehe
MP 1	reguliert Blut- und Qi-Fluss, besonders auch im Hinterhuf bei Rehe
MP 9	vertreibt Feuchte und Hitze bei Vergiftungen und Hormonstörungen
Ni 1	tonisiert Yin, klärt Hitze
Bl 40	beseitigt Blutstase, klärt Feuchte-Hitze, kühlt Blut, bewegt Obstruktionen
Bl 67	vertreibt Wind-Hitze, bewegt Blut, besonders aus dem Hinterhuf bei Rehe
Le 1	leitet Feuchte-Hitze aus, harmonisiert Leber-Qi-Fluss
Le 3	nährt und bewegt Leber-Blut und -Qi, harmonisiert den Blutfluss
Gb 44	öffnet den Fuß
Dan Shu	unterstützt Leberfunktion, löst Feuchte-Hitze aus Leber und Galle
Gan Shu	reguliert Leberfunktion, bewegt Qi, löst Feuchte-Hitze auf
Ge Shu	einflussreicher Punkt des Blutes, tonisiert, reguliert Qi, Blutpathologien
Grundsätzlich ist es wichtig, per Kanüle auf den Ting-Punkten einen Mikroaderlass durchzuführen.	

Blut-Hitze bzw. toxische Hitze mit Leere oder Stagnation im Dreifach-Erwärmer

Chinesische Zeichen

Adspektion

- massive Schmerzen beim Belasten der Hufe, Entlastungshaltung mit Schub auf die Hinterhand bei Rehe vorne und Bein-Vorstellen, bei Rehe auf allen 4 Hufen keine Bewegung der Füße mehr ohne Zwang, Versuch, alle 4 Hufe zu entlasten
- meist bilateral vorne, aber auch alle 4 Hufe
- Druck verschlimmert
- Kühlen bessert
- evtl. Zusammenhang mit Rossezyklus zu beobachten

Palpation

- Pulsation, Wärme der Hufwand
- Ting-Punkte gequollen, sulzig
- bei Punktion am Kronsaum tritt dunkel-zähes Blut aus

Shu-/Mu-Punkte

- Shu-Punkt je nach akut betroffenem Meridian druckdolent
- Dreifach-Erwärmer-Shu-Punkt druckdolent
- Dreifach-Erwärmer-Mu-Punkt empfindlich

Puls

- schnell, oberflächlich kraftvoll
- Dreifach-Erwärmer-Puls leer oder gespannt

Zunge

- purpurrot

Therapieprinzip

Blutstase in der Zehe brechen und bewegen, Dreifach-Erwärmer stimulieren (▶ Tab. 9.21).

▶ **Tab. 9.21** Mögliche Punkte, um Blutstase in der Zehe zu brechen und zu bewegen sowie den Dreifach-Erwärmer zu stimulieren.

Akupunkturpunkte	Wirkung
vorne	
3E 1, Pc 9	klärt Hitze, kräftigt Blut
3E 5	beseitigt Leitbahnobstruktionen, reguliert den Hormonhaushalt
3E 12	verbessert Qi-Fluss entlang der Vordergliedmaßen
Pc 6	nährt und bewegt Qi und Blut, Luo-Punkt zum Dreifach-Erwärmer
Qian Ti Men	zerstreut Hitze und Stase aus den Vorderhufen bei Rehe, bluten lassen
Di 1	kühlt Hitze und löst Stagnation, besonders auch im Vorderhuf bei Rehe
Di 4	klärt Hitze, tonisiert Qi, löst Obstruktionen der Leitbahn
Di 11	klärt Hitze, kühlt Blut
Lu 11	kühlt Hitze, bei Rehe
He 9	kühlt Hitze, bei Rehe
Dü 1	kühlt Hitze, bei Rehe
Dü 3	unterstützt bei Rehe
hinten	
Hou Ti Men	zerstreut Hitze und Stase aus den Hinterhufen bei Rehe, bluten lassen
Ma 44/45	kühlt Hitze, beseitigt Stagnation, besonders auch im Hinterhuf bei Rehe
MP 1	reguliert Blut- und Qi-Fluss, besonders auch im Hinterhuf bei Rehe
MP 9	vertreibt Feuchte und Hitze bei Vergiftungen und Hormonstörungen
Ni 1	tonisiert Yin, klärt Hitze
Bl 40	beseitigt Blutstase, klärt Feuchte-Hitze, kühlt Blut, bewegt Obstruktionen
Bl 67	vertreibt Wind-Hitze, bewegt Blut, besonders aus dem Hinterhuf bei Rehe
Le 1	leitet Feuchte-Hitze aus, harmonisiert Leber-Qi-Fluss
Gb 44	öffnet den Fuß
Gan Shu	Unterstützung des Dreifach-Erwärmers
Ge Shu	einflussreicher Punkt des Blutes, tonisiert, reguliert Qi, Blutpathologien
Grundsätzlich ist es wichtig, per Kanüle auf den Ting-Punkten einen Mikroaderlass durchzuführen.	

9.10 Blockade des Iliosakralgelenks

Die Blockade des ISG kann ausgelöst werden durch Fehlbelastungen (Hufstellung, Einschränkung der Beweglichkeit anderer Gelenke o. a.) oder Traumata und verhindert die gleichmäßige Bewegung der Kruppe und damit der Hinterhand.

Schulmedizinische Leitsymptome

- Hintergliedmaße tritt ungleich unter
- Körperbiegung auf einer Seite schlechter
- evtl. Umspringen im Galopp auf einer Hand
- Probleme beim Aufnehmen einer Hinterhand (Schmied)

9.10.1 TCVM-Interpretation

Die ISG-Blockade bedeutet Qi-Stagnation von Lenkergefäß oder Blasenmeridian oft im Bereich des Gürtelgefäßes

9.10.2 Traditionelle chinesische Diagnosen

Mögliche TCVM-Diagnosen auf einen Blick

- Qi-Stagnation von Lenkergefäß oder Blasenmeridian mit Beteiligung des Gürtelgefäßes.

Qi-Stagnation von Lenkergefäß oder Blasenmeridian mit Beteiligung des Gürtelgefäßes

Chinesische Zeichen

Adspektion

- Hintergliedmaße tritt ungleich unter
- Körperbiegung auf einer Seite schlechter
- evtl. Umspringen im Galopp auf einer Hand
- Probleme beim Aufnehmen einer Hinterhand (Schmied)

Palpation

- Hüfthöcker rechts und links ungleich gut beweglich
- Haut und Muskulatur im ISG-Bereich einseitig fest

Shu-/Mu-Punkte

- Shu-Punkt je nach betroffenem Meridian dolent

Puls

- unverändert

Zunge

- unverändert

Therapieprinzip

Qi-Stagnation in den betroffenen Meridianen lösen (▶ Tab. 9.22).

▶ **Tab. 9.22** Mögliche Punkte, um Qi-Stagnation aus Lenkergefäß, Blasenmeridian, ISG-Bereich und Gürtelgefäß zu lösen.

Akupunkturpunkte	Wirkung
Dü 3/Bl 62	Öffner und Koppler des Lenkergefäßes, bewegen dort Qi
Bai Hui	tonisiert die Hinterhand
Bl 1/67	bewegen als Anfangs- und Ting-Punkt Qi im gesamten Meridian, öffnen ihn
Gb 41/3E 5	Öffner und Koppler des Gürtelgefäßes, bewegen dort Qi
Kai Jin Jui	befreit das ISG (kontralateral)
Wei Gen	bewegt und befreit Qi im Bereich Lende und Kruppe
Je nach betroffenem Meridian Shu-Punkt-Reaktion.	

9.11 Kissing Spines

Charakteristikum der Kissing Spines ist der Umstand, dass die Dornfortsätze von Rückenwirbeln so nahe zu stehen kommen, dass sie sich berühren und dadurch derart starke Reizungen entstehen, dass der Rücken extrem schmerzhaft reagiert und das Pferd unreitbar wird. Ursächlich können körperliche Veranlagung oder reiterliche Fehler verantwortlich gemacht werden. Eine Röntgenaufnahme ermöglicht die Diagnose.

Schulmedizinische Leitsymptome

- extremer Rückenschmerz bei Palpation
- Vorbericht von Nicht-Reitbarkeit wegen Verspannung

9.11.1 TCVM-Interpretation

Qi-Stagnation im Lenkergefäß bestimmt das Bild. Milz-Qi-Leere mit Muskelschwäche verstärkt das Problem in manchen Fällen. In anderen Fällen liegt vielleicht eine Nieren-Qi-Leere zugrunde, die den Rücken zusätzlich schwächt. Bei Diagnostik und Therapie ist eine solche Gesamtpathologie zu berücksichtigen. Wir konzentrieren uns hier der Klarheit halber auf die akute Qi-Stagnation.

9.11.2 Traditionelle chinesische Diagnose

Mögliche TCVM-Diagnosen auf einen Blick

- Qi-Stagnation im Lenkergefäß

Qi-Stagnation im Lenkergefäß

Chinesische Zeichen

Adspektion

- Rücken eher lordotisch
- Steifigkeit

Palpation

- Rückenmuskeln sehr fest
- bei Berührung schmerzhaft

Shu-/Mu-Punkte
- Lenkergefäß-Shu-Punkt sehr empfindlich
- evtl. auch gesamter Blasenmeridian schmerzhaft

Puls
- gespannt

Zunge
- unverändert

Therapieprinzip
Qi bewegen in Lenkergefäß und gesamtem Rücken (▶ Tab. 9.23).

▶ **Tab. 9.23** Mögliche Punkte, um Qi im Du Mai und Rücken zu bewegen.

Akupunkturpunkte	Wirkung
Dü 3/Bl 62	Öffner und Koppler des Lenkergefäßes
MP 14	löst Verspannungen aus der Rückenmuskulatur, stärkt den Rücken
Bl 1	öffnet den Blasenmeridian
Chou Chin	löst Schmerzen oder Verspannungen im Rücken
Lu 7/Ni 6	aktivieren das Konzeptionsgefäß zum Ausgleich des Lenkergefäßes
Bl 11	leitet Wind aus
KG 4	nährt Yin und Blut, stärkt Yang und Ursprungs-Qi, tonisiert Nieren bei unregelmäßiger Rosse
LG 1	reguliert Lenker- und Konzeptionsgefäß
Ni 3	tonisiert Nieren, stärkt den Rücken
Du Mai immer öffnen! Andere Punkte je nach Wirbelsegment und Gesamtbild dazugeben. Beachten Sie auch das Kapitel Spondylose (S. 101).	

9.12 Nackenbandverknöcherung

Die Verknöcherung des Nackenbandes kann als Reaktion auf Überlastung, aber auch unfallbedingt entstehen und schränkt die Beweglichkeit des Genicks erheblich ein, was bis zur Unrittigkeit des Pferdes führen kann. Eine Röntgenaufnahme ermöglicht die Diagnose.

Schulmedizinische Leitsymptome
- Steifigkeit im Genick mit Stellungsproblemen
- evtl. palpatorische Verhärtungen im Bereich des Nackenbandes
- Wehren gegen den Zügel
- Unrittigkeit

9.12.1 TCVM-Interpretation

Bei Schmerz im Bereich des Nackenbandes haben wir es chinesisch zunächst mit Qi-Stagnation zu tun. Diese steht für den Schmerz und führt zu der Unrittigkeit, die wir beobachten. Feuchte macht den Schmerz dumpf und zeigt sich in Schwellungen und erschwerter Beweglichkeit. Kälte zieht die Schwellungen fest zusammen bis zur Verknöcherung, macht den Schmerz stärker und fixiert ihn auf bestimmte Stellen. Das immer wieder plötzliche Auftreten der Schmerzsymptomatik hat Windcharakter. Pathogene Faktoren dringen an dieser Stelle besonders leicht ein und können zum pathogenen Restfaktor werden; siehe hierzu auch Knochen- (S. 70) oder Kälte-Bi (S. 71).

9.12.2 Traditionelle chinesische Diagnosen

Mögliche TCVM-Diagnosen auf einen Blick
- Qi-Stagnation durch Wind-Feuchte-Kälte im Bereich des Blasenmeridians und Lenkergefäßes im Nacken
  - in Verbindung mit Milz-Qi-Leere
  - in Verbindung mit Leber-Blut-Stagnation bzw. Leber-Qi-Stagnation
- Kombinationen sind möglich

Qi-Stagnation durch Wind-Feuchte-Kälte im Bereich des Blasenmeridians und des Lenkergefäßes im Nacken

Chinesische Zeichen
Adspektion
- sichtbare Steifigkeit und Unbeweglichkeit im Nacken

Palpation
- sehr feste Muskulatur im Nacken im Bereich des Blasenmeridians und des Lenkergefäßes
- evtl. diagnostischer Punkt: 3E 15

Shu-/Mu-Punkte
- Blasen-Shu-Punkt

Puls
- oberflächlich voll (wenn noch äußere Pathologie)
- gespannt, rau v. a. im Blasenpuls

Zunge
- eher blass
- evtl. geschwollen

Therapieprinzip
Wind-Feuchte-Kälte aus dem Blasenmeridian und Lenkergefäß ausleiten. Qi-Stagnation lösen (► **Tab. 9.24**).

► **Tab. 9.24** Mögliche Punkte, um Wind-Feuchte-Kälte aus dem Blasenmeridian und Lenkergefäß auszuleiten und Qi-Stagnation zu lösen.

Akupunkturpunkte	Wirkung
MP 6*	transformiert und transportiert Feuchte
Lu 7/Ni 6	öffnet und aktiviert das Konzeptionsgefäß zur Balance des Lenkergefäßes
LG 14*	reguliert das Qi aller Yang-Meridiane, löst Blockaden
Bl 9	leitet Wind und Kälte aus, löst Obstruktionen der Leitbahn
Bl 10	bei lokalen Obstruktionen der Leitbahn
Bl 40	leitet Feuchte aus
Bl 62	löst Obstruktionen der Leitbahn, entspannt Sehnen auch im Nackenbereich
Gb 20	leitet Wind aus
KG 6*	leitet Kälte aus
Jiuwei	löst Qi- und Blut-Stagnation mit Steife im Nackenbereich
Choujin	löst Qi-, Schleim- und Blutstase mit Schmerz im Nackenbereich
* evtl. Moxa	

Qi-Stagnation durch Wind-Feuchte-Kälte im Bereich des Blasenmeridians und des Lenkergefäßes im Nacken in Verbindung mit Milz-Qi-Leere

Chinesische Zeichen

Adspektion
- sichtbare Steifigkeit und Unbeweglichkeit im Nacken
- evtl. zusätzlich schlechte Futterverwertung
- Neigung zu Übergewicht

Palpation
- sehr feste Muskulatur im Nacken im Bereich des Blasenmeridians und des Lenkergefäßes
- evtl. diagnostischer Punkt: 3E 15
- sonst eher weiche Muskulatur

Shu-/Mu-Punkte
- Blasen- und Milz-Shu-Punkt
- Milz-Mu-Punkt

Puls
- oberflächlich voll (wenn noch äußere Pathologie)
- gespannt, rau v. a. im Blasenpuls
- zusätzlich Leere im Milzpuls, evtl. dort auch schlüpfrig

Zunge
- geschwollene Zunge
- Zungenkörper eher blass

Therapieprinzip
Wind-Feuchte-Kälte aus dem Blasenmeridian und Lenkergefäß ausleiten. Milz-Qi stärken (► **Tab. 9.25**).

► **Tab. 9.25** Zusätzlich mögliche Punkte, um Milz-Qi zu stärken.

Akupunkturpunkte	Wirkung
MP 3	stärkt die Funktionen des Milzmeridians
MP 6	fördert die Transport- und Transformations-Funktion des Milzmeridians
Ma 36	unterstützt die Funktion der Erde

Qi-Stagnation durch Wind-Feuchte-Kälte im Bereich des Blasenmeridians und des Lenkergefäßes im Nacken in Verbindung mit Leber-Blut-Stagnation bzw. Leber-Qi-Stagnation

Chinesische Zeichen

Adspektion

- sichtbare Steifigkeit und Unbeweglichkeit im Nacken
- zusätzlich schlechte Hufhornqualität
- gehemmtes Verhalten oder Neigung zu Aggression

Palpation

- sehr feste Muskulatur im Nacken im Bereich des Blasenmeridians und des Lenkergefäßes
- evtl. diagnostischer Punkt: 3E 15
- auch sonst eher feste Muskulatur, Schmerzreaktionen

Shu-/Mu-Punkte

- Blasen- und Leber-Shu-Punkt
- Leber-Mu-Punkt empfindlich

Puls

- gespannt, rau v. a. im Blasenpuls
- zusätzlich evtl. rau mit Fülle und Spannung im Leberpuls

Zunge

- Zungenkörper eher blass, fest
- Seitenränder evtl. geschwollen und violett

Therapieprinzip

Wind-Feuchte-Kälte aus dem Blasenmeridian und Lenkergefäß ausleiten. Leber-Qi- und/oder Leber-Blutstase bewegen (▶ **Tab. 9.26**).

▶ **Tab. 9.26** Zusätzlich mögliche Punkte, um Leber-Qi- oder Leber-Blutstase zu bewegen.

Akupunkturpunkte	Wirkung
Le 3	beruhigt Leber-Yang, beruhigt Gan-Fülle, vertreibt inneren Wind, fördert den sanften Fluss des Leber-Qi, beruhigt den Geist, beruhigt Spasmen, nährt Leber-Blut
Le 2	beruhigt Leber-Yang und Leber-Wind, kühlt Blut
Gb 11	Kreuzungspunkt mit Blasenleitbahn, löst Obstruktionen im Nacken

9.13 Osteolyse der Dornfortsätze

Zu aseptischer Osteolyse der Dornfortsätze der Rückenwirbel des Pferdes kommt es meist durch Überlastung und zu starken Druck. Hier ist besonderes Augenmerk auf die Passgenauigkeit des Sattels zu richten. Ebenso kommen bakterielle, septische Osteolysen vor. Eine Röntgenaufnahme ermöglicht die Diagnose.

Schulmedizinische Leitsymptome

- extreme Schmerzhaftigkeit in einem eng umrissenen Rückenareal
- Aufquellung und Ödembildung unter der Haut in diesem Bereich

9.13.1 TCVM-Interpretation

Qi-Stagnation im Lenkergefäß mit Schleimbildung unter der Haut sind die Hauptdiagnosen. In einigen Fällen, in denen ein Infekt mitbeteiligt ist, kommt es auch zu Schleim-Hitze.

9.13.2 Traditionelle chinesische Diagnosen

Mögliche TCVM-Diagnosen auf einen Blick

- Qi-Stagnation im Lenkergefäß mit Schleimbildung unter der Haut
- Qi-Stagnation im Lenkergefäß mit Schleim-Hitze unter der Haut

Qi-Stagnation im Lenkergefäß mit Schleimbildung unter der Haut

Chinesische Zeichen

Adspektion

- Beule sichtbar auf der Wirbelsäule

Palpation

- weich-derbe Schwellung tastbar
- nur leicht warm
- schmerzempfindlich

Shu-/Mu-Punkte

- Lenkergefäß-Shu-Punkt druckdolent

Puls
- gespannt

Zunge
- leicht geschwollen

Therapieprinzip
Qi-Stagnation bewegen, Schleim unter der Haut umwandeln und ausleiten (▶ Tab. 9.27).

▶ **Tab. 9.27** Mögliche Punkte, um Qi-Stagnation im Lenkergefäß aufzulösen und Schleim auszuleiten.

Akupunkturpunkte	Wirkung
MP 6/3	transformiert und transportiert Feuchte
Ma 40	transformiert und transportiert Schleim unter der Haut
Ni 6	stärkt das Nieren-Yin
Dü 3/Bl 62	Öffner und Koppler des Lenkergefäßes
3E 10	löst Stauungen und Schleim-Feuchte auf, entspannt Bindegewebe
MP 14	löst Verspannungen aus der Rückenmuskulatur
Bl 1	öffnet den Blasenmeridian
Chou Chin	Schmerzen oder Verspannungen im Rücken
Pi Shu	unterstützt die Transformations- und Transportfunktion der Milz
Shen Shu	unterstützt die Nierenfunktion
Zuerst das Qi wieder in Bewegung bringen, dann Schleim behandeln.	

Qi-Stagnation im Lenkergefäß mit Schleim-Hitze unter der Haut

Chinesische Zeichen

Adspektion
- Beule sichtbar auf der Wirbelsäule
- evtl. nässend

Palpation
- weich-derbe Schwellung tastbar
- deutlich warm
- evtl. Hautrötung
- schmerzempfindlich

Shu-/Mu-Punkte
- Lenkergefäß-Shu-Punkt druckdolent

Puls
- schnell, schlüpfrig

Zunge
- gerötet, feuchter gelber Belag

Therapieprinzip
Qi-Stagnation bewegen, Schleim-Hitze unter der Haut umwandeln und ausleiten (▶ Tab. 9.28).

▶ **Tab. 9.28** Mögliche Punkte, um Qi-Stagnation im Lenkergefäß aufzulösen und Schleim-Hitze auszuleiten.

Akupunkturpunkte	Wirkung
MP 6/3	transformiert und transportiert Feuchte
Ma 40	transformiert und transportiert Schleim unter der Haut
Ni 6	stärkt das Nieren-Yin
Dü 3/Bl 62	Öffner und Koppler des Lenkergefäßes
MP 14	löst Verspannungen aus der Rückenmuskulatur
Bl 1	öffnet den Blasenmeridian
Chou Chin	Schmerzen oder Verspannungen im Rücken
Pi Shu	unterstützt die Transformations- und Transportfunktion der Milz
Shen Shu	unterstützt die Nierenfunktion
Bl 40	klärt Feuchte-Hitze, löst Qi-Stagnation in der Leitbahn, kühlt Blut
3E 5	befreit die Oberfläche, leitet pathogene Faktoren aus, vertreibt Wind-Hitze
3E 10	löst Stauungen und Schleim-Feuchte auf, entspannt Bindegewebe
Zuerst das Qi wieder in Bewegung bringen, dann Schleim-Hitze behandeln.	

9.14
Piephacke

Piephacken sind Gallen, die sich an der Fersenbeinkappe des Sprunggelenks beim Pferd gebildet haben. Wie auch Gallen an anderer Stelle sind sie beulenförmige, oft weiche Umfangsvermehrungen. Sie entstehen durch Überproduktion von Synovia, was meist durch Fehl- und Überbelastungen, Traumata und Gelenkschäden verursacht wird.

Schulmedizinische Leitsymptome
- andauernde Schwellung im Bereich der Fersenbeinkappe
- keine Bewegungseinschränkung

9.14.1 TCVM-Interpretation

Bei der Piephacke handelt es sich um eine substanzielle Schleimansammlung im Bereich der Fersenbeinkappe, die chronisch verläuft.

9.14.2 Traditionelle chinesische Diagnosen

Mögliche TCVM-Diagnosen auf einen Blick
- Schleimansammlung im Bereich des unteren Nieren-Blasen-Meridians

Schleimansammlung unter der Haut

Chinesische Zeichen

Adspektion
- Schwellung Fersenbeinkappe

Palpation
- weiche bis derbe Ansammlung
- Gelenk beweglich
- kein Schmerz

Shu-/Mu-Punkte
- evtl. Nieren-Shu-Punkt

Puls
- evtl. voll im Nierenpuls

Zunge
- unverändert

Therapieprinzip

Schleim umwandeln und ausleiten (▶ Tab. 9.29).

▶ **Tab. 9.29** Mögliche Punkte, um bei Piephacke Schleim auszuleiten.

Akupunkturpunkte	Wirkung
Dü 4	leitet Feuchte aus
Ma 36	stärkt die Transport- und Transformationsfunktion der Milz
Ma 40	wandelt Schleim und Feuchte um und transportiert sie
MP 6	Kreuzungspunkt der 3 Yin (MP, Le, Ni), stärkt die Milz und ihre Funktion, entfernt Wind-Feuchte
MP 5	stärkt Milz-Pankreas, beseitigt Nässe auch lokal
Gb 39	vertreibt Wind und Feuchte
Gb 34	vertreibt Wind und Feuchte
Ni 7	unterstützt Nieren-Yang und den Wassermetabolismus
Pi Shu	unterstützt die Funktion der Milz, vertreibt Feuchte
Wei Shu	wandelt Feuchte um und zerstreut sie
Bl 40	leitet Feuchte-Hitze aus dem unteren Erwärmer
KG 9	öffnet Wasserwege, fördert Flüssigkeits- und Schleimtransport
KG 12	stärkt die Erde, transformiert und transportiert Feuchte
Am besten mit Bezug zum betroffenen Meridian nadeln.	

9.15
Podotrochlose

Bei der Podotrochlose handelt es sich um eine entzündliche, degenerative Veränderung im Bereich der Hufrolle des Pferdes, die aus Strahlbein, Beugesehne und Hufrollenschleimbeutel besteht. Mechanische Überlastung (Beschlag, Hufstellung) stört die Versorgung dieses Systems, worauf der Schleimbeutel mit Entzündung reagiert. Langfristig entsteht dadurch eine Nekrose am Strahlbein, die radiologisch nachweisbar ist. Röntgen sichert die Diagnose in chronischen Fällen; siehe hierzu auch Hitze-Bi (S. 73).

Schulmedizinische Leitsymptome

- Stützbeinlahmheit meist vorne
- Druckempfindlichkeit

9.15.1 TCVM-Interpretation

Es handelt sich hier um eine Qi- und Blut-Stagnation im Bereich des Hufes. Meist sind Perikard- und Herzmeridian betroffen.

9.15.2 Traditionelle chinesische Diagnosen

Mögliche TCVM-Diagnosen auf einen Blick

- Qi- und Blutstase im Endbereich des Perikard- und Herzmeridians

Qi- und Blutstase im Endbereich des Perikard- und Herzmeridians

Der starke Schmerz beim Auffußen im Hufbereich entsteht durch die Qi- und Blutstase in o. g. Meridianen. Da sie unter anderem zuständig sind für den geregelten Blutfluss im Organismus, entsteht bei Störung hier besonders leicht Stagnation.

Chinesische Zeichen

Adspektion

- Stützbeinlahmheit
- Belastungsschmerz

Palpation

- Druckschmerz

Shu-/Mu-Punkte

- oft Perikard-Shu-Punkt
- und/oder Herz-Shu-Punkt

Puls

- gespannt

Zunge

- eher dunkel

Therapieprinzip

Qi- und Blutstase im Hufbereich bewegen (► Tab. 9.30).

► **Tab. 9.30** Mögliche Punkte, um Qi und Blut in der Zehe zu bewegen.

Akupunkturpunkte	Wirkung
vorne	
3E 1, Pc 9	kräftigt und bewegt Blut
3E 12	verbessert Qi-Fluss entlang der Vordergliedmaßen
Qian Ti Men	zerstreut Hitze und Stase aus den Vorderhufen, bluten lassen
He 9	bewegt Qi im Vorderhuf
Dü 1	bewegt Qi im Vorderhuf
Dü 3	unterstützt bei Qi-Stagnation im Vorderhuf
Jue Yin Shu	reguliert Qi und Herzfunktion
Bl 11	einflussreicher Punkt bei allen Knochenerkrankungen, nährt Blut
hinten	
Hou Ti Men	zerstreut Hitze und Stase aus den Hinterhufen, bluten lassen
Ma 45	beseitigt Stagnation, besonders auch im Hinterhuf
MP 1	reguliert Blut- und Qi-Fluss, besonders auch im Hinterhuf
Bl 40	beseitigt Blutstase, kühlt Blut, bewegt Obstruktionen
Bl 66/67	vertreibt Wind-Hitze, bewegt Blut, besonders aus dem Hinterhuf
Ni 5	fördert die Blutzirkulation
Le 1	harmonisiert Leber-Qi-Fluss
Gb 44	öffnet den Fuß
Bai Hui	tonisiert, auch bei mangelnder Versorgung der Hinterhand
LG 3/4	tonisiert Yang und stärkt die Beine

9.16 Satteldruck

Satteldruck bezeichnet den schmerzhaften Zustand in der Sattellage des Pferdes, der durch einen zu engen oder anderweitig unpassenden Sattel verursacht wird. Durch den stetigen Druck entstehen zuerst Hautprobleme, reversible Ödeme, Muskelatrophien und dann Wirbelblockaden.

Schulmedizinische Leitsymptome

- abgeriebene oder weiß nachgewachsene Fellstellen in der Sattellage
- Muskelatrophie
- Ödeme nach dem Reiten
- Unwilligkeit beim Satteln
- Druckschmerz

9.16.1 TCVM-Interpretation

Es handelt sich v. a. um eine Qi-Stagnation in Lenkergefäß und Blasenmeridian im Bereich Perikard-Shu bis ca. Dickdarm-Shu. Evtl. kommt Feuchtigkeitsretention hinzu, da das stagnierende Qi die Flüssigkeiten nicht mehr abtransportieren kann.

9.16.2 Traditionelle chinesische Diagnose

Mögliche TCVM-Diagnosen auf einen Blick

- Qi-Stagnation in Lenkergefäß und Blasenmeridian evtl. mit Feuchtigkeitsretention

Qi-Stagnation in Lenkergefäß und Blasenmeridian evtl. mit Feuchtigkeitsretention

Chinesische Zeichen

Adspektion

- abgeriebene oder weiß nachgewachsene Fellstellen in der Sattellage
- Muskelatrophie
- Ödeme nach dem Reiten
- Unwilligkeit beim Satteln

Palpation

- Druckschmerz
- Festigkeit

Shu-/Mu-Punkte

- Du-Mai-Shu-Punkt
- Blasen-Shu-Punkt
- es reagieren die vom Druck direkt betroffenen Shu-Punkte

Puls

- gespannt

Zunge

- unverändert

Therapieprinzip

Qi-Stagnation aus dem Blasenmeridian und Lenkergefäß ausleiten (▸ Tab. 9.31).

▸ **Tab. 9.31** Mögliche Punkte, um Qi-Stagnation aus dem Blasenmeridian und Lenkergefäß auszuleiten.

Akupunkturpunkte	Wirkung
Dü 3/Bl 62	Öffner und Koppler des Lenkergefäßes
MP 14	löst Verspannungen aus der Rückenmuskulatur
Bl 1	öffnet den Blasenmeridian
Chou Chin	Schmerzen oder Verspannungen im Rücken
Lu 10	löst Stagnation im Bereich des Widerristes
Chun Tse/ Chun Hsien	bewegen Qi im Bereich des Widerristes
So Jing Dian	löst leichtere Qi-Stagnation in der vorderen Sattellage
Sobald der Qi-Fluss wieder normalisiert ist, wird die Feuchtigkeit wieder abtransportiert. Ohne Änderungen am Sattel ist das allerdings leider sinnlos!	

9.17 Erkrankungen der Sehnen und Bänder

Sehnen und Bänder sind mehr oder weniger elastische Strukturen aus fibrösem Bindegewebe, die oft Ursprung und Ansatz von Muskeln sind und Knochen an Gelenkstellen miteinander verbinden. Dadurch stabilisieren sie Gelenke und gewährleisten kontrollierte Beweglichkeit in einem bestimmten Maße. Durch chronische oder akute Überbelastung kann der Sehnen- oder Bandapparat Schaden erleiden. Je nach Beanspruchung können kleinere oder größere Faserrisse entstehen. Hier sind Sportpferde, aber auch Pferde mit einem verhältnismäßig schwachen Gewebe besonders gefährdet. Ungünstige Hufbeschläge, Training auf zu weichem Boden und Überforderung des Bewegungsapparates sind oft Ursachen für Sehnenprobleme. Dabei muss die Anforderung nicht überdurchschnittlich hart sein. Auch zu große Einseitigkeit in den Bewegungsabläufen sowie zu wenig Wechsel zwischen Spannungs- und Dehnungsphasen können Sehnen und Bänder schädigen. Zu unterscheiden sind akute und chronische Probleme. Die Gewebeverletzung und -veränderung wird sichtbar in Ultraschall oder auch Kernspintomografie/MRT bzw. CT, im chronischen Stadium evtl. auch im Röntgenbild.

Schulmedizinische Leitsymptome

- Schwellung, oft Wärme, Druckdolenz im Bereich der Sehne
- oft Lahmheit bzw. Bewegungsstörungen oder Dehnungsschmerz
- im chronischen Stadium Abnahme von Entzündung, Wärmebildung und Druckdolenz, bestimmend sind Bewegungseinschränkung und Dehnungsschmerz mit Versteifung, typische Symptome des chronischen Stadiums:
  - derbe Schwellung im Bereich der Sehne
  - oft Lahmheit bzw. Bewegungsstörungen oder Dehnungsschmerz

9.17.1 TCVM-Interpretation

Sehnen und Bänder sind in der chinesischen Medizin genau wie die Elastizität und Beweglichkeit der Muskeln dem Element Holz zugeordnet. Entsprechend den zugeordneten Emotionen hängen Probleme mit diesen Strukturen oft mit einer Neigung zu innerer Anspannung, Stress, Frustration und Aggression zusammen.

Leber-Blut ernährt und befeuchtet Sehnen und Bänder. Dadurch bleiben sie beweglich, flexibel und kräftig. Stagnation, aber auch Leere im Bereich des Blutes kann sie schwächen. Speziell die Leere an Leber-Blut führt zu eingeschränkter Flexibilität und Dehnbarkeit der Sehnen und Bänder. Die Folge können Spasmen und Kontrakturen, Taubheitsgefühl und Kribbeln in den Extremitäten sowie Muskelzittern und Krämpfe sein. Hier ist bereits der Bereich der inneren Erkrankungen mit länger andauernden Problemen erreicht. V. a. stark belastete oder auch ältere Tiere sind hiervon betroffen.

Qi ist für Bewegung und Transport zuständig und fließt gemeinsam mit dem Blut durch die Gefäße. Wo das Blut schlecht fließt, ist auch das Qi nicht in Bewegung. Daher kann Leber-Blutstase auch zu Unbeweglichkeit mit schmerzhafter Versteifung und Verhärtung der Sehnen führen. Wo Qi und Blut nicht fließen, kann auch kein Yang wirken und lokale Kälte entsteht. Diese wiederum verhindert das Umwandeln und Abtransportieren von Feuchte. Kälte zieht zusammen und kann ebenso als pathogener Faktor eingedrungen sein und im Gewebe wirken. Je nachdem, in welcher Phase sich die Erkrankung befindet, zeigen sich mehr oder weniger Zeichen für äußere Hitze mit lokaler Wärme, äußerer Kälte mit lokaler Kühle, Schleim-Fülle mit Schwellung oder Qi-Stagnation mit Schmerz. Äußere Pathologien haben keine Auswirkung nach innen auf die Zang Fu. Wenn eine innere Pathologie zugrunde liegt, besteht die Gefahr der Chronifizierung.

Prinzipiell wird das Qi für die Sehnen und Bänder vom Funktionskreis Gallenblase geliefert. Das zeigt sich auch daran, dass der Meisterpunkt der Sehnen und Bänder auf dem Gallenblasenmeridian liegt (Gb 34). Da die Gallenblase Einfluss auf Länge und Qualität des Nachtschlafes hat, kann ein frühes morgendliches Aufwachen mit anschließender Unruhe auf eine Schwäche im Bereich des Funktionskreises Gallenblase hinweisen. Schlecht dehnbare Sehnen waren ein zusätzliches Zeichen hierfür.

Sehnenverletzungen auf der Vorhand, die auf der Rennbahn entstanden sind, liegen häufig auf den Feuer-Meridianen Herz, Dünndarm, Dreifach-Erwärmer oder Perikard. Feuer steht für Geschwindigkeit. Nach der Zuordnung zu den 5 Elementen sind viele Rennpferde Feuertypen. Das macht sie schnell und begeisterungsfähig, aber auch anfällig in den zugeordneten Funktionskreisen. Daher sind die Feuermeridiane im Rennen besonders verletzungsgefährdet. Der volle Einsatz der Tiere benötigt für den Moment des Rennens alles Qi und Blut im Herz-Kreislauf-System. Die zugehörigen Feuer-Meridiane werden dabei besonders gefordert, die Strukturen, die sich in ihrem Verlaufsbereich befinden, sind dadurch besonders empfindlich.

Aufschluss über den betroffenen Bereich geben v. a. Shu-Punkt-Reaktion und die adspektorische sowie palpatorische Untersuchung des Gewebes auf Veränderungen.

Schmerzen im Bewegungsapparat, ausgelöst durch Qi- und/oder Blut-Stagnation, können sehr wirkungsvoll mit Akupunktur behandelt werden. Hierbei ist eine Kombination mit schulmedizinischer Therapie durchaus sinnvoll und wünschenswert. Überaus wichtig ist es aber, zu berücksichtigen, dass das Pferd wegen der schnell eintretenden Schmerzlinderung nicht zu früh belastet wird. Verletztes Gewebe braucht Zeit für die vollständige Heilung. Akupunktur ist dabei ein Mittel, das auch den Heilungsprozess deutlich beschleunigt. Wenn Qi und Blut wieder fließen, kann sich Entzündung zurückbilden, Schwellung wird ausgeleitet, das Gewebe wieder heilend und nährend versorgt. Mehrmals täglich kontrollierte Schrittbewegung auf festem ebenem Boden erweist sich in den meisten Fällen begünstigend für den Heilungsprozess. Qi- und Blutfluss werden dadurch weiterhin regelmäßig und schonend angeregt. Trotzdem kann das Geschehen unter ungünstigen Bedingungen chronisch werden. Wenn der Körper durch eine zugrunde liegende Leere nicht in der Lage ist, den entstandenen restpathogenen Faktor auszuleiten, kann dieser sich festsetzen und den normalen Qi- und Blutfluss langfristig blockieren. Ein Sehnen-Bi-Syndrom entsteht.

9.17.2 Traditionelle chinesische Diagnosen

Mögliche TCVM-Diagnosen auf einen Blick

- äußere Hitze-Fülle mit Qi- und evtl. Blutstase
- äußere Qi- und Schleim-Stagnation, evtl. mit Kälte
- kann beides verbunden sein mit zugrunde liegender Leber-Blut- und Yin-Leere
- kann bei innerer Leere zu Sehnen-Bi-Syndrom werden, Name je nach eingedrungenem pathogenem Restfaktor; weitere Hinweise zum Bi-Syndrom in den Kapiteln Arthrose (S. 67) und Arthritis (S. 72)

Äußere Hitze-Fülle mit Qi- und evtl. Blutstase

Chinesische Zeichen

Adspektion

- evtl. sichtbare Umfangsvermehrung im Bereich der betroffenen Sehne
- Bewegungseinschränkung, evtl. Lahmheit
- Schwellung läuft ab durch Bewegung
- Lahmheit wird schlechter durch stärkere Belastung

Palpation

- teigige Gewebskonsistenz, im betroffenen Bereich mit lokaler Wärme
- weiche bis derbe Schwellung, evtl. Verletzung tastbar

Shu-/Mu-Punkte

- Shu-Punkt-Reaktion des jeweils betroffenen Meridians
- evtl. Druckdolenz der diagnostischen Punkte:
  - 3E 15: laterales Unterstützungsband ipsilateral, Sehne
  - von Dü 17 bis 3E 16: vordere Beugesehnen und Fesselträger ipsilateral

Puls

- schnell
- oberflächlich, rau
- voll im betroffenen Funktionskreis

Zunge

- hellrot

Therapieprinzip

Hitze ausleiten, Qi und Blut bewegen (▸ **Tab. 9.32**).

▶ **Tab. 9.32** Mögliche Punktekombinationen bei äußerer Hitze-Fülle mit Qi- und/oder Blutstase.

Akupunkturpunkte	Wirkung
benachbarte Punkte auf dem betroffenen Meridian über und unter der Läsion plus Fernpunkte	bewegen Qi und Blut durch die betroffene Region
Ashi-Punkte	bewegen lokal Qi, können aber Abwehrreaktion auslösen
Ming Tang oder Lao Tang	bewegen Qi entlang der Beugesehnen vorne oder hinten
Qianchanwan	Tendinitis der Flexorsehne der Vorhand
Houchanwan	Tendinitis der Flexorsehne der Hinterhand
Le 3	nährt Sehnen durch harmonischen Leber-Blutfluss, beruhigt Spasmen
Le 4	Sprunggelenksprobleme, Kontraktur der Sehnen, fördert den sanften Fluss von Leber-Qi
Pc 6	reguliert Qi und Blut, beruhigt Angst, gut im Akutfall, v. a. Karpusbereich
Gb 33	entspannt die Sehnen, spez. bei Kontrakturen der lateralen Anteile der Ligamente und Sehnen im Kniebereich
Gb 34	Meisterpunkt der Sehnen, entspannt und nährt sie, beseitigt Leitbahnobstruktionen, unterstützt den sanften Fluss des Leber-Qi im ganzen Körper
Gb 35	beseitigt Kanalverstopfung, entspannt Sehnen/Nerven, stoppt Schmerzen
Gb 40	unterstützt den sanften Fluss von Leber-Qi, löst Feuchte-Hitze aus dem Funktionskreis, unterstützt Sprunggelenksbereich
Gb 41	unterstützt den sanften Fluss von Leber-Qi, transformiert Schleim, lokale Wirkung
He 7	beruhigt Shen, löst Herz-Qi, klärt Hitze
Ma 37	bewegt Qi entlang der Leitbahn, Schmerzen in Knie und Sprunggelenk; ein Punkt vom Meer des Blutes
Di 4	leitet Wind-Hitze aus, befreit die Oberfläche, reguliert das Wei Qi, löst Obstruktionen im Meridian, Fernpunkt für jedes Meridianproblem, lokale Probleme der Zehe und des Karpus
Di 15	entspannt die Sehnen, fördert den Qi-Fluss im Meridian, zerstreut Wind-Feuchte, unterstützt die Schulter, reguliert Qi und Blut, löst Schleim
3E 4	entspannt Bindegewebe und Sehnen, beseitigt Qi-Blockaden im Meridian, klärt Hitze, fördert den Flüssigkeitstransport
3E 10	beseitigt Stagnationen, entspannt Sehnen, beruhigt den Geist, entfernt Feuchtigkeit und Schleim, reguliert Wei Qi, klärt Hitze, lokal sehr wirksam
Bl 40	entspannt Bindegewebe und Sehnen, beseitigt Qi-Blockaden im Meridian, klärt Hitze, fördert den Flüssigkeitstransport
Bl 57	entspannt die Sehnen, kräftigt das Blut, klärt Hitze, beseitigt Obstruktionen der Leitbahn, entspannt die Muskeln in unterer Hintergliedmaße, Achillessehnenprobleme
Bl 60	vertreibt Wind, klärt Hitze, beseitigt Meridianobstruktion, entspannt Sehnen, lindert Schwellung und Schmerzen überall im Körper
Bl 61	aktiviert die Leitbahn und löst dort Obstruktionen, entspannt die Sehnen, Schwellung und Schmerz des Calcaneus, Achillessehnenproblem, Zervikalsyndrom
Bl 62	eliminiert inneren Wind, entspannt die Sehnen, beseitigt Obstruktionen der Leitbahn, Sprunggelenksschwellung und -schmerz, Nackenprobleme
Bl 64	vertreibt Wind und Hitze, Beugesehne
Dü 2	leitet Wind und Hitze aus, v. a. Beugesehne

► **Tab. 9.32** Fortsetzung.

Akupunkturpunkte	Wirkung
Dü 3	leitet inneren Wind aus dem Du Mai und dem Dünndarmmeridian, beseitigt Nässe, unterstützt die Sehnen
Dü 5	eliminiert Nässe-Hitze und Leitbahnobstruktion
Dü 6	unterstützt die Sehnen, beseitigt Obstruktionen der Leitbahn, starker oder akuter Schmerz in den oberen Gelenken der Vordergliedmaße, Schulter und Nacken

Äußere Qi- und Schleim-Stagnation, evtl. mit Kälte

Chinesische Zeichen

Adspektion von oben

- evtl. sichtbare Umfangsvermehrung im Bereich der betroffenen Sehne
- Bewegungseinschränkung, evtl. Lahmheit
- Schwellung läuft ab durch Bewegung

Palpation

- teigige Gewebskonsistenz, im betroffenen Bereich eher kühl
- weiche bis derbe Schwellung, evtl. Verletzung tastbar

Shu-/Mu-Punkte

- Shu-Punkt-Reaktion des jeweils betroffenen Meridians
- evtl. Druckdolenz der diagnostischen Punkte:
  - 3E 15: laterales Unterstützungsband ipsilateral, Sehne
  - von Dü 17 bis 3E 16: vordere Beugesehnen und Fesselträger ipsilateral

Puls

- eher langsam
- oberflächlich, hängend bis schlüpfrig im betroffenen Meridian
- voll im betroffenen Funktionskreis

Zunge

- eher blass

Therapieprinzip

Qi- und Schleim-Stagnation bewegen und Schleim bzw. Kälte ausleiten (► **Tab. 9.33**).

► **Tab. 9.33** Zusätzlich mögliche Punkte bei äußerer Qi- und Schleim-Stagnation, evtl. mit Kälte.

Akupunkturpunkte	Wirkung
Ma 36	vertreibt Kälte, hebt das Yang, tonisiert Qi, nährt Yuan Qi, Blut und Yin, bewegt Qi entlang der Leitbahn, unterstützt den Kniebereich
Ma 40	wandelt und löst jede Form von Schleim und Feuchte, bewegt Qi entlang der Leitbahn
MP 3/4	wandelt Feuchtigkeit um und zerstreut sie
MP 6	transportiert und transformiert Schleim
KG 6	tonisiert Nieren und reguliert Qi, Yang und Ursprungs-Qi, löst Feuchtigkeit auf, harmonisiert Blut

Zusätzlich zu Sehnenproblemen Leber-Blut- und -Yin-Leere

Chinesische Zeichen

Adspektion

- trockenes, brüchiges Hufhorn, langsames Hufwachstum
- trockenes, brüchiges Fell

Palpation

- unelastisches Hufhorn
- Sehnenstruktur palpatorisch relativ unelastisch und/oder fein

Shu-/Mu-Punkte

- Leber-Shu- und -Mu-Punkt

Puls

- leer im Bereich der Leber

Zunge

- eher grau-blass

Therapieprinzip

Leber-Blut- und -Yin-Leere auffüllen.

▶ **Tab. 9.34** Zusätzlich mögliche Punkte bei Leber-Blut- und -Yin-Leere.

Akupunkturpunkte	Wirkung
Bl 11	stärkt das Qi, beseitigt Wind und pathogene Faktoren, ernährt das Blut, erleichtert Schmerzen, nährt die Sehnen
Bl 43	tonisiert Qi, stärkt Wei Qi, nährt die Essenz, beseitigt Schleim, klärt Hitze, stark tonisierender Punkt für alle 3 Erwärmer
Le 3	fördert den sanften Fluss des Leber-Qi, beruhigt Spasmen, nährt Leber-Blut
Ge Shu	einflussreicher Punkt des Zwerchfells, der Atmung und des Blutes; nährt und belebt das Blut, stärkt Qi und Blut

9.18 Spat

Spat ist die allgemeine Bezeichnung für die chronisch degenerative Veränderung der straffen Tarsalgelenke beim Pferd. Ein- oder beidseits können mehr oder weniger darstellbare knöcherne Veränderungen bis hin zu Exostosen an der medialen Sprunggelenksfläche zu erkennen sein. Es handelt sich um eine Osteoarthrose. Die gemischte Lahmheit bessert sich durch angemessene Bewegung.

Es gibt unterschiedliche Meinungen zu den möglichen Ursachen: Fehlstellungen oder Überbelastung sind als mögliche Ursache bekannt. Asynchrone Bewegung der einzelnen Tarsalgelenksknochen zueinander in Bezug zur großen Gelenkbewegung sollen auslösend sein. Eine Störung des Kalzium-Phosphat-Verhältnisses ist ebenfalls ein prädisponierender Faktor. Bei Isländern ist eine genetische Komponente bekannt.

Zwei Formen von Spat werden landläufig unterschieden: regulärer Spat (Ausbildung von Exostosen) und osteolytischer Spat (Abbau von Knochensubstanz).

Auf eine anfänglich entzündliche Phase mit Aufweichung der Tarsalgelenksknochen folgen Knorpelveränderungen, im Anschluss kommt es zu einer Ankylosierung im Gelenk. Bei der nach und nach entstehenden Lahmheit fällt bei den ersten Schritten eine gering- bis mittelgradige, gemischte oder überwiegende Stützbeinlahmheit auf, die sogar zur kompletten Entlastung führen kann. Galopp fällt den Pferden leichter. Im Stehen schildern die Pferde häufig. Durch die stärkere Belastung der Vorderwand nimmt der Huf eine stumpfe Form an oder das Hufeisen wird im Vorderwandabschnitt stärker abgenutzt.

Die Adspektion im Stand ist sehr wichtig. Gliedmaßenstellung, Konturierung des Sprunggelenks, die Form des Hufs und evtl. die Abnutzung der Hufvorderwand oder des Hufeisens, die Haltung der Gliedmaße und gegebenenfalls die Atrophie der Kruppenmuskulatur können wichtige Indizien sein.

Die Spatbeugeprobe ist ein wichtiges diagnostisches Mittel. Für Spatgelenke ist eine komplexe Anästhesie notwendig, um die Lahmheit zum Verschwinden zu bringen. Röntgen kann eventuell frühe Stadien nicht darstellen.

Schulmedizinische Leitsymptome

- gemischte Lahmheit der Hinterhand mit Besserung durch Bewegung
- häufiges Entlasten der Hinterhand
- stumpfe Hufwandform
- Beugeprobe Tarsus positiv
- positives Anästhesieergebnis Tarsus
- Röntgen

9.18.1 TCVM-Interpretation

Beim Spat handelt es sich um ein Bi-Syndrom. Im Anfangsstadium und bei späterer starker Belastung sprechen wir vom Hitze-Bi-Syndrom (S. 73). Mit stärkerer knöcherner Veränderung wandelt es sich zum Knochen-Bi-Syndrom (S. 70). Der pathogene Restfaktor kann sich manifestieren durch angeborene Jing-Leere oder erworbene Jing-Leere, durch Mangelernährung oder Überbelastung.

9.18.2 Traditionelle chinesische Diagnosen

Mögliche TCVM-Diagnosen auf einen Blick
- Hitze-Bi-Syndrom
- Knochen-Bi-Syndrom

Hitze-Bi-Syndrom

Chinesische Zeichen

Adspektion
- gemischte Lahmheit der Hinterhand
- häufiges Entlasten der Hinterhand
- stumpfe Hufwandform
- schlechter bei feucht-warmem Wetter
- Beugeprobe Tarsus positiv

Palpation
- Tarsus warm
- Beugung und auch Streckung erschwert, zäh
- evtl. weiche Schwellung eher medial

Shu-/Mu-Punkte
- Le- oder Ni-Shu

Puls
- schnell
- Ni-Yin leer
- Le- oder Ni-Meridian gespannt

Zunge
- rot
- evtl. geschwollen
- eher schlaff

Therapieprinzip

Hitze und pathogenen Restfaktor aus dem Tarsus ausleiten (▶ Tab. 9.35).

▶ **Tab. 9.35** Mögliche Punkte, um Hitze und pathogenen Restfaktor aus dem Tarsus auszuleiten.

Akupunkturpunkte	Wirkung
Ni 7	unterstützt Nieren-Yang und den Wassermetabolismus
Pi Shu	unterstützt die Funktion der Milz, vertreibt Feuchte
Bl 40	leitet Feuchte-Hitze aus
KG 9	öffnet Wasserwege, fördert Flüssigkeits- und Schleimtransport
KG 12	stärkt die Erde, transformiert und transportiert Feuchte
Di 5 (kontralateral)	klärt Hitze, beruhigt den Geist, bewegt Qi entlang des Meridians, stärkt das Karpalgelenk
MP 4/5	reguliert und beseitigt Feuchte
Bl 58/62/63	eliminiert inneren Wind, entspannt die Sehnen, stärkt die Augen, klärt den Geist, beseitigt Obstruktionen des Meridians
Le 4	klärt gestaute Hitze im Lebermeridian
Bl 39	Lahmheiten und Schmerzen des Hinterlaufs und des Tarsus
Ni 2/3/4/5	Arthritis des Sprunggelenks, Knöchelverstauchung, Schwellungen, Tendinitis
Ma 41/42	Schmerzen und Schwellungen des Sprunggelenks
Ma 43/44	klärt Hitze aus ganzem Yang Ming überall im Körper
Bl 60	holt Hitze aus dem unteren Rücken
Immer mit Bezug zum betroffenen Meridian nadeln. Bei Schmerzen immer auch Qi bewegen!	

Knochen-Bi-Syndrom

Chinesische Zeichen

Adspektion
- gemischte Lahmheit der Hinterhand, evtl. mit Entlastung
- häufiges Entlasten der Hinterhand
- stumpfe Hufwandform
- schlechter bei feucht-kaltem Wetter
- Beugeprobe Tarsus positiv
- Tarsus verdickt eher medial
- Beugung und auch Streckung erschwert

Shu-/Mu-Punkte

- Le- oder Ni-Shu

Puls

- langsam
- Le- oder Ni-Meridian gespannt

Zunge

- blass
- eher fest

Therapieprinzip

Hitze und pathogenen Restfaktor aus dem Tarsus ausleiten (▶ Tab. 9.36).

▶ **Tab. 9.36** Mögliche Punkte, um Hitze und pathogenen Restfaktor aus dem Tarsus auszuleiten.

Akupunkturpunkte	Wirkung
Ni 6	unterstützt Nieren-Yin und den Knochenstoffwechsel
Pi Shu	unterstützt die Funktion der Milz, vertreibt Feuchte
Bl 40	leitet Feuchte aus
KG 9	öffnet Wasserwege, fördert Flüssigkeits- und Schleimtransport
KG 12	stärkt die Erde, transformiert und transportiert Feuchte
Di 5 (kontralateral)	beruhigt den Geist, bewegt Qi entlang des Meridians, stärkt das Karpalgelenk
MP 4/5	reguliert und beseitigt Feuchte
Bl 58/62/63	eliminiert inneren Wind, entspannt die Sehnen, stärkt die Augen, klärt den Geist, beseitigt Obstruktionen des Meridians
Le 4	Sprunggelenksprobleme, Kontraktur der Sehnen
Bl 39	Lahmheiten und Schmerzen des Hinterlaufs und des Tarsus
Ni 3/4/5	Tarsalgelenksverstauchung, Schwellungen, Tendinitis
Ma 41/42	Schmerzen und Schwellungen des Sprunggelenks
Bl 60	Hinterhandschwäche, Sprunggelenksschwellung
Immer mit Bezug zum betroffenen Meridian nadeln. Bei Schmerzen immer auch Qi bewegen!	

9.19 Spondylose

Spondylosen sind knöcherne Zubildungen im Wirbelsäulenbereich, die sich meist unter den Wirbelkörpern befinden, dort von Wirbel zu Wirbel aufeinander zu wachsen und mit zunehmender Größe mehr Probleme verursachen. Durch die Verknöcherungen wird die Beweglichkeit der Wirbel mehr oder weniger stark eingeschränkt. Die Reizung des umliegenden Gewebes und der Nerven verursacht Schmerzen im betroffenen Rückensegment. Röntgen ermöglicht die Diagnose; siehe hierzu auch Knochen-Bi (S. 70).

Schulmedizinische Leitsymptome

- segmentaler Rückenschmerz und Bewegungseinschränkung von Wirbeln bei Palpation
- Vorbericht von Problemen beim Reiten wegen Verspannung

9.19.1 TCVM-Interpretation

Punktuell auftretende Spondylosen könnten durch lokale Traumata verursacht sein. Qi-Stagnation im Lenkergefäß ist Grund für den Schmerz. Wenn eine Veranlagung zu Spondylosen vorliegt, die dann an mehreren Wirbeln auftreten, gibt es 2 Ungleichgewichte, die dafür verantwortlich sein können:

Nieren-Yang-Leere geht mit deutlichen Kältezeichen, v. a. im unteren Rückenbereich, einher. Milz-Qi- bzw. Yang-Leere kann ebenfalls die Bildung von Spondylosen begünstigen. Knöcherne Zubildungen gelten als verfestigter Schleim, dessen Bildung und Ablagerung durch eine gesunde Milzfunktion verhindert würde.

9.19.2 Traditionelle chinesische Diagnosen

Mögliche TCVM-Diagnosen auf einen Blick

- Qi-Stagnation im Lenkergefäß
- Qi-Stagnation im Lenkergefäß mit Nieren-Yang-Leere
- Qi-Stagnation im Lenkergefäß mit Milz-Qi- bzw. Yang-Leere

Qi-Stagnation im Lenkergefäß

Chinesische Zeichen

Adspektion

- Steifigkeit im Rücken
- evtl. Dornfortsätze nicht regelmäßig gereiht

Palpation

- Rückenmuskeln lokal fest
- bei Berührung schmerzhaft

Shu-/Mu-Punkte

- Lenkergefäß-Shu-Punkt empfindlich

Puls

- gespannt

Zunge

- normal

Therapieprinzip

Qi bewegen im Lenkergefäß und Rückenbereich (▶ **Tab. 9.37**).

▶ **Tab. 9.37** Mögliche Punkte, um Qi im Du Mai und Rücken zu bewegen.

Akupunkturpunkte	Wirkung
Dü 3/Bl 62	Öffner und Koppler des Lenkergefäßes
MP 14	löst Verspannungen aus der Rückenmuskulatur
Bl 1	öffnet den Blasenmeridian
Chou Chin	Schmerzen oder Verspannungen im Rücken
Lu 7/Ni 6	aktivieren das Konzeptionsgefäß zum Ausgleich des Lenkergefäßes
Bl 11	leitet Wind aus
KG 4	nährt Yin und Blut, stärkt Yang und Ursprungs-Qi, tonisiert Nieren bei unregelmäßiger Rosse
LG 1	reguliert Lenker- und Konzeptionsgefäß
Ni 3	tonisiert Nieren, stärkt den Rücken
Du Mai immer öffnen! Andere Punkte je nach Wirbelsegment hinzufügen. Weitere Hinweise im Kapitel Blockaden (S. 73).	

Qi-Stagnation im Lenkergefäß mit Nieren-Yang-Leere

Chinesische Zeichen

Adspektion

- Steifigkeit im Rücken
- evtl. Dornfortsätze nicht regelmäßig gereiht
- viel heller Urin
- Kälteempfindlichkeit
- im Winter schlechter
- öfter angelaufene kalte Hinterbeine

Palpation

- Rückenmuskeln sehr fest
- bei Berührung schmerzhaft
- kalt

Shu-/Mu-Punkte

- Lenkergefäß-Shu-Punkt empfindlich
- Nieren-Shu-Punkt druckdolent

Puls

- gespannt
- langsam

Zunge

- eher blass

Therapieprinzip

Qi bewegen in Lenkergefäß und gesamtem Rücken. Nieren-Yang heben (▶ **Tab. 9.38**).

▶ **Tab. 9.38** Mögliche Punkte, um Qi im Du Mai und Rücken zu bewegen und Nieren-Yang zu heben.

Akupunkturpunkte	Wirkung
Dü 3/Bl 62	Öffner und Koppler des Lenkergefäßes
MP 14	löst Verspannungen aus der Rückenmuskulatur
Bl 1	öffnet den Blasenmeridian
Chou Chin, beachten Sie weitere Hinweise im Kapitel Blockaden (S. 73)	Schmerzen oder Verspannungen im Rücken
Ni 7	hebt Nieren-Yang
Shen Shu	stimuliert Nierenfunktion
Lu 7/Ni 6	aktivieren das Konzeptionsgefäß zum Ausgleich des Lenkergefäßes

▶ **Tab. 9.38** Fortsetzung.

Akupunktur-punkte	Wirkung
Bl 11	leitet Wind aus
KG 4	nährt Yin und Blut, stärkt Yang und Ursprungs-Qi, tonisiert Nieren bei unregelmäßiger Rosse
LG 1	reguliert Lenker- und Konzeptionsgefäß
Ni 3	tonisiert Nieren, stärkt den Rücken
Du Mai immer öffnen! Andere Punkte je nach Wirbelsegment hinzufügen. Weitere Hinweise im Kapitel Blockaden (S. 73).	

Qi-Stagnation im Lenkergefäß mit Milz-Qi- oder Yang-Leere

Chinesische Zeichen

Adspektion

- Steifigkeit im Rücken
- evtl. Dornfortsätze nicht regelmäßig gereiht
- Neigung zu weichem Stuhl
- öfter angelaufene Beine nach Stehen

Palpation

- Rückenmuskeln sehr fest
- bei Berührung schmerzhaft

Shu-/Mu-Punkte

- Lenkergefäß-Shu-Punkt empfindlich
- Milz-Pankreas-Shu-Punkt druckdolent

Puls

- gespannt
- leer

Zunge

- blass
- geschwollen

Therapieprinzip

Qi bewegen in Lenkergefäß und gesamtem Rücken sowie Milz-Qi heben (▶ **Tab. 9.39**).

▶ **Tab. 9.39** Mögliche Punkte, um Qi im Du Mai und Rücken zu bewegen und Milz-Qi zu heben.

Akupunktur-punkte	Wirkung
Dü 3/Bl 62	Öffner und Koppler des Lenkergefäßes
MP 14	löst Verspannungen aus der Rückenmuskulatur
Bl 1	öffnet den Blasenmeridian
Chou Chin	Schmerzen oder Verspannungen im Rücken
MP 3/6	stärkt das Milz-Pankreas-Qi und fördert Transport- und Transformationsfunktion
Ma 36	fördert die Milz-Pankreas-Funktion
MP-Shu	stärkt das Milz-Pankreas-Qi und fördert Transport- und Transformationsfunktion
Lu 7/Ni 6	aktivieren das Konzeptionsgefäß zum Ausgleich des Lenkergefäßes
Bl 11	leitet Wind aus
KG 4	nährt Yin und Blut, stärkt Yang und Ursprungs-Qi, tonisiert Nieren bei unregelmäßiger Rosse
LG 1	reguliert Lenker- und Konzeptionsgefäß
Du Mai immer öffnen! Andere Punkte je nach Wirbelsegment hinzufügen. Weitere Hinweise im Kapitel Blockaden (S. 73).	

9.20
Genickblockade

Beachten Sie das Kapitel Blockaden (S. 73).

9.21
Tendinitis

Beachten Sie das Kapitel Sehnen und Bänder (S. 94).

9.22
Widerristfistel

Beachten Sie das Kapitel Genickbeule (S. 79).

10 Indikationen der Neurologie

10.1 Spinale Ataxie/Wobbler-Syndrom

Als Ataxie werden beim Pferd Störungen der normalen koordinierten Bewegungsabläufe und der Körperhaltung bezeichnet. Es kommen verschiedene Ursachen infrage. Grundsätzlich werden zerebrale und spinale Ataxie unterschieden. Als Wobbler-Syndrom bezeichnet man die spinale Ataxie, bei der es beim Jungtier entwicklungsbedingt zu Wirbelverformungen kommt oder traumatisch bedingt durch Einengung im Wirbelkanal Rückenmarksschäden im HWS-Bereich auftreten. Röntgen der HWS ermöglicht die Diagnose.

Schulmedizinische Leitsymptome
- unkoordinierte Bewegungen
- Rückwärtsrichten fast unmöglich
- Taumeln bei Wendungen bis zum Sturz
- neurologische Untersuchung: Kopfnerven o. B., Kronsaumreizung vorne führt zu Gegenüberreaktion

10.1.1 TCVM Interpretation

Stabilitätsverlust, der durch entwicklungsbedingte Jing-Störung bzw. Essenzmangel ausgelöst wird. Die Unsicherheit schwächt oft zusätzlich den Funktionskreis Gallenblase, der zudem über einige Punkte verfügt, die die Essenz stärken. Durch die vorhandene Leere kann leicht ein zervikales Bi-Syndrom entstehen, bei dem Qi- und/oder Blutstase das Bild beherrschen. Weitere Hinweise zum Bi-Syndrom finden Sie in den Kapiteln Arthrose (S. 67) und Arthritis (S. 72).

10.1.2 Traditionelle chinesische Diagnosen

Mögliche TCVM-Diagnosen auf einen Blick
- Jing-Leere mit zervikalem Bi-Syndrom

Jing-Leere mit zervikalem Bi-Syndrom

Chinesische Zeichen

Adspektion
- Entwicklungsstörung wie zu schnelles Wachstum
- Koordinationsverlust
- Unsicherheit im Gang
- Halssteifigkeit

Palpation
- Instabilität bei Provokationstest der Standsicherheit
- Halssteifigkeit

Shu-/Mu-Punkte
- Lenkergefäß-Shu-Punkt
- Nieren-Shu-Punkt
- evtl. Gallenblasen-Shu-Punkt

Puls
- Nierenpuls leer
- evtl. Gallenblasenpuls leer
- evtl. gespannter Puls auf einem betroffenen Yang-Meridian am Hals

Zunge
- eher fest

Therapieprinzip

Jing nähren, Nieren und Mark stärken, Qi und Blut bewegen (▸ Tab. 10.1 und ▸ Tab. 10.2).

▸ **Tab. 10.1** Mögliche Punkte, um Jing zu nähren sowie Niere und Mark zu stärken.

Akupunkturpunkte	Wirkung
Gb 39	stärkt Essenz und Mark, leitet Wind aus
Gb 41	öffnet das Gürtelgefäß
Ming Men	stärkt die Essenz und das Ursprungs-Qi
Mu Huo	Koordinationsstörungen und Paresen
Ni 6/10	stärkt das Nieren-Yin

► **Tab. 10.1** Fortsetzung.

Akupunkturpunkte	Wirkung
Bl 10	klärt Hirnfunktion, Verstand, Koordination
LG 14	klärt Hirn und Geist, stärkt Koordination
KG 4	tonisiert die Nieren, unterstützt Ursprungs-Qi
Tonisierend nadeln oder kurz moxen!	

► **Tab. 10.2** Mögliche Punkte, um Qi-Stagnation und Blutstase im Meridianverlauf zu lösen.

Akupunkturpunkte	Wirkung
Lu 7	reguliert Qi, zerstreut Wind-Kälte, Wind-Hitze
Di 1/4/10/15	löst Qi-Stagnation
Dü 8–17	beseitigt Obstruktionen der Leitbahn
Bl 61	beseitigt Obstruktionen der Leitbahn, stärkt Sehnen und Knochen
Pc 6	bewegt Blut
Gb 30	tonisiert Qi und Blut
3E 7–9/14–16	löst Obstruktionen der Leitbahn
Gb 2/29/30/34/35/36	löst Obstruktionen der Leitbahn

10.2 Cauda-equina-Syndrom

Beim Cauda-equina-Syndrom werden die aus dem Kreuzbein austretenden Rückenmarksnerven des Pferdes durch Traumata oder Infekte bzw. Parasiten so geschädigt, dass die spontane Bewegung des Schweifes und die Kontrolle über Kot- und Urinabsatz gestört werden. Mit der Zeit atrophieren die Kruppenmuskeln und das Tier knickt bei Belastung hinten ein.

Schulmedizinische Leitsymptome

- progressive Schweiflähmung
- Kot- und Urininkontinenz
- fehlender Analreflex
- Harnträufeln im Stand
- Abbau der Kruppenmuskulatur mit Hinterhandschwäche
- Schweif kann komplett gefühllos sein

10.2.1 TCVM-Interpretation

Qi-Schwäche im unteren Erwärmer führt zu Kontrollverlust von Kot- und Urinabsatz. Sie kann ausgelöst werden durch lokale Qi-Stagnation im Kreuzbeinbereich nach Eindringen von exogenem pathogenem Faktor oder Trauma. Das Qi wird blockiert und gelangt nicht mehr in den unteren Jiao, die Hinterhand und den Schweif. Zugrunde liegen kann eine Nieren-Yang-Leere, die die Hinterhandschwäche und Schweiflähmung begünstigt.

10.2.2 Traditionelle chinesische Diagnosen

Mögliche TCVM-Diagnosen auf einen Blick

- Nieren-Yang-Leere mit Qi-Schwäche im unteren Erwärmer durch Trauma
- Nieren-Yang-Leere mit Qi-Schwäche im unteren Erwärmer durch exogenen pathogenen Restfaktor

Nieren-Yang-Leere mit Qi-Schwäche im unteren Erwärmer durch Trauma

Chinesische Zeichen

Adspektion

- Schwächung der Hinterhand mit Lähmung des Afters
- Kot- und Urinverlust

Palpation

- Muskelabbau in der Kruppe
- schlaffe Lähmung des Schweifes

Shu-/Mu-Punkte

- Nieren-Shu-Punkt

Puls

- kurzer Puls kraftlos

Zunge

- eher blass

Therapieprinzip

Nieren-Yang und Qi stärken/bewegen sowie heben, um unteren Erwärmer zu stabilisieren (▶ Tab. 10.3).

▶ **Tab. 10.3** Mögliche Punkte, um Qi und das Nieren-Yang zu heben.

Akupunkturpunkte	Wirkung
Ni 7	tonisiert Nieren-Yang
Ni 3	tonisiert Nieren und stärkt Essenz, auch bei Lähmungen der Hintergliedmaße
Bai Hui	tonisiert generell
Ming Men	stärkt Essenz, Nieren-Yang und Ursprungs-Qi
Wei Jian	bewegt Qi im Wirbelkanal
Wei Gen	stärkt die Hinterhand
Bl 40	aktiviert Hinterhand und unteren Rücken
Bl 60	stärkt Hinterhand und kaudalen Rücken auch bei Paresen, entspannt Sehnen
KG 6	tonisiert und reguliert Qi, Ursprungs-Qi und Yang
LG 1/KG 1	regulieren Konzeptionsgefäß und Lenkergefäß, stellen Essenz und Qi bereit, stärken unteren Erwärmer
Si Guan	bei motorischen und sensorischen Ausfällen in der Hinterhand
Mu Huo	bei Paralysen und Schwäche im hinteren Körperbereich
Yao Qian	bei Lumbarparalysen
Tonisierend nadeln, nicht zu viele Punkte!	

Nieren-Yang-Leere mit Qi-Schwäche im unteren Erwärmer durch exogenen pathogenen Restfaktor

Chinesische Zeichen

Adspektion

- Schwächung der Hinterhand mit Lähmung des Afters
- Kot- und Urinverlust

Palpation

- Muskelabbau in der Kruppe
- schlaffe Lähmung des Schweifes

Shu-/Mu-Punkte

- Nieren-Shu-Punkt

Puls

- kurzer Puls kraftlos
- Nierenpuls saitenförmig

Zunge

- eher blass

Therapieprinzip

Nieren-Yang und Qi stärken/bewegen und heben, um unteren Erwärmer zu stabilisieren. Pathogenen Restfaktor ausleiten (▶ Tab. 10.4).

▶ **Tab. 10.4** Mögliche Punkte, um Qi und das Nieren-Yang zu heben und den pathogenen Restfaktor auszuleiten.

Akupunkturpunkte	Wirkung
Ni 7	tonisiert Nieren-Yang
Ni 10	leitet pathogenen Restfaktor tief aus Nierenmeridian
Ni 3	tonisiert Nieren und stärkt Essenz, auch bei Lähmungen der Hintergliedmaße, leitet pathogenen Restfaktor aus Nierenmeridian
Bai Hui	tonisiert generell
Ming Men	stärkt Essenz, Nieren-Yang und Ursprungs-Qi
Wei Jian	bewegt Qi im Wirbelkanal
Wei Gen	stärkt die Hinterhand
Bl 40	aktiviert Hinterhand und unteren Rücken, leitet pathogenen Restfaktor aus Blasenmeridian

▶ **Tab. 10.4** Fortsetzung.

Akupunkturpunkte	Wirkung
Bl 60	stärkt Hinterhand und kaudalen Rücken auch bei Paresen, entspannt Sehnen
Bl 65	leitet pathogenen Restfaktor aus Blasenmeridian
KG 6	tonisiert und reguliert Qi, Ursprungs-Qi und Yang
LG 1/KG 1	regulieren KG und LG, stellen Essenz und Qi bereit, stärken unteren Erwärmer
LG 14	leitet pathogene Faktoren aus
3E 5	öffnet den äußeren Biao und hilft so, pathogene Faktoren auszuleiten
Si Guan	bei motorischen und sensorischen Ausfällen in der Hinterhand
Mu Huo	bei Paralysen und Schwäche im hinteren Körperbereich
Yao Qian	bei Lumbarparalysen
Tonisierend nadeln, nicht zu viele Punkte!	

10.3 Fazialislähmung

Die Fazialislähmung beim Pferd entsteht meist durch Traumata direkt auf den Gesichtsnerven, in selteneren Fällen auch durch Läsion der entsprechenden Hirnareale. Dadurch entstehen einseitige muskuläre Ausfallserscheinungen mit Herabhängen eines Augenlides und der gleichseitigen Gesichtsmuskulatur bzw. Nüster. In schweren Fällen folgt Muskelatrophie, die irreversibel sein kann.

Schulmedizinische Leitsymptome
- einseitig hängende Gesichtsmuskulatur bzw. Augenlid oder Nüster
- einseitige Atrophie der Gesichtsmuskulatur
- asymmetrisches Abnutzen der Zähne

10.3.1 TCVM-Interpretation

Hauptcharakteristikum der Erkrankung ist das plötzliche Eindringen von Wind im Sinne von Traumen, manchmal in Verbindung mit Kälte. Lokal verursacht diese Qi-Stagnation aufgrund der Mangelversorgung im nachfolgenden Gebiet Qi-Leere. Dickdarmmeridian bzw. Magenmeridian sind Hauptbetroffene. Erschlaffung ist Zeichen für die Qi-Leere.

10.3.2 Traditionelle chinesische Diagnosen

Mögliche TCVM-Diagnosen auf einen Blick
- Wind mit lokaler Qi-Leere im Magen-Dickdarm-Meridian durch vorangegangene Qi-Stagnation
- Wind mit lokaler Qi-Leere im Magen-Dickdarm-Meridian durch vorangegangene Qi-Stagnation verstärkt durch Magenkälte

Wind mit lokaler Qi-Leere im Magen-Dickdarm-Meridian durch vorangegangene Qi-Stagnation

Chinesische Zeichen

Adspektion
- einseitige Erschlaffung der Gesichtsmuskulatur
- plötzlich auftretend
- evtl. Zeichen für Kopfverletzung

Palpation
- Muskelatrophie
- Spannungslosigkeit

Shu-/Mu-Punkte
- unverändert

Puls
- unverändert

Zunge
- schlaff, evtl. zitternd

Therapieprinzip

Qi bewegen und heben, Wind ausleiten (▶ **Tab. 10.5**).

▶ **Tab. 10.5** Mögliche Punkte, um Qi im Magenmeridian des Kopfes zu bewegen und zu heben sowie Wind auszuleiten.

Akupunkturpunkte	Wirkung
Lu 7	zerstreut Wind-Kälte und befreit Oberfläche bei Fazialislähmung
Di 4	zerstreut Wind-Kälte und befreit Oberfläche, tonisiert und bewegt Qi besonders im Kopfbereich
Di 6	zerstreut Wind, bei Fazialislähmung
Di 10	bewegt und tonisiert Qi, bei Fazialislähmung
Ma 2–7	zerstreut Wind-Kälte, bei Fazialislähmung
LG 25/26	bewegt Qi, bei Fazialislähmung
KG 24	vertreibt Wind, bei Fazialislähmung
Er Jian	leitet Wind aus, bei Fazialislähmung
Kai Guan	bei Fazialislähmung
Bao Sai	bei Fazialislähmung
Nei Chun Yin	bei Fazialislähmung
Um Wind auszuleiten, können problemlos viele Punkte im Meridianverlauf genadelt werden. Evtl. Elektroakupunktur anwenden.	

Wind mit lokaler Qi-Leere im Magen-Dickdarm-Meridian durch vorangegangene Qi-Stagnation und Magenkälte

Chinesische Zeichen

Adspektion

- einseitige Erschlaffung der Gesichtsmuskulatur
- plötzlich auftretend
- evtl. Zeichen für Kopfverletzung

Palpation

- Muskelatrophie
- Spannungslosigkeit
- Kälte

Shu-/Mu-Punkte

- Magen-Shu-Punkt

Puls

- langsam

Zunge

- blass
- schlaff

Therapieprinzip

Qi bewegen und heben, Wind und Kälte ausleiten (▶ **Tab. 10.6**).

▶ **Tab. 10.6** Mögliche Punkte, um Qi im Magenmeridian des Kopfes zu bewegen und zu heben sowie Wind und Kälte auszuleiten.

Akupunkturpunkte	Wirkung
Lu 7	zerstreut Wind-Kälte und befreit Oberfläche bei Fazialislähmung
Di 4	zerstreut Wind-Kälte und befreit Oberfläche, tonisiert und bewegt Qi besonders im Kopfbereich
Di 6	zerstreut Wind, bei Fazialislähmung
Di 10	bewegt und tonisiert Qi, bei Fazialislähmung
Ma 2–7	zerstreut Wind-Kälte, bei Fazialislähmung
LG 25/26	bewegt Qi, bei Fazialislähmung
KG 24	vertreibt Wind, bei Fazialislähmung
Er Jian	leitet Wind aus, bei Fazialislähmung
Kai Guan	bei Fazialislähmung
Bao Sai	bei Fazialislähmung
Nei Chun Yin	bei Fazialislähmung
KG 6	moxen, um Kälte auszuleiten
KG 8	moxen, um Kälte auszuleiten
Ming Men/ LG 4	moxen, um Kälte auszuleiten und Yang zu heben
Um Wind auszuleiten, können problemlos viele Punkte im Meridianverlauf genadelt werden. Moxa leitet Kälte aus.	

10.4 Headshaking

Als Headshaking wird das scheinbar unmotivierte Kopfschlagen des Pferdes beim Reiten oder aber auch unabhängig davon bezeichnet. Die Ursachen können vielfältig sein und reichen von Missempfindungen durch Allergien, Gebissproblemen, Ohrproblemen, Nebenhöhlenproblemen, Reiterfehlern, Sattelzwang, Zungenbeinblockaden oder Unwilligkeit bis hin zu neurologischen Symptomen. Diese Ursachen gilt es auszuschließen. Das Krankheitsbild beginnt oft schleichend und kann sich so weit steigern, dass das Reiten unmöglich wird. Vom sogenannten idiopathischen Headshaking spricht man dann, wenn alle bekannten möglichen Ursachen ausgeschlossen wurden.

Schulmedizinische Leitsymptome

- scheinbar grundloses Kopfschlagen
- besonders unter dem Reiter

10.4.1 TCVM-Interpretation

Wenn sich der Patient durch Bewegung Linderung zu verschaffen versucht, will er damit Qi bewegen. Wenn durch Leere oder Blockade das Qi nicht mehr richtig fließt, versucht der Körper manchmal, es durch äußere Bewegungsunterstützung wieder in ungehinderte Zirkulation zu bringen. Diese Stagnation kann im Körper, aber auch im Kopf vorliegen. Wenn Qi-Stagnation dumpfen Schmerz auslöst, sind die Bewegungen heftiger und kräftiger. Wenn Leere der Auslöser ist, dringt Wind in die Yang-Meridiane des Kopfes ein und veranlasst das Pferd zum Kopfschlagen.

10.4.2 Traditionelle chinesische Diagnosen

Mögliche TCVM-Diagnosen auf einen Blick

- Qi-Stagnation und Wind durch Leere im Bereich des Kopfes
- Qi-Stagnation durch Fülle im Bereich des Kopfes

Qi-Stagnation und Wind durch Leere im Bereich des Kopfes

Chinesische Zeichen

Adspektion

- plötzlich auftretendes Kopfschlagen ohne erkennbaren Grund und ohne Emotion
- auch ohne Reiter

Palpation

- wehrt Berührung evtl. ab

Shu-/Mu-Punkte

- evtl. Shu-Punkt eines Yang-Meridians im betroffenen Verlauf

Puls

- gespannt, fein

Zunge

- unverändert

Therapieprinzip

Wind aus dem Kopf ausleiten und Qi stimulieren (▸ Tab. 10.7).

▸ **Tab. 10.7** Mögliche Punkte, um Wind aus dem Kopf auszuleiten und Qi zu stimulieren.

Akupunkturpunkte	Wirkung
Di 4	leitet Wind-Kälte aus, tonisiert Qi
Di 10	stimuliert Qi
3E 1	vertreibt Wind, bei Kopfschmerz
Bl 1/2	vertreibt Wind, beruhigt
Bl 12	leitet externen Wind aus, stimuliert Qi
Bl 10	vertreibt Wind
Ma 2–7	zerstreut Wind-Kälte, bewegt Qi
LG 14	vertreibt Wind
LG 16	vertreibt Wind, klärt den Geist
LG 25/26	bewegt Qi
Bl 2	vertreibt äußeren Wind, unterstützt die Ohren
Gb 20	vertreibt Wind
Er Jian	leitet Wind aus
Yin Tang	beruhigt
KG 24	vertreibt Wind

Qi-Stagnation durch Fülle im Bereich des Kopfes

Chinesische Zeichen

Adspektion

- plötzlich auftretendes Kopfschlagen
- ohne erkennbaren Grund
- taucht auf bei Stress
- taucht auf bei äußeren Reizen
- beim Reiten
- eher unruhig

Palpation

- wehrt Berührungen am Kopf oder Genick heftig ab

Shu-/Mu-Punkte

- evtl. Shu-Punkt eines Yang-Meridians im betroffenen Verlauf

Puls

- gespannt, voll

Zunge

- unverändert

Therapieprinzip

Qi im Bereich des Kopfes bewegen (▶ **Tab. 10.8**).

▶ **Tab. 10.8** Mögliche Punkte, um Qi im Kopf zu bewegen.

Akupunkturpunkte	Wirkung
Di 4	leitet Wind-Kälte aus, tonisiert und bewegt Qi
Di 10	stimuliert und bewegt Qi
3E 1	vertreibt Wind, bei Kopfschmerz
3E 2/3	vertreibt Wind, unterstützt die Ohren, bewegt Qi
3E 23	vertreibt Wind, bewegt lokal Qi, bei Kopfschmerz
Bl 1/2	vertreibt Wind, beruhigt
Bl 12	leitet externen Wind aus, stimuliert Qi
Bl 10	vertreibt Wind
Ma 2–7	zerstreut Wind-Kälte
LG 14	vertreibt Wind
LG 16	vertreibt Wind, klärt den Geist
LG 25/26	bewegt Qi

▶ **Tab. 10.8** Fortsetzung.

Akupunkturpunkte	Wirkung
Bl 2	vertreibt äußeren Wind, unterstützt die Ohren
Gb 20	vertreibt Wind
Er Jian	leitet Wind aus
Yin Tang	beruhigt
KG 24	vertreibt Wind

10.5 Kehlkopfpfeifen

Das Kehlkopfpfeifen des Pferdes hat seinen Namen von dem Ton, der bei Belastung und forcierter Atmung entsteht. Dieses inspiratorische Stenosengeräusch wird meist ausgelöst durch eine einseitige Lähmung (links) des Stimmbands bzw. des N. laryngeus recurrens und kann in manchen Fällen operativ beseitigt werden. Je nach Ausprägungsgrad ist die Leistungsfähigkeit des Pferdes beeinträchtigt. Endoskopisch kann die Diagnose erhärtet werden.

Schulmedizinische Leitsymptome
- bei forcierter Atmung ist ein Ton im Kehlkopfbereich des Pferdes zu hören
- evtl. daraus resultierende Atemnot

10.5.1 TCVM-Interpretation

Externer Wind in Form von Traumen führt zu Qi-Stagnation im Kehlkopfbereich, die mit der Zeit zu Lungen-Qi-Leere führt.

10.5.2 Traditionelle chinesische Diagnosen

Mögliche TCVM-Diagnosen auf einen Blick
- Lungen-Qi-Stagnation im Kehlkopfbereich
- Lungen-Qi-Stagnation im Kehlkopfbereich mit Lungen-Qi-Leere

Lungen-Qi-Stagnation im Kehlkopfbereich

Chinesische Zeichen

Adspektion

- deutlich hörbares verschärftes Atemgeräusch aus dem Kehlkopfbereich
- Stöhnen

Palpation

- evtl. Festigkeit im Kehlkopfbereich

Shu-/Mu-Punkte

- Lungen-Shu-Punkt

Puls

- Lungenpuls gespannt

Zunge

- unverändert

Therapieprinzip

Lungen-Qi bewegen und Kehlkopf lösen (▶ **Tab. 10.9**).

▶ **Tab. 10.9** Mögliche Punkte, um Lungen-Qi zu bewegen und den Kehlkopf zu lösen.

Akupunkturpunkte	Wirkung
Lu 11	bewegt Lungen-Qi
Lu 6	Xi-Punkt, reguliert Lungen-Qi
Lu 10	bei Kehlkopfentzündung und Stimmproblemen
Di 10	bewegt Qi
Di 4	bewegt Qi v. a. im Kopfbereich
3E 10	entspannt die Faszien
3E 2	entspannt den Kehlkopf
Mu Huo	Paralysen
3E 5/Gb 41	öffnen Yang Wei Mai, Lateralitätsprobleme
Di 14	zerstreut Wind, bei Kehlkopfproblemen
MP 4/Pc 6	öffnen Chong Mai, Meer des Blutes, verläuft durch Kehle

Lungen-Qi-Stagnation im Kehlkopfbereich mit Lungen-Qi-Leere

Chinesische Zeichen

Adspektion

- leise hörbares verschärftes Atemgeräusch aus dem Kehlkopfbereich
- Leistungsminderung mit Kurzatmigkeit

Palpation

- evtl. Festigkeit im Kehlkopfbereich

Shu-/Mu-Punkte

- Lungen-Shu-Punkt

Puls

- Lungenpuls leer

Zunge

- unverändert

Therapieprinzip

Lungen-Qi bewegen und mehren sowie Kehlkopf lösen (▶ **Tab. 10.10**).

▶ **Tab. 10.10** Mögliche Punkte, um Lungen-Qi zu bewegen und zu mehren sowie den Kehlkopf zu lösen.

Akupunkturpunkte	Wirkung
Lu 11	bewegt Lungen-Qi
Lu 6	Xi-Punkt, reguliert Lungen-Qi
Lu 10	bei Kehlkopfentzündung und Stimmproblemen
Lu 7	tonisiert Lungen-Qi
Di 10	bewegt Qi
Di 4	bewegt Qi v. a. im Kopfbereich
3E 10	entspannt die Faszien
3E 2	entspannt den Kehlkopf
Mu Huo	Paralysen
3E 5/Gb 41	öffnen Yang Wei Mai, Lateralitätsprobleme
Di 14	zerstreut Wind, bei Kehlkopfproblemen
MP 4/Pc 6	öffnen Chong Mai, Meer des Blutes, verläuft durch Kehle
Fei Shu	stärkt die Lungenfunktion, mehrt Lungen-Qi

10.6

Lähmung des Plexus brachialis

Weil sich der Plexus brachialis aus den ventralen Ästen der Spinalnerven der letzten 4 Hals- und ersten Brustwirbelsegmente bildet, innerviert er die gesamte vordere Extremität sowie Teile der Brustwand. Durch Traumata kann der Nervenstrang peripher so geschädigt werden, dass er auf einer Hand teilweise oder ganz ausfällt. Sein Ausfall führt zu charakteristischen Symptomen. Bei kompletter Lähmung sind die Tiere nicht mehr in der Lage, das Bein zu belasten. Die Sensomotorik fällt komplett aus, ebenso ist ein Abriss der Nervenstränge möglich, der prognostisch infaust ist. Eine zentrale Lähmung aus dem Wirbelkanal heraus ist selten.

Schulmedizinische Leitsymptome

- einseitige schlaffe Lähmung der kompletten Vorhand
- vollständiger sensomotorischer Ausfall
- Vorführen möglich, Belasten unmöglich
- anamnestisch meist Trauma
- plötzliches Auftreten

10.6.1 TCVM-Interpretation

Durch ein Trauma entsteht eine lokale Qi-Stagnation, die den Qi-Fluss in weiter hinten gelegene Gebiete verhindert. Wind kann im Meridianverlauf eindringen und verstärkt die Problematik.

10.6.2 Traditionelle chinesische Diagnosen

Mögliche TCVM-Diagnosen auf einen Blick

- lokale Qi-Leere in einer Vorhand durch vorangehende Qi-Stagnation und Windaffektion im Meridianverlauf

Lokale Qi-Leere in einer Vorhand durch vorangehende Qi-Stagnation und Windaffektion im Meridianverlauf

Chinesische Zeichen

Adspektion

- schlaffe Lähmung einer Vorhand
- plötzlich auftretend

Palpation

- Schlaffheit der Muskulatur
- Atrophie

Shu-/Mu-Punkte

- unverändert

Puls

- unverändert

Zunge

- eher blass

Therapieprinzip

Qi in der Vorhand bewegen, tonisieren, Wind ausleiten (► **Tab. 10.11**).

► **Tab. 10.11** Mögliche Punkte, um Qi in der Vorhand zu bewegen, zu tonisieren und Wind auszuleiten.

Akupunkturpunkte	Wirkung
Di 7–10/11	bei Lähmungen der Vorhand
Di 4	tonisiert Qi, befreit Leitbahnobstruktionen, bei Muskelatrophie der Vorhand
3E 8	beseitigt Leitbahnobstruktionen, Treffpunkt aller 3 Yang der Vorhand
3E 12	bessert den Qi-Fluss in die Vorhand
3E 15	beseitigt Leitbahnobstruktionen, bei Schulterproblemen
Dü 9	beseitigt Leitbahnobstruktionen, bei Lähmungen des N. ulnaris, radialis und Nerven der Schulterregion
Dü 10/11/13/14	beseitigt Leitbahnobstruktionen, bei Lähmungen des N. suprascapularis
Bl 11	vertreibt Wind, bei Problemen in der Schulter
Mu Huo	bei Paralysen
Bo Jan/Bo Lan	bei Paralysen des N. thoracicus

▶ **Tab. 10.11** Fortsetzung.

Akupunktur-punkte	Wirkung
He 4/5	beseitigt Leitbahnobstruktionen, bei Vorhandlähmungen
He 1	Lähmung des N. scapularis
Punkte je nach Meridianbeteiligung und Stadium nadeln. Stark stimulieren. Evtl. Elektroakupunktur oder kurz moxen!	

10.7

Lähmung des N. suprascapularis

Der M. supraspinatus und der M. infraspinatus werden vom N. suprascapularis innerviert. Da dieser als Teil des Plexus brachialis entspringend aus dem letzten Halssegment zum vorderen Schulterblattrand und an die Außenseite der Scapula zieht, können Stöße auf diese Region oder zu langes Liegen leicht zu Ausfallerscheinungen führen. Die Lähmung führt zum Abblatten der Schulter. Eine länger anhaltende Nervenlähmung führt zu einer Atrophie der Schultermuskeln, wodurch die Spina Scapulae markant hervortritt.

Schulmedizinische Leitsymptome
- einseitiges Abblatten der Schulter
- Lahmheit bzw. Lähmung
- Atrophie der Schultermuskulatur
- Hervortreten der Spina scapulae

10.7.1 TCVM-Interpretation

Qi-Leere der Vorhand durch vorangegangene Qi-Stagnation im Meridianverlauf durch Trauma. Das plötzliche Auftreten der Lähmung hat Windcharakter. Die Kälte in der Gliedmaße kann dabei durch den Mangel an Qi entstehen, welches die Versorgung des Beines mit Blut und damit Wärme nicht mehr leisten kann.

10.7.2 Traditionelle chinesische Diagnosen

Mögliche TCVM-Diagnosen auf einen Blick
- Qi-Leere in der Vorhand mit vorangegangener Qi-Stagnation durch Windaffektion im Meridianverlauf

Qi-Leere der Vorhand mit vorangegangener Qi-Stagnation durch Windaffektion im Meridianverlauf

Chinesische Zeichen

Adspektion
- Schwäche einer Vorhand
- Atrophie der Schultermuskulatur
- Stabilitätsverlust der Schulter
- plötzliche Lähmung

Palpation
- Muskelabbau
- evtl. Kälte

Shu-/Mu-Punkte
- evtl. Dreifach-Erwärmer- oder Dünndarm-Shu-Punkt

Puls
- unverändert

Zunge
- eher blass

Therapieprinzip

Qi in der Vorhand bewegen und tonisieren, Wind ausleiten (▶ **Tab. 10.12**).

► **Tab. 10.12** Mögliche Punkte, um Qi in der Vorhand zu bewegen, zu tonisieren und Wind auszuleiten.

Akupunkturpunkte	Wirkung
Di 7–10/14	bei Lähmungen der Vorhand
Di 4	tonisiert Qi, befreit Leitbahnobstruktionen, bei Muskelatrophie der Vorhand
3E 8	beseitigt Leitbahnobstruktionen, Treffpunkt aller 3 Yang der Vorhand
3E 12	bessert den Qi-Fluss in die Vorhand
3E 15	beseitigt Leitbahnobstruktionen, bei Schulterproblemen
Dü 9	beseitigt Leitbahnobstruktionen, bei Lähmungen des N. ulnaris, radialis und Nerven der Schulterregion
Dü 10/11/13/14	beseitigt Leitbahnobstruktionen, bei Lähmungen des N. suprascapularis
Bl 11	vertreibt Wind, bei Problemen in der Schulter
Mu Huo	bei Paralysen
He 4/5	beseitigt Leitbahnobstruktionen, bei Vorhandlähmungen
He 1	Lähmung des N. scapularis
Punkte je nach Meridianbeteiligung und Stadium nadeln. Stark stimulieren. Evtl. Elektroakupunktur!	

10.8

Narkolepsie

Die Hauptmerkmale der Narkolepsie sind das episodische plötzliche Wegdösen des Pferdes aus einem normalen Tageswachzustand oder aus Aktivität heraus. Aus einer Kataplexie heraus werden Kopf und Hals fast zwanghaft nach unten gesenkt, was oft bis zum Einknicken der Vorderbeine führt.

Schulmedizinische Leitsymptome

- Tagesschläfrigkeit
- unvermitteltes Wegdösen bis zu reflexfreien Momenten
- dabei Kopftiefhaltung und evtl. Einknicken der Vorderbeine bis zur Verletzung

10.8.1 TCVM-Interpretation

Durch allgemeine Qi-Leere kann Wind in den Körper eindringen und plötzliches Einsacken verursachen. Kopf-Wind mit Qi-Leere bestimmt das Bild.

10.8.2 Traditionelle chinesische Diagnosen

Mögliche TCVM-Diagnosen auf einen Blick

- Kopf-Wind mit allgemeiner Qi-Leere

Kopf-Wind mit allgemeiner Qi-Leere

Chinesische Zeichen

Adspektion

- Schläfrigkeit
- plötzliches Kopfabsinken
- plötzliches Wegsacken

Palpation

- evtl. Hautverletzungen nach Stürzen

Shu-/Mu-Punkte

- keine

Puls

- leer

Zunge

- blass, feucht

Therapieprinzip

Wind ausleiten und Qi tonisieren (► **Tab. 10.13**).

► **Tab. 10.13** Mögliche Punkte, um Qi zu tonisieren und Wind auszuleiten.

Akupunktur-punkte	Wirkung
Di 4	leitet Wind-Kälte aus, tonisiert Qi
Di 10	tonisiert und bewegt Qi
Gb 20	vertreibt Wind
LG 14	vertreibt Wind
LG 16	vertreibt Wind, klärt den Geist
Er Jian	leitet Wind aus
Ma 2–7	zerstreut Wind-Kälte
LG 25/26	bewegt Qi
KG 24	vertreibt Wind
Pi Shu	hilft, das Qi nach oben zu führen
Qi Hai Shu	Qi Hai Shu ist Shu-Punkt See des Qi
Ge Shu	reguliert Qi- und Blutzirkulation
Jue Yin Shu	reguliert Qi- und Blutzirkulation
Bai Hui	tonisiert das Qi generell
Ming Men	stärkt Essenz, Nieren-Yang und Ursprungs-Qi
Wei Jian	bewegt Qi im Wirbelkanal
KG 6	tonisiert und reguliert Qi, Ursprungs-Qi und Yang
LG 1/KG 1	regulieren KG und LG, stellen Essenz und Qi bereit
Si Guan	bei motorischen und sensorischen Ausfällen in der Hinterhand
Mu Huo	bei Paralysen und Schwäche
Je nach Fall maximal 4 Punkte auswählen und 15 Min. belassen! Evtl. kurz moxen.	

10.9

Neurologische Ausfallerscheinungen durch Infekt

Es existieren verschiedene Erreger, die nach ihrem Eindringen in den Organismus das Nervensystem des Pferdes schädigen und neurologische Symptome verursachen. Aufschluss geben Laboranalysen von Blut, Liquor und Gewebeproben.

Schulmedizinische Leitsymptome

- neurologische Ausfallerscheinungen
- in Verbindung mit Infektionszeichen wie gestörtes Allgemeinbefinden

10.9.1 TCVM-Interpretation

Ein äußeres Pathogen dringt in den Körper ein und manifestiert sich dort. Der Kampf mit dem Wei Qi löst Hitze aus und blockiert den Qi- und Blutfluss. So entsteht Stagnation und nachfolgend Qi-Leere. Lokal kann diese so stark sein, dass Schwäche bzw. Lähmungserscheinungen auftreten.

10.9.2 Traditionelle chinesische Diagnosen

Mögliche TCVM-Diagnosen auf einen Blick

- Qi- und Blutstase durch pathogenen Faktor mit nachfolgender Qi-Leere

Qi- und Blutstase durch pathogenen Faktor mit nachfolgender Qi-Leere

Chinesische Zeichen

Adspektion

- Bewegungs- oder Koordinationsstörungen

Palpation

- evtl. Muskelatrophie
- evtl. Temperaturveränderung

Shu-/Mu-Punkte

- je nach betroffenem Funktionskreis
- oft Gallenblasen-Shu-Punkt beteiligt

Puls

- voll und gespannt im betroffenen Funktionskreis
- sonst eher leer

Zunge

- blass oder rot je nach Stadium

Therapieprinzip

Ausleiten des pathogenen Faktors aus dem Körper über den betroffenen Funktionskreis (► **Tab. 10.14**). Wind ausleiten sowie Qi und Blut bewegen und tonisieren (► **Tab. 10.15** und ► **Tab. 10.16**).

▶ **Tab. 10.14** Mögliche Punkte, um Wind bzw. pathogene Faktoren auszuleiten.

Akupunkturpunkte	Wirkung
Di 11	vertreibt Wind aus der oberen Extremität, reguliert Qi-Fluss, vertreibt Wind und Wind-Hitze, löst Obstruktionen der Gelenke auf
Bl 12, Di 4 und auch LG 16	vertreiben Wind und Hitze aus Kopf und Nacken
Gb 39	gut für Nacken, Knie, Beine, ist Hui-Punkt des Markes sowie Luo-Punkt der 3 unteren Yang-Meridiane, vertreibt Wind und Feuchte
Gb 20	vertreibt Wind aus Kopfregion und subokzipital
Gb 31	vertreibt Wind aus der unteren Extremität
3E 6	vertreibt Wind aus dem Dreifach-Erwärmer
3E 5	vertreibt Wind, klärt Hitze, beseitigt Toxine und befreit das Äußere, d. h. vertreibt äußere pathogene Faktoren, entspannt Sehnen
LG 14	vertreibt akuten Wind und Hitze, befreit das Äußere
Ting-Punkte in Verbindung mit dem Shu-Bachpunkt auf gleichem Meridian	grundsätzlich zum Ausleiten pathogener Faktoren aus dem entsprechenden Meridian

▶ **Tab. 10.15** Mögliche Punkte, um Qi-Stagnation im Meridianverlauf zu lösen.

Akupunkturpunkte	Wirkung
Lu 7	reguliert Qi, zerstreut Wind-Kälte, Wind-Hitze
Di 1/4/10/15	löst Qi-Stagnation
Ma 35/41/42/43	aktiviert Qi-Fluss, beseitigt Obstruktionen
MP 1/8/13	reguliert Qi, löst Obstruktionen
He 4/6	beseitigt Obstruktionen der Leitbahn
Dü 8–17	beseitigt Obstruktionen der Leitbahn
Bl 36/37	bewegt Qi
Bl 38	befreit die Gelenke
Bl 61	beseitigt Obstruktionen in der Leitbahn, stärkt Sehnen und Knochen
Ni 8	löst Qi-Stagnation
Pc 5	löst Stagnation
3E 7–9/14–16	löst Obstruktionen der Leitbahn
Gb 2/29/30/34/35/36	löst Obstruktionen der Leitbahn
Le 4/6/7	löst Obstruktionen der Leitbahn
Die Punkte werden je nach Lokalisation des Problems gewählt.	

▶ **Tab. 10.16** Mögliche Punkte, um Blut zu bewegen.

Akupunkturpunkte	Wirkung
MP 1/8	reguliert Qi und Blut
Le 3	bewegt Blut
Pc 6	bewegt Blut
Bl 30	tonisiert Qi und Blut
He 6	reguliert Qi und Blut
He 8	bewegt Blut
Ma 30	bewegt Blut
Die Punkte werden je nach Lokalisation des Problems gewählt.	

10.10 Radialisparese

Der N. radialis entspringt dem hinteren Teil des Plexus brachialis. Er versorgt u. a. die Strecker von Ellbogengelenk, Zehe und Karpus motorisch sowie Teile der Haut sensorisch. Bei seiner Lähmung kann das Pferd die Zehe nicht mehr strecken und steht in typischer „Kusshandstellung".

Schulmedizinische Leitsymptome

- einseitige schlaffe Beugehaltung von Ellbogen-, Karpal- und Zehengelenk einer Vorhand
- Bein schleift
- sensorischer Ausfall der Haut am Unterarm
- Belasten unmöglich, typische Aufschürfungen an Fesselkopf und Zehe
- anamnestisch meist Trauma
- plötzliches Auftreten

10.10.1 TCVM-Interpretation

Lokale Qi-Leere in einer Vorhand durch vorangehende Qi-Stagnation durch Windaffektion im Meridianverlauf.

10.10.2 Traditionelle chinesische Diagnosen

Mögliche TCVM-Diagnosen auf einen Blick

- lokale Qi-Leere in einer Vorhand durch vorangehende Qi-Stagnation und Windaffektion im Meridianverlauf

Lokale Qi-Leere in einer Vorhand durch vorangehende Qi-Stagnation und Windaffektion im Meridianverlauf

Chinesische Zeichen

Adspektion

- schlaffe Lähmung einer Vorhand
- plötzlich auftretend

Palpation

- Schlaffheit der Muskulatur
- Atrophie
- Sensibilitätsverlust

Shu-/Mu-Punkte

- unverändert

Puls

- unverändert

Zunge

- eher blass

Therapieprinzip

Qi in der Vorhand bewegen, tonisieren, Wind ausleiten (▶ Tab. 10.17).

▶ **Tab. 10.17** Mögliche Punkte, um Qi in der Vorhand zu bewegen, zu tonisieren und Wind auszuleiten.

Akupunkturpunkte	Wirkung
Di 7–10/14	bei Lähmungen der Vorhand
Di 4	tonisiert Qi, befreit Leitbahnobstruktionen, bei Muskelatrophie der Vorhand
3E 8	beseitigt Leitbahnobstruktionen, Treffpunkt aller 3 Yang der Vorhand
3E 12	bessert den Qi-Fluss in die Vorhand
3E 15	beseitigt Leitbahnobstruktionen, bei Schulterproblemen
Dü 9	beseitigt Leitbahnobstruktionen, bei Lähmungen des N. ulnaris, radialis und Nerven der Schulterregion
Dü 10/11/13/14	beseitigt Leitbahnobstruktionen, bei Lähmungen des N. suprascapularis
Bl 11	vertreibt Wind, bei Problemen in der Schulter
Mu Huo	bei Paralysen
Bo Jan/Bo Lan	bei Paralysen des N. thoracicus
He 4/5	beseitigt Leitbahnobstruktionen, bei Vorhandlähmungen
He 1	Lähmung des N. scapularis
Punkte je nach Meridianbeteiligung und Stadium nadeln. Stark stimulieren. Evtl. Elektroakupunktur oder kurz moxen!	

10.11 Trigeminuslähmung

Die Trigeminuslähmung beim Pferd entsteht meist durch Traumata direkt auf den Gesichtsnerven im Kieferbereich, kann allerdings in selteneren Fällen auch durch Läsion der entsprechenden Hirnareale entstehen. Es zeigen sich einseitige muskuläre Ausfallerscheinungen bzw. Atrophie der Kaumuskulatur mit Herunterhängen des Unterkiefers und Unfähigkeit zu kauen. Die Zunge kann zwischen den Schneidezähnen heraushängen. Unterschieden wird die zentrale und die periphere Form.

Schulmedizinische Leitsymptome

- einseitig hängender Unterkiefer und Zunge
- einseitige Atrophie der Kaumuskulatur
- Speichelfluss

10.11.1 TCVM-Interpretation

Hauptcharakteristikum der Erkrankung ist das plötzliche Eindringen von Wind im Sinne von Traumen. Lokal verursacht diese Qi-Stagnation wegen der Mangelversorgung im nachfolgenden Gebiet Qi-Leere. Dickdarmmeridian bzw. Magenmeridian sind Hauptbetroffene. Die Erschlaffung ist Zeichen für die Qi-Leere.

10.11.2 Traditionelle chinesische Diagnosen

Mögliche TCVM-Diagnosen auf einen Blick

- Wind mit lokaler Qi-Leere im Magen-Dickdarm-Meridian durch vorangegangene Qi-Stagnation

Wind mit lokaler Qi-Leere im Magen-Dickdarm-Meridian durch vorangegangene Qi-Stagnation

Chinesische Zeichen

Adspektion

- einseitige Erschlaffung der Kaumuskulatur
- plötzlich auftretend
- evtl. Zeichen für Kopfverletzung

Palpation

- Muskelatrophie
- Spannungslosigkeit

Shu-/Mu-Punkte

- unverändert

Puls

- unverändert

Zunge

- schlaff, evtl. zitternd

Therapieprinzip

Qi bewegen und heben, Wind ausleiten (▶ Tab. 10.18).

▶ **Tab. 10.18** Mögliche Punkte, um Qi im Magenmeridian des Kopfes zu bewegen und zu heben sowie Wind auszuleiten.

Akupunkturpunkte	Wirkung
Lu 7	zerstreut Wind-Kälte und befreit Oberfläche bei Fazialislähmung
Di 4	zerstreut Wind-Kälte und befreit Oberfläche, tonisiert und bewegt Qi besonders im Kopfbereich
Di 6	zerstreut Wind, bei Fazialislähmung
Di 10	bewegt und tonisiert Qi, bei Fazialislähmung
Ma 2–7	zerstreut Wind-Kälte, bei Fazialislähmung
LG 25/26	bewegt Qi, bei Fazialislähmung
KG 24	vertreibt Wind, bei Fazialislähmung
Er Jian	leitet Wind aus, bei Fazialislähmung
Kai Guan	bei Fazialislähmung
Bao Sai	bei Fazialislähmung
Nei Chun Yin	bei Fazialislähmung
Um Wind auszuleiten, können problemlos viele Punkte im Meridianverlauf genadelt werden. Evtl. Elektroakupunktur anwenden.	

11 Indikationen des Atmungstraktes

11.1 Akute Bronchitis

Die akute Bronchitis ist eine Infektionserkrankung, die oft mit erhöhter Temperatur einhergeht. Die Pferde husten akut mit schleimigem weiß-gelben bis grünen Auswurf, oft begleitet von Nasenausfluss, das Allgemeinbefinden ist gestört. Die Erkrankung kann durch Ansteckung oder Nässe und Kälte entstehen. Die diagnostischen Mittel sind Auskultation, Bronchoskopie und Blutlabor.

Schulmedizinische Leitsymptome
- Husten
- bronchial verschärfte Atemgeräusche auskultierbar
- evtl. erhöhte Atemfrequenz
- evtl. weiß-schaumig bis gelb-grünlicher Nasenausfluss
- gestörtes Allgemeinbefinden
- oft erhöhte Temperatur

11.1.1 TCVM-Interpretation

Dringt ein exogener pathogener Faktor wie Wind-Kälte oder Wind-Hitze über Mund oder Nase in den Körper ein und ist das Wei Qi zu schwach, um sein Festsetzen zu verhindern, dann blockiert seine Energie den normalen Qi-Fluss der Lunge mit all ihren Anteilen. Blockiertes Lungen-Qi rebelliert und führt zu Husten. Bei der akuten Bronchitis handelt es sich um ein Fülle-Muster. Eingedrungene Kälte kann sich, wenn sie nicht erfolgreich eliminiert werden kann, durch den Kampf mit dem Wei Qi in Hitze umwandeln. Durch länger andauernde Stagnation wird aber auch die Feuchtigkeitsverteilung der Lunge behindert. Liegt bei dem Patienten eine Milz-Schwäche zugrunde, kann es passieren, dass die stagnierende Feuchtigkeit in der Lunge durch die entstehende Hitze eindickt und sich zu Schleim umwandelt. Um diese Schleim-Hitze zu klären und auszuleiten, braucht es intensive Unterstützung.

11.1.2 Traditionelle chinesische Diagnosen

Mögliche TCVM-Diagnosen auf einen Blick
- Wind-Kälte in der Lunge
- Wind-Hitze in der Lunge
- Schleim-Hitze in der Lunge

Wind-Kälte in der Lunge

Chinesische Zeichen

Adspektion
- perakuter Verlauf
- Abneigung gegen Kälte evtl. mit Fellsträuben
- klarer bis weißer Nasenausfluss
- kein Schwitzen
- kein verstärktes Trinkbedürfnis

Palpation
- kalte Ohren und Nüstern

Shu-/Mu-Punkte
- Lungen-Shu- und -Mu-Punkt

Puls
- langsam und oberflächlich
- Lungenpuls voll und gespannt

Zunge
- blass, feucht mit dünnem weißem Belag

Therapieprinzip

Wind-Kälte aus der Lunge ausleiten (▶ **Tab. 11.1**).

▶ **Tab. 11.1** Mögliche Punkte, um Wind-Kälte aus der Lunge auszuleiten.

Akupunkturpunkte	Wirkung
Lu 7	vertreibt Wind-Kälte, -Hitze und -Schleim, reguliert Lungen-Qi, befreit Oberfläche
Fei Shu	reguliert Qi-Zirkulation bei Lungenerkrankungen
Bl 12	leitet externen Wind aus, unterstützt Lungen-Qi
Bl 10	vertreibt Wind
Di 4	vertreibt Wind-Kälte, -Hitze, -Schleim, tonisiert das Qi und stabilisiert die Oberfläche
Di 11	leitet externen Wind aus, klärt Hitze, reguliert Nähr-Qi
KG 22	unterstützt das Absteigen des Lungen-Qi bei Husten
LG 14	vertreibt Wind-Hitze, befreit die Oberfläche, tonisiert Yang, Nähr- und Abwehr-Qi

Wind-Hitze in der Lunge

Chinesische Zeichen

Adspektion

- akuter Verlauf
- erhöhte Körpertemperatur
- Müdigkeit
- vermehrter Durst
- lauter, produktiver Husten
- gelb bis grünlicher Nasenausfluss
- trockener Stuhl
- Urin dunkel

Palpation

- warme trockene Nüstern und Ohren

Shu-/Mu-Punkte

- Lungen-Shu- und -Mu-Punkt

Puls

- schnell, oberflächlich
- Lungenpuls voll

Zunge

- rot, trocken

Therapieprinzip

Wind-Hitze aus der Lunge ausleiten (▶ Tab. 11.2).

▶ **Tab. 11.2** Mögliche Punkte, um Wind-Hitze aus der Lunge auszuleiten.

Akupunkturpunkte	Wirkung
Lu 6	klärt Hitze, reguliert Lungen-Qi und senkt es nach unten
Lu 10	klärt Lungen-Hitze, zerstreut Wind-Hitze bei Fülle in der Lunge
Lu 11	klärt Hitze, leitet Wind aus, reguliert Lungen-Qi und senkt es nach unten
Lu 7	vertreibt Wind-Kälte, -Hitze und -Schleim, reguliert Lungen-Qi, befreit Oberfläche
Fei Shu	reguliert Qi-Zirkulation bei Lungenerkrankungen
Bl 12	leitet externen Wind aus, unterstützt Lungen-Qi
Bl 10	vertreibt Wind
Di 4	vertreibt Wind-Kälte, -Hitze, -Schleim, tonisiert das Qi und stabilisiert die Oberfläche
Di 11	leitet externen Wind aus, klärt Hitze, reguliert Nähr-Qi
KG 22	unterstützt das Absteigen des Lungen-Qi bei Husten
LG 14	vertreibt Wind-Hitze, befreit die Oberfläche, tonisiert Yang, Nähr- und Abwehr-Qi
Er Jian	leitet Wind-Hitze aus bei Erkältungskrankheiten
Jin Tang	öffnet die Orifizien und leitet aus bei Erkältungskrankheiten

Schleim-Hitze in der Lunge

Chinesische Zeichen

Adspektion

- akuter Verlauf
- evtl. erhöhte Körpertemperatur
- Trägheit
- öfter Trinken kleiner Mengen
- entweder Heißhunger oder Appetitlosigkeit
- lauter, produktiver Husten
- gelb bis grünlich dickschleimiger Nasenausfluss
- weicher Stuhl
- Urin dunkel

Palpation

- warme, feuchte Nüstern und Ohren

Shu-/Mu-Punkte

- Lungen-Shu- und -Mu-Punkt
- evtl. Milz-Shu-Punkt

Puls

- schnell, voll, schlüpfrig, v. a. Lungenpuls

Zunge

- rot, geschwollen, feucht

Therapieprinzip

Schleim-Hitze aus der Lunge ausleiten (▶ Tab. 11.3).

▶ **Tab. 11.3** Mögliche Punkte, um Schleim-Hitze aus der Lunge auszuleiten.

Akupunkturpunkte	Wirkung
Lu 1	klärt Hitze, wandelt Schleim um und bewegt ihn, zerstreut Fülle und senkt Lungen-Qi nach unten
Lu 5	zerstreut Wind-Hitze, wandelt Schleim um, reguliert Lungen-Qi und senkt es nach unten
Lu 6	klärt Hitze, reguliert Lungen-Qi und senkt es nach unten
Lu 10	klärt Lungen-Hitze, zerstreut Wind-Hitze bei Fülle in der Lunge
Lu 11	klärt Hitze, leitet Wind aus, reguliert Lungen-Qi und senkt es nach unten
Lu 9	reguliert Lungen-Qi und lenkt es nach unten, klärt Hitze, wandelt Schleim um, befeuchtet
Fei Shu	reguliert Qi-Zirkulation bei Lungenerkrankungen
Bl 12	leitet externen Wind aus, unterstützt Lungen-Qi
Bl 10	vertreibt Wind
Di 4	vertreibt Wind-Kälte, -Hitze, -Schleim, tonisiert das Qi und stabilisiert die Oberfläche
Di 11	leitet externen Wind aus, klärt Hitze, reguliert Nähr-Qi
Ma 36	unterstützt Transport- und Transformationsfunktion der Milz
MP 3	stärkt die Funktion der Milz, wandelt Feuchte und Schleim um
MP 6	unterstützt Transport- und Transformationsfunktion der Milz, klärt Feuchte-Hitze, stimuliert Leber-Qi-Fluss und Nierenfunktion
MP 18	entspannt den Thorax, reguliert Qi
MP 20	unterstützt Milzfunktion, wandelt Schleim um, unterstützt den Fluss des Lungen-Qi
Pi Shu	Milz-Shu-Punkt, unterstützt die Funktion der Milz
KG 22	unterstützt das Absteigen des Lungen-Qi bei Husten
LG 14	vertreibt Wind-Hitze, befreit die Oberfläche, tonisiert Yang, Nähr- und Abwehr-Qi
Er Jian	leitet Wind-Hitze aus bei Erkältungskrankheiten
Jin Tang	öffnet die Orifizien und leitet aus bei Erkältungskrankheiten
Bei viel Schleim auf jeden Fall die Milz stärken. Eher Lungenpunkte, die auch Schleim umwandeln.	

11.2 Belastungsinduziertes Lungenbluten (EPIH)

Unterliegt das Pferd bei extremer körperlicher Belastung einem plötzlichen Leistungsabfall oder blutet es nach Rennen oder Springen gar aus der Nase, kann es sich um das belastungsinduzierte Lungenbluten handeln. Beim Rennen oder Springen kann sich der Druck auf die Lungenkapillaren so erhöhen, dass sie diesem nicht standhalten und platzen. Der Übertrag der Stöße durch die Hufe kann das noch fördern. Um eine reine Belastungsinduktion von anderen Erkrankungen zu differenzieren, ist eine gründliche Allgemeinuntersuchung, die Untersuchung der Lunge auf Infekte oder Schäden, die Untersuchung des Schädelraums inkl. Luftsäcken, Stirnhöhlen und Nasenraum auf Verletzungen, Infekte oder Veränderungen bzw. Zubildungen, die Untersuchung der Zähne, der Ausschluss von allgemeinen Infektionserkrankungen oder anderen Erkrankungen, die die Blutungsneigung erhöhen, notwendig. Frühestens nach 2 Stunden zeigt eine Tracheoskopie Blutspuren, evtl. eignet sich auch eine Bronchoskopie als diagnostisches Mittel.

Schulmedizinische Leitsymptome

- plötzlicher Leistungsabfall während Belastung mit Kurzatmigkeit
- evtl. Nasenbluten nach Belastung
- milde erhöhte Atemfrequenz

11.2.1 TCVM-Interpretation

Viele Sportpferde sind dem Element Feuer zuzuordnen und tendieren dazu, Hitze-Fülle zu entwickeln. V. a. in stressiger Umgebung, bei zu starker körperlicher Belastung und unter dem Druck von Reisen, Training, Ausstellungen oder Wettkämpfen entwickelt sich leicht Leber-Qi-Stagnation. Nach einiger Zeit kann sich aus dieser dann eine Tendenz zu Hitze entwickeln, die dann bei starker Belastung der Atemwege zu akuter Blutung führt.

11.2.2 Traditionelle chinesische Diagnosen

Mögliche TCVM-Diagnosen auf einen Blick

- Blut-Hitze in der Lunge
- Blut-Hitze in der Lunge verbunden mit Leber-Qi-Stagnation

Blut-Hitze in der Lunge

Chinesische Zeichen

Adspektion

- plötzliche frischrote Blutung aus der Nüster nach Belastung
- leicht erhöhte Atemfrequenz
- schnell erregbares, eher unruhiges Tier

Palpation

- Kopf warm

Shu-/Mu-Punkte

- Lungen-Shu- und evtl. -Mu-Punkt

Puls

- schnell, oberflächlich bis überflutend

Zunge

- hellrot

Therapieprinzip

Blut-Hitze ausleiten und Blutung stoppen (► Tab. 11.4).

► **Tab. 11.4** Mögliche Punkte, um Blut-Hitze auszuleiten und Blutung zu stoppen.

Akupunkturpunkte	Wirkung
Lu 6	klärt Lungenhitze und Blutung
Lu 5/10/11	klärt Hitze
Di 2	klärt Nasenbluten
Di 4	beruhigt, baut kollabiertes Yang wieder auf, klärt Feuer und Hitze, befreit Leitbahn
Di 11	klärt Hitze, kühlt Blut
Di 20	lokaler Punkt für die Unterstützung der Nase
Da Chang Shu	klärt Lungen-Hitze
MP 10	kühlt und stärkt das Blut, zerstreut Hitze
Duan-Xue (= GV 5/6/7)	behandelt jede Form von Blutung
Da Bai	bei Lungenblutung
Xue Tang	bei Hitze in der Lunge
Bi Shu	bei Hitze in der Lunge
Er Jian	leitet Wind und Hitze aus

Blut-Hitze in der Lunge verbunden mit Leber-Qi-Stagnation

Chinesische Zeichen

Adspektion

- plötzliche rote Blutung aus der Nüster nach Belastung
- leicht erhöhte Atemfrequenz
- leicht irritierbares, eher angespanntes Tier

Palpation

- Kopf warm
- Abwehrreaktion

Shu-/Mu-Punkte

- Lungen-Shu- und evtl. -Mu-Punkt
- Leber-Shu-Punkt

Puls

- schnell, oberflächlich und gespannt

Zunge

- rot

Therapieprinzip

Blut-Hitze ausleiten und Blutung stoppen, Leber-Qi-Stagnation beheben (▶ Tab. 11.5).

▶ **Tab. 11.5** Mögliche Punkte, um Blut-Hitze auszuleiten und Blutung zu stoppen sowie Leber-Qi-Stagnation zu beheben.

Akupunkturpunkte	Wirkung
Lu 6	klärt Lungenhitze und Blutung
Lu 5/10/11	klärt Hitze
Di 2	klärt Nasenbluten
Di 4	beruhigt, baut kollabiertes Yang wieder auf, klärt Feuer und Hitze, befreit Leitbahn
Di 11	klärt Hitze, kühlt Blut
Di 20	lokaler Punkt für die Unterstützung der Nase
Da Chang Shu	klärt Lungen-Hitze
MP 10	kühlt und stärkt das Blut, zerstreut Hitze
Le 2	kühlt Blut und Leberfeuer, harmonisiert Leber-Qi
Le 3	beruhigt den Geist und das Leber-Yang, sorgt für gleichmäßigen Fluss des Leber-Qi
Le 14	harmonisiert den Fluss des Leber-Qi, kühlt das Blut
Pc 6	beruhigt den Geist, harmonisiert Blutfluss
Duan-Xue (= GV 5/6/7)	behandelt jede Form von Blutung
Da Bai	bei Lungenblutung
Xue Tang	bei Hitze in der Lunge
Bi Shu	bei Hitze in der Lunge
Er Jian	leitet Wind und Hitze aus

11.3 Chronischer Husten der oberen Atemwege

Chronischer Husten, der sich auf die oberen Atemwege beschränkt, hat entweder mit den Haltungsbedingungen oder mit Allergien zu tun. Zu trockene Luft oder massives Staubaufkommen bzw. unzureichende Stalllüftung können eine ständige Reizung der oberen Atemwege herbeiführen, die zu trockenem Husten führt. Allergene können die gleiche Wirkung haben. Differenzialdiagnostisch ist die Beteiligung der tiefen Atemwege auszuschließen. Bronchoskopie und Auskultation ermöglichen die Diagnose.

Schulmedizinische Leitsymptome

- chronischer trockener Husten
- oft am Kehlkopf auslösbar
- Lunge auskultatorisch frei
- oft Abhusten bei Beginn der Arbeit, bei Staub schlimmer

11.3.1 TCVM-Interpretation

Chronischen Pathologien liegt immer eine Leere zugrunde. Im Fall von chronischem Husten der oberen Atemwege haben wir es mit Lungen-Qi- und/oder -Yin-Leere zu tun. Werden aufgrund von mangelndem Lungen-Yin die oberen Atemwege nicht ausreichend befeuchtet, wird der Lungen-Qi-Fluss behindert und es kommt zur Stagnation. Diese verhindert das normale Absteigen des Lungen-Qi und die Verteilung des Wei Qi. Die Atemwege werden nicht mehr ausreichend vor äußeren Einflüssen geschützt und es kommt zu Husten. Da es sich um eine Leere-Pathologie handelt, ist der Husten eher leise und trocken. Auch stagnierendes Leber-Qi kann durch seinen bremsenden Einfluss

(Holz revoltiert gegen Metall) das Lungen-Qi am gleichmäßigen Fluss hindern. Auch das führt zu trockenem Husten, der in diesem Fall etwas lauter und fester ist.

11.3.2 Traditionelle chinesische Diagnosen

Mögliche TCVM-Diagnosen auf einen Blick

- Husten durch Lungen-Qi- und Yin-Leere
- Husten durch Lungen-Qi-Leere wegen Leber-Qi-Stagnation

Husten durch Lungen-Qi- und Yin-Leere

Chinesische Zeichen

Adspektion

- Pferd hustet oft kurz anfänglich bei Belastung
- Fell eher trocken
- manchmal Fellabrieb unter Satteldecke u. Ä.
- eher Kurzatmigkeit

Palpation

- Husten oft auslösbar am Kehlkopf

Shu-/Mu-Punkte

- Lungen-Shu- und -Mu-Punkt

Puls

- Lungenpuls leer

Zunge

- blass, trocken, dünner weißer Belag

Therapieprinzip

Lungen-Qi heben und nach unten leiten, Lungen-Yin nähren (▸ **Tab. 11.6**).

▸ **Tab. 11.6** Mögliche Punkte, um das Lungen-Qi zu heben und nach unten zu leiten sowie das Lungen-Yin zu nähren.

Akupunktur-punkte	Wirkung
Lu 8	löst und verbreitet Lungen-Qi bei Stagnation auch im Kehlkopf
Lu 5	klärt Lungen-Hitze, Wind-Hitze und -Trockenheit, tonisiert Lungen-Qi und -Yin, senkt Lungen-Qi nach unten
Lu 9	klärt Lungen-Hitze, tonisiert Lungen-Qi und -Yin, senkt Lungen-Qi nach unten, befeuchtet Trockenheit
MP 14	löst gegenläufiges Lungen-Qi
MP 18	entspannt den Thorax, reguliert Lungen-Qi
Di 11	reguliert Nähr-Qi und Blut, reguliert Feuchte, leitet externen Wind aus
Fei Shu	reguliert Qi-Zirkulation bei Lungenerkrankungen
Di 16	beruhigt rebellisches Lungen-Qi
Di 18	beruhigt rebellisches Lungen-Qi
KG 22	unterstützt das Absteigen des Lungen-Qi bei Husten
3E 5	befreit die Körperoberfläche, stabilisiert Wei Qi, vertreibt Wind-Hitze
Yin Tang	löst gegenläufiges Lungen-Qi

Husten durch Lungen-Qi-Leere wegen Leber-Qi-Stagnation

Chinesische Zeichen

Adspektion

- Pferd hustet oft kurz anfänglich bei Belastung
- manchmal Fellabrieb unter Satteldecke u. Ä.
- eher Kurzatmigkeit
- eher aggressives oder depressives Verhalten

Palpation

- Husten oft auslösbar am Kehlkopf

Shu-/Mu-Punkte

- Lungen-Shu- und -Mu-Punkt
- Leber-Shu-Punkt

Puls

- Lungenpuls leer
- Leberpuls gespant

Zunge

- blass, dünner weißer Belag
- Ränder leicht gestaut

Therapieprinzip

Lungen-Qi heben und nach unten leiten, Leber-Qi bewegen (▶ Tab. 11.7).

▶ **Tab. 11.7** Mögliche Punkte, um das Lungen-Qi zu heben und nach unten zu leiten sowie das Leber-Qi zu bewegen.

Akupunkturpunkte	Wirkung
Lu 8	löst und verbreitet Lungen-Qi bei Stagnation auch im Kehlkopf
Lu 5	klärt Lungen-Hitze, Wind-Hitze und -Trockenheit, tonisiert Lungen-Qi und -Yin, senkt Lungen-Qi nach unten
Lu 9	klärt Lungen-Hitze, tonisiert Lungen-Qi und -Yin, senkt Lungen-Qi nach unten, befeuchtet Trockenheit
MP 14	löst gegenläufiges Lungen-Qi
MP 18	entspannt den Thorax, reguliert Lungen-Qi
Di 11	reguliert Nähr-Qi und Blut, reguliert Feuchte, leitet externen Wind aus
Fei Shu	reguliert Qi-Zirkulation bei Lungenerkrankungen
Di 16	beruhigt rebellisches Lungen-Qi
Di 18	beruhigt rebellisches Lungen-Qi
KG 22	unterstützt das Absteigen des Lungen-Qi bei Husten
3E 5	befreit die Körperoberfläche, stabilisiert Wei Qi, vertreibt Wind-Hitze, reguliert Leber-Yang
3E 6	reguliert Qi der Dreifach-Erwärmer, beseitigt zusammen mit Bl 34 stagnierendes Leber-Qi
Le 2	kühlt Blut und Leberfeuer, harmonisiert Leber-Qi
Le 3	beruhigt den Geist und das Leber-Yang, sorgt für gleichmäßigen Fluss des Leber-Qi
Le 14	harmonisiert den Fluss des Leber-Qi, kühlt das Blut
Yin Tang	löst gegenläufiges Lungen-Qi

11.4 Chronisch obstruktive Bronchitis (IAD und RAO)

Chronische Atemnot in unterschiedlicher Ausprägung bestimmt das Bild der COB. Staub, Gase und andere Allergene werden dafür verantwortlich gemacht, dass verengte Bronchioli weiter zuschwellen und die Einatmung, aber v. a. die Ausatmung erschweren. Das große Risiko ist daher das Überblähen der Lungenalveolen und deren Zerstörung, die zum irreversiblen Lungenemphysem führt. Bronchospasmus, Dyskrinie mit zu starkem Mukusanteil und die Schleimhautschwellung der Atemwege sind Hauptkriterien. Differenzialdiagnostisch sind persistierende Infektionen und Zubildungen zu berücksichtigen. Eine Diagnose ermöglichen Tracheobronchoskopie und Blutgasanalyse.

Schulmedizinische Leitsymptome

- chronischer Husten, verschlimmert durch Staub/Heu und bei Belastung
- hochgradige gemischte Dyspnoe
- evtl. doppelschlägige Ausatmung
- in Ruhe evtl. unauffällig
- hypertrophierter M. rectus abdominis in fortgeschrittenem Stadium
- geblähte Nüstern in Ruhe in fortgeschrittenem Stadium
- wenig Nasenausfluss, eher serös
- Leistungsabfall
- auskultatorisch von verschärftem inspiratorischen und expiratorischen Atemgeräusch bis zu Giemen und Rasseln über dem Lungenfeld hörbar
- Lungenperkussionsfeld kaudal evtl. vergrößert und verstärkt

11.4.1 TCVM-Interpretation

Chronische Erkrankungen können sich nur manifestieren, wenn eine Leere im Körper vorliegt, die das Gesunden des Organismus verhindert. Im Falle der COB gibt es 2 Hauptverantwortliche: Milz-Qi-Leere und Nieren-Qi-Leere. Durch Milz-Qi-Leere werden die Flüssigkeiten in der Lunge nicht mehr richtig transformiert und transportiert. Das führt zu Problemen mit dem Lungen-Qi-Fluss. Durch

Nieren-Qi-Leere verliert die Niere die Fähigkeit, das Lungen-Qi zu ergreifen und nach unten zu ziehen. Revoltierendes Lungen-Qi und Probleme bei der Ausatmung sind das Ergebnis. Beide können auf Dauer das Lungen-Qi schädigen, was zu Dyspnoe und der Unfähigkeit des Absenkens und damit zu Husten führt. Überforderung und Trauer sind Umstände, die das Lungen-Qi zusätzlich schwächen und die Situation verschärfen.

11.4.2 Traditionelle chinesische Diagnosen

Mögliche TCVM-Diagnosen auf einen Blick

- Lungen-Qi-Stagnation mit Lungen-Qi-Leere durch Milz-Qi-Leere
- Lungen-Qi-Stagnation mit Lungen-Qi-Leere durch Nieren-Qi-Leere

Lungen-Qi-Stagnation mit Lungen-Qi-Leere durch Milz-Qi-Leere

Chinesische Zeichen

Adspektion

- verstärkte Bauchatmung
- Husten
- Atemnot
- evtl. geblähte Nüstern
- leicht seromuköser Nasenausfluss
- Mattigkeit
- Leistungsschwäche
- evtl. Muskelabbau
- Neigung zu weichem Stuhl

Palpation

- eher schlaffe Muskulatur
- verstärkte Rippenatmung

Shu-/Mu-Punkte

- Lungen-Shu- und -Mu-Punkt
- Milz-Shu-Punkt

Puls

- Lungenpuls leer und gespannt
- Milzpuls leer und schlüpfrig

Zunge

- blass, feucht, Lungenareal etwas dunkler

Therapieprinzip

Lungen-Qi tonisieren und bewegen, Milz-Qi tonisieren (▶ Tab. 11.8).

▶ **Tab. 11.8** Mögliche Punkte, um Lungen-Qi zu tonisieren und zu bewegen sowie Milz-Qi zu tonisieren.

Akupunkturpunkte	Wirkung
Lu 1	klärt Hitze, wandelt Schleim um und bewegt ihn, zerstreut Fülle und senkt Lungen-Qi nach unten
Lu 3	löst Qi, hilft bei psychogenen Atmungsstörungen (Enge, Depression, Platzangst) und Asthma
Lu 5	zerstreut Wind-Hitze, wandelt Schleim um, reguliert Lungen-Qi und senkt es nach unten
Lu 11	klärt Hitze, leitet Wind aus, reguliert Lungen-Qi und senkt es nach unten
Lu 9	reguliert Lungen-Qi und lenkt es nach unten, klärt Hitze, wandelt Schleim um, befeuchtet, besonders wirksam bei chronischen Leere-Pathologien
Ma 36	unterstützt Transport- und Transformationsfunktion der Milz
MP 3	stärkt die Funktion der Milz, wandelt Feuchte und Schleim um
MP 6	unterstützt Transport- und Transformationsfunktion der Milz, klärt Feuchte-Hitze, stimuliert Leber-Qi-Fluss und Nierenfunktion
MP 18	entspannt den Thorax, reguliert Lungen-Qi
MP 20	unterstützt Milzfunktion, wandelt Schleim um, unterstützt den Fluss des Lungen-Qi
MP 14	löst gegenläufiges Lungen-Qi
Di 1	fördert regelmäßigen Fluss des Lungen-Qi, löst Stagnation, beruhigt Shen, auch bei Asthma
Di 11	reguliert Nähr-Qi und Blut, reguliert Feuchte, leitet externen Wind aus
Ma 10	senkt Qi nach unten, auch bei Asthma

▶ **Tab. 11.8** Fortsetzung.

Akupunkturpunkte	Wirkung
Ma 12	senkt rebellisches Magen-Qi, beruhigt den Geist, senkt Qi nach unten, auch bei Asthma
Ma 40	wandelt Schleim und Feuchte um, auch bei Husten
Ma 36	stärkt die Transformations- und Transportfunktion der Milz, auch bei Husten
Yin Tang	löst gegenläufiges Lungen-Qi
Da Bai	löst Lungen-Qi-Stagnation bei Asthma
LG 10–13	tonisiert das Lungen-Qi bei Asthma
Fei Shu	reguliert Qi-Zirkulation bei Lungenerkrankungen
Ge Shu	löst Stagnation im Brustraum und Zwerchfell
Pi Shu	Milz-Shu-Punkt, unterstützt die Funktion der Milz
Bl 43	tonisiert Lungen-Qi, tonisiert den Geist, stoppt Husten und lindert Asthma
Bl 45	besänftigt rebellisches Qi bei Asthma
KG 22	unterstützt das Absteigen des Lungen-Qi bei Asthma
KG 17	unterstützt das Absteigen des Lungen-Qi bei Asthma
Bei der Auswahl der Punkte initial primär das Lungen-Qi tonisieren und lösen. Bei weiterführender Therapie verstärkt Mliz-Qi tonisieren.	

Lungen-Qi-Stagnation mit Lungen-Qi-Leere durch Nieren-Qi-Leere

Chinesische Zeichen

Adspektion

- verstärkte Bauchatmung
- evtl. hypertrophierter M. rectus abdominis
- Husten
- Atemnot
- evtl. geblähte Nüstern
- wenig Nasenausfluss
- Angespanntheit
- Leistungsschwäche

Palpation

- verstärkte Rippenatmung

Shu-/Mu-Punkte

- Lungen-Shu- und -Mu-Punkt
- Nieren-Shu-Punkt

Puls

- Lungenpuls leer und gespannt
- Nierenpuls leer

Zunge

- blass, Lungenareal etwas dunkler
- dünner Belag

Therapieprinzip

Lungen-Qi tonisieren und bewegen, Nieren-Qi tonisieren (▶ **Tab. 11.9**).

▶ **Tab. 11.9** Mögliche Punkte, um Lungen-Qi zu tonisieren und zu bewegen sowie Nieren-Qi zu tonisieren.

Akupunkturpunkte	Wirkung
Lu 1	klärt Hitze und wandelt Schleim um und bewegt ihn, zerstreut Fülle und senkt Lungen-Qi nach unten
Lu 3	löst Qi und hilft bei psychogenen Atmungsstörungen (Enge, Depression, Platzangst) und Asthma
Lu 5	zerstreut Wind-Hitze, wandelt Schleim um, reguliert Lungen-Qi und senkt es nach unten
Lu 11	klärt Hitze, leitet Wind aus, reguliert Lungen-Qi und senkt es nach unten
Lu 9	reguliert Lungen-Qi und lenkt es nach unten, klärt Hitze, wandelt Schleim um, befeuchtet, besonders wirksam bei chronischen Leere-Pathologien
Ni 1	löst gestaute Nierenenergie, beruhigt den Geist
Ni 3	tonisiert die Nieren und stärkt die Essenz
Ni 7	stärkt das Nieren-Yang
Ni 27	stimuliert das Nieren-Qi und hilft Lungen-Qi zu ergreifen, senkt rebellisches Lungen-Qi ab, stoppt Husten, bei Asthma, löst Schleim

▶ **Tab. 11.9** Fortsetzung.

Akupunkturpunkte	Wirkung
MP 6	unterstützt Transport- und Transformationsfunktion der Milz, klärt Feuchte-Hitze, stimuliert Leber-Qi-Fluss und Nierenfunktion
MP 18	entspannt den Thorax, reguliert Qi
Fei Shu	reguliert Qi-Zirkulation bei Lungenerkrankungen
Ge Shu	löst Stagnation im Brustraum und Zwerchfell
Shen Shu	Nieren-Shu-Punkt, unterstützt die Funktion der Nieren
Bl 43	tonisiert Lungen-Qi, tonisiert den Geist, stoppt Husten und lindert Asthma
Bl 45	besänftigt rebellisches Qi bei Asthma
MP 14	löst gegenläufiges Lungen-Qi
MP 18	entspannt den Thorax, reguliert Lungen-Qi
Di 1	fördert regelmäßigen Fluss des Lungen-Qi, löst Stagnation, beruhigt Shen, auch bei Asthma
Di 11	reguliert Nähr-Qi und Blut, reguliert Feuchte, leitet externen Wind aus
Ma 10	senkt Qi nach unten auch bei Asthma
Yin Tang	löst gegenläufiges Lungen-Qi
Da Bai	löst Lungen-Qi-Stagnation bei Asthma
LG 10–13	tonisiert das Lungen-Qi bei Asthma
KG 22	unterstützt das Absteigen des Lungen-Qi bei Asthma
KG 17	unterstützt das Absteigen des Lungen-Qi bei Asthma
Bei der Auswahl der Punkte initial primär das Lungen-Qi tonisieren und lösen bzw. die Fähigkeit der Nieren stärken, das Lungen-Qi zu greifen. Bei weiterführender Therapie verstärkt Nieren-Qi tonisieren.	

11.5 Kehlkopfpfeifen

Beachten Sie das Kapitel Kehlkopfpfeifen (S. 111).

11.6 Luftsackentzündung

Die Luftsackentzündung des Pferdes ist meist eine Komplikation von Infektionen der oberen Atemwege und zudem chronisch. Oft sind Pilzinfektionen beteiligt. Anzeichen können Atembeschwerden wegen der Anschwellung der Luftsäcke im Kehlbereich sein. Zusätzlich tritt mehr oder weniger starker Nasenausfluss meist aus einer Nüster auf. Nasenausfluss durch Luftsackentzündung muss differenzialdiagnostisch abgegrenzt werden von chronischen Sinusitiden, Rhinitiden und Zubildungen. Röntgen ermöglicht die Diagnose, mittels Endoskopie kann eine mikrobiologische oder zytologische Probe genommen werden.

Schulmedizinische Leitsymptome

- purulenter Nasenausfluss oft einseitig
- oft übel riechend
- geschwollener Kehlbereich
- gestörtes Allgemeinbefinden
- Atembeschwerden

11.6.1 TCVM-Interpretation

Die Luftsackentzündung ist eine Fülle-Pathologie, die entsteht, wenn exogene pathogene Faktoren den Funktionskreis Lunge attackieren und sich dort festsetzen. Greift Wind-Kälte den Körper an, versucht er, diese über serösen Nasenausfluss wieder loszuwerden. Gelingt das nicht, entwickelt sich aus dem Kampf mit dem Wei Qi Hitze, die in die Nebenhöhlen und Luftsäcke aufsteigen und sich dort festsetzen kann. Der Nasenausfluss wird gelb. Diese Hitze kann dann die Flüssigkeit in den Luftsäcken eindicken und zu Schleim-Hitze transformieren. Der Ausfluss wird zäh und stagniert evtl. sogar. Gleichzeitig vorliegende Milz-Qi-Leere kann die Schleimbildung verstärken und die Heilung erschweren. Oft ist der Qi-Fluss des Magenmeridians beeinträchtigt wegen seines Verlaufs im Kehlbereich.

11.6.2 Traditionelle chinesische Diagnosen

Mögliche TCVM-Diagnosen auf einen Blick
- Luftsackentzündung durch Schleim-Kälte
- Luftsackentzündung durch Schleim-Hitze

Luftsackentzündung durch Schleim-Kälte

Chinesische Zeichen

Adspektion
- weiß-zäher Nasenausfluss, oft einseitig
- Müdigkeit
- Leistungsverlust
- Appetitlosigkeit
- wenig Durst
- evtl. weicher Stuhl
- evtl. Schwellung im Kehlbereich

Palpation
- evtl. weiche Schwellung im Kehlbereich

Shu-/Mu-Punkte
- Lungen-Shu- und -Mu-Punkt
- evtl. Milz-Shu-Punkt

Puls
- langsam, oberflächlich, schlüpfrig
- evtl. Milzpuls leer

Zunge
- blass, geschwollen, feucht

Therapieprinzip

Schleim-Kälte aus den Luftsäcken ausleiten (► **Tab. 11.10**).

► **Tab. 11.10** Mögliche Punkte, um Schleim-Kälte auszuleiten.

Akupunkturpunkte	Wirkung
Lu 1	klärt Hitze und wandelt Schleim um und bewegt ihn, zerstreut Fülle und senkt Lungen-Qi nach unten
Lu 5	zerstreut Wind-Hitze, wandelt Schleim um, reguliert Lungen-Qi und senkt es nach unten
Lu 7	vertreibt Wind-Kälte, -Hitze und -Schleim, reguliert Lungen-Qi, befreit Oberfläche
Lu 9	reguliert Lungen-Qi und lenkt es nach unten, klärt Hitze, wandelt Schleim um, befeuchtet
LG 14	vertreibt Wind-Hitze, befreit die Oberfläche, tonisiert Yang, Nähr- und Abwehr-Qi
Di 4	vertreibt Wind-Kälte, -Hitze, -Schleim, tonisiert das Qi und stabilisiert die Oberfläche
Di 11	leitet externen Wind aus, klärt Hitze, reguliert Nähr-Qi
Di 20	Lokalpunkt bei Nasenproblemen
Ma 36	unterstützt Transport- und Transformationsfunktion der Milz
MP 3	stärkt die Funktion der Milz, wandelt Feuchte und Schleim um
MP 6	unterstützt Transport- und Transformationsfunktion der Milz, klärt Feuchte-Hitze, stimuliert Leber-Qi-Fluss und Nierenfunktion
MP 20	unterstützt Milzfunktion, wandelt Schleim um, unterstützt den Fluss des Lungen-Qi
Pi Shu	Milz-Shu-Punkt, unterstützt die Funktion der Milz
Fei Shu	Lungen-Shu-Punkt, unterstützt das Lungen-Qi
Ma 2	zerstreut Wind-Kälte, befreit die Nase und die Nebenhöhlen
Ma 5	bewegt Qi im Meridianverlauf des Kiefers
Ma 40	wandelt Feuchte und Schleim um
Yin Tang	wirkt lösend bei Nebenhöhlenvereiterungen
Bi Shu	wirkt lösend bei Stauungen und Verstopfungen der Nüstern und Nasennebenhöhlen
KG 6	fördert das Yang Qi, vertreibt Kälte

Lokale Punkte sind hier sehr wichtig! Moxa wirkt unterstützend.

Luftsackentzündung durch Schleim-Hitze

Chinesische Zeichen

Adspektion

- gelb-zäher Nasenausfluss, oft einseitig
- Müdigkeit
- Leistungsverlust
- Appetitlosigkeit
- Durst in kleinen Schlucken
- evtl. Schwellung im Kehlbereich
- dunkler Urin

Palpation

- evtl. weiche Schwellung im Kehlbereich
- warmer Kopfbereich

Shu-/Mu-Punkte

- Lungen-Shu- und -Mu-Punkt
- evtl. Milz-Shu-Punkt

Puls

- schnell, oberflächlich, schlüpfrig
- evtl. Milzpuls leer

Zunge

- rot, geschwollen, feucht

Therapieprinzip

Schleim-Hitze aus den Luftsäcken ausleiten (▸ Tab. 11.11).

▸ **Tab. 11.11** Mögliche Punkte, um Schleim-Hitze auszuleiten.

Akupunkturpunkte	Wirkung
Lu 1	klärt Hitze, wandelt Schleim um und bewegt ihn, zerstreut Fülle und senkt Lungen-Qi nach unten
Lu 5	zerstreut Wind-Hitze, wandelt Schleim um, reguliert Lungen-Qi und senkt es nach unten
Lu 7	vertreibt Wind-Kälte, -Hitze und -Schleim, reguliert Lungen-Qi, befreit Oberfläche
Lu 9	reguliert Lungen-Qi und lenkt es nach unten, klärt Hitze, wandelt Schleim um, befeuchtet
LG 14	vertreibt Wind-Hitze, befreit die Oberfläche, tonisiert Yang, Nähr- und Abwehr-Qi
Di 4	vertreibt Wind-Kälte, -Hitze, -Schleim, tonisiert das Qi und stabilisiert die Oberfläche
Di 11	leitet externen Wind aus, klärt Hitze, reguliert Nähr-Qi
Di 20	Lokalpunkt bei Nasenproblemen
Ma 36	unterstützt Transport- und Transformationsfunktion der Milz
MP 3	stärkt die Funktion der Milz, wandelt Feuchte und Schleim um
MP 6	unterstützt Transport- und Transformationsfunktion der Milz, klärt Feuchte-Hitze, stimuliert Leber-Qi-Fluss und Nierenfunktion
MP 20	unterstützt Milzfunktion, wandelt Schleim um, unterstützt den Fluss des Lungen-Qi
Pi Shu	Milz-Shu-Punkt, unterstützt die Funktion der Milz
Fei Shu	Lungen-Shu-Punkt, unterstützt das Lungen-Qi
Ma 5	bewegt Qi im Meridianverlauf des Kiefers
Ma 40	wandelt Feuchte und Schleim um
Yin Tang	wirkt lösend bei Nebenhöhlenvereiterungen
Bi Shu	wirkt lösend bei Stauungen und Verstopfungen der Nüstern und Nasennebenhöhlen
Lokale Punkte sind hier sehr wichtig!	

11.7 Sinusitis

Die Entzündung der Schleimhäute der Nasennebenhöhlen kann verursacht werden durch Ausbreitung von Infekten der oberen Luftwege, Zahnerkrankungen oder Tumore. Die Schleimhaut der Kieferhöhle schwillt an, Entzündungsprodukte bilden sich und lagern sich ab. Problematisch wird es, wenn die Schleimhäute durch die Entzündung so anschwellen, dass der Sekretabfluss aus der Kieferhöhle nicht mehr gegeben ist. Ein Empyem kann sich bilden. Röntgen ermöglicht die Diagnose, mittels Endoskopie kann eine mikrobiologische oder zytologische Probe genommen werden.

Schulmedizinische Leitsymptome

- dickflüssig eitriger Nasenausfluss, oft einseitig
- stinkend
- oft gestörtes Allgemeinbefinden

11.7.1 TCVM-Interpretation

Sinusitis ist eine Fülle-Pathologie und entsteht, wenn exogene pathogene Faktoren den Funktionskreis Lunge attackieren und sich dort festsetzen. Greift Wind-Kälte den Körper an, versucht er, diesen über serösen Nasenausfluss wieder loszuwerden. Gelingt das nicht, entwickelt sich aus dem Kampf mit dem Wei Qi Hitze, die in die Nebenhöhlen aufsteigen und sich dort festsetzen kann. Der Nasenausfluss wird gelb. Diese Hitze kann dann die Flüssigkeit in den Nebenhöhlen eindicken und zu Schleim-Hitze transformieren. Der Ausfluss wird zäh bis bröckelig und stagniert evtl. sogar. Gleichzeitig vorliegende Milz-Qi-Leere kann die Schleimbildung verstärken und die Heilung erschweren. Oft ist der Qi-Fluss des Magenmeridians beeinträchtigt wegen seines Verlaufs im Kieferbereich.

11.7.2 Traditionelle chinesische Diagnosen

Mögliche TCVM-Diagnosen auf einen Blick

- Nasenausfluss durch Wind-Kälte
- Nasenausfluss durch Wind-Hitze
- Nasenausfluss durch Schleim-Hitze

Nasenausfluss durch Wind-Kälte

Chinesische Zeichen

Adspektion

- akuter Verlauf
- oft einseitiger weiß-schaumiger Nasenausfluss
- Abneigung gegen Kälte
- kein Schwitzen
- wenig Trinken
- Appetitlosigkeit

Palpation

- eher kalt

Shu-/Mu-Punkte

- Lungen-Shu-Punkt
- Magen-Shu-Punkt

Puls

- langsam, oberflächlich

Zunge

- blass, feucht

Therapieprinzip

Wind-Kälte aus der Nase ausleiten (▶ **Tab. 11.12**).

▶ **Tab. 11.12** Mögliche Punkte, um Wind-Kälte aus der Nase auszuleiten.

Akupunkturpunkte	Wirkung
Gb 20	vertreibt Wind
KG 6	fördert das Yang Qi, vertreibt Kälte
Lu 7	vertreibt Wind-Kälte, -Hitze und -Schleim, reguliert Lungen-Qi, befreit Oberfläche
Fei Shu	reguliert Qi-Zirkulation bei Lungenerkrankungen

▶ Tab. 11.12 Fortsetzung.

Akupunkturpunkte	Wirkung
Bl 12	leitet externen Wind aus, unterstützt Lungen-Qi
Bl 10	vertreibt Wind
Di 4	vertreibt Wind-Kälte, -Hitze, -Schleim, tonisiert das Qi und stabilisiert die Oberfläche
Di 11	leitet externen Wind aus, klärt Hitze, reguliert Nähr-Qi
Di 20	Lokalpunkt bei Nasenproblemen
Ma 2	zerstreut Wind-Kälte, befreit die Nase und die Nebenhöhlen
Ma 5	bewegt Qi im Meridianverlauf des Kiefers
Ma 40	wandelt Feuchte und Schleim um
Yin Tang	wirkt lösend bei Nebenhöhlenvereiterungen
Bi Shu	wirkt lösend bei Stauungen und Verstopfungen der Nüstern und Nasennebenhöhlen
Lokale Punkte sind hier wichtig!	

Nasenausfluss durch Wind-Hitze

Chinesische Zeichen

Adspektion

- akuter Verlauf
- gelb bis grünlicher Nasenausfluss oft einseitig
- Ausfluss oft stinkend
- erhöhte Körpertemperatur
- Müdigkeit
- vermehrter Durst

Palpation

- warme, trockene Nüstern und Ohren

Shu-/Mu-Punkte

- Lungen-Shu- und -Mu-Punkt
- Magen-Shu

Puls

- schnell, oberflächlich

Zunge

- rot, trocken

Therapieprinzip

Wind-Hitze aus der Nase ausleiten (▶ Tab. 11.13).

▶ **Tab. 11.13** Mögliche Punkte, um Wind-Hitze aus der Nase auszuleiten.

Akupunkturpunkte	Wirkung
Lu 6	klärt Hitze, reguliert Lungen-Qi und senkt es nach unten
Gb 20	vertreibt Wind
Lu 10	klärt Lungen-Hitze, zerstreut Wind-Hitze bei Fülle in der Lunge
Lu 11	klärt Hitze, leitet Wind aus, reguliert Lungen-Qi und senkt es nach unten
Lu 7	vertreibt Wind-Kälte, -Hitze und -Schleim, reguliert Lungen-Qi, befreit Oberfläche
Fei Shu	reguliert Qi-Zirkulation bei Lungenerkrankungen
Bl 12	leitet externen Wind aus, unterstützt Lungen-Qi
Bl 10	vertreibt Wind
Di 4	vertreibt Wind-Kälte, -Hitze, -Schleim, tonisiert das Qi und stabilisiert die Oberfläche
Di 11	leitet externen Wind aus, klärt Hitze, reguliert Nähr-Qi
Di 20	Lokalpunkt bei Nasenproblemen
Ma 2	zerstreut Wind-Kälte, befreit die Nase und die Nebenhöhlen
Ma 5	bewegt Qi im Meridianverlauf des Kiefers
Ma 40	wandelt Feuchte und Schleim um
KG 22	unterstützt das Absteigen des Lungen-Qi bei Husten
LG 14	vertreibt Wind-Hitze, befreit die Oberfläche, tonisiert Yang, Nähr- und Abwehr-Qi
Er Jian	leitet Wind-Hitze aus bei Erkältungskrankheiten
Jin Tang	öffnet die Orifizien und leitet aus bei Erkältungskrankheiten
Bi Shu	wirkt lösend bei Stauungen und Verstopfungen der Nüstern und Nasennebenhöhlen
Lokale Punkte sind hier wichtig!	

Nasenausfluss durch Schleim-Hitze

Chinesische Zeichen

Adspektion

- evtl. erhöhte Körpertemperatur
- gelb bis grünlich dickschleimiger bis bröckeliger Nasenausfluss, oft einseitig
- Trägheit
- öfter Trinken kleiner Mengen
- entweder Heißhunger oder Appetitlosigkeit
- weicher Stuhl
- Urin dunkel

Palpation

- warme, feuchte Nüstern und Ohren

Shu-/Mu-Punkte

- Lungen-Shu- und -Mu-Punkt
- evtl. Milz-Shu-Punkt

Puls

- schnell, oberflächlich, schlüpfrig
- evtl. Milzpuls leer

Zunge

- rot, geschwollen, feucht

Therapieprinzip

Schleim-Hitze aus der Nase ausleiten (▸ **Tab. 11.14**).

▸ **Tab. 11.14** Mögliche Punkte, um Schleim-Hitze aus der Nase auszuleiten.

Akupunkturpunkte	Wirkung
Lu 1	klärt Hitze, wandelt Schleim um und bewegt ihn, zerstreut Fülle und senkt Lungen-Qi nach unten
Lu 5	zerstreut Wind-Hitze, wandelt Schleim um, reguliert Lungen-Qi und senkt es nach unten
Lu 6	klärt Hitze, reguliert Lungen-Qi und senkt es nach unten
Lu 10	klärt Lungen-Hitze, zerstreut Wind-Hitze bei Fülle in der Lunge
Lu 9	reguliert Lungen-Qi und lenkt es nach unten, klärt Hitze, wandelt Schleim um, befeuchtet
Fei Shu	reguliert Qi-Zirkulation bei Lungenerkrankungen
Bl 12	leitet externen Wind aus, unterstützt Lungen-Qi
Bl 10	vertreibt Wind
Di 4	vertreibt Wind-Kälte, -Hitze, -Schleim, tonisiert das Qi und stabilisiert die Oberfläche
Di 11	leitet externen Wind aus, klärt Hitze, reguliert Nähr-Qi
Di 20	Lokalpunkt bei Nasenproblemen
Ma 36	unterstützt Transport- und Transformationsfunktion der Milz
MP 3	stärkt die Funktion der Milz, wandelt Feuchte und Schleim um
MP 6	unterstützt Transport- und Transformationsfunktion der Milz, klärt Feuchte-Hitze, stimuliert Leber-Qi-Fluss und Nierenfunktion
MP 20	unterstützt Milzfunktion, wandelt Schleim um, unterstützt den Fluss des Lungen-Qi
Pi Shu	Milz-Shu-Punkt, unterstützt die Funktion der Milz
Bi Shu	wirkt lösend bei Stauungen und Verstopfungen der Nüstern und Nasennebenhöhlen
Xue Tang	klärt Hitze und löst bei Stauungen und Verstopfungen im Bereich der Nüstern
LG 14	vertreibt Wind-Hitze, befreit die Oberfläche, tonisiert Yang, Nähr- und Abwehr-Qi
Er Jian	leitet Wind-Hitze aus bei Erkältungskrankheiten
Jin Tang	öffnet die Orifizien und leitet aus bei Erkältungskrankheiten
Lokale Punkte sind hier wichtig! Bei viel Schleim auf jeden Fall die Milz stärken. Eher Lungenpunkte, die auch Schleim umwandeln.	

12 Indikationen des Verdauungstraktes

12.1 Diarrhö

Durchfälle treten beim Pferd immer wieder auf und sind meistens parasitären oder diätetischen Ursprungs. Plötzliche Futterwechsel, ungeeignete Futtermittel, die Aufnahme großer Mengen kalten Wassers, Chemotherapeutika, starke Verwurmung oder einfach nur Stressbelastung können Durchfall verursachen, ebenso bakterielle oder Virusinfekte, pflanzliche oder chemische Giftstoffe sowie Fremdkörper. Grund für den entstehenden dünnen Kot ist meist ein durch oben genannte Noxen ausgelöster Darmkatarrh. Hyperämisierung, Schleimhautveränderungen und Peristaltik behindern die Resorption von Flüssigkeit und Nährstoffen. Es kommt zu Durchfall. Entstehende Schleimhautschäden können den Durchfall chronisch werden lassen. Es empfiehlt sich, Futter- und Wasserproben auszuwerten, Blutwerte und Kotuntersuchungen geben Hinweise auf eine mögliche Ursache des Durchfalls.

Schulmedizinische Leitsymptome
- Durchfall breiig bis wässrig
- chronisch oder akut
- evtl. Verschmutzung von Hinterbeinen und Schweif
- evtl. Tenesmus ani
- evtl. Inappetenz
- evtl. Kachexie und Exsikkose

12.1.1 TCVM-Interpretation

Akuter Durchfall wird verursacht durch einen eingedrungenen äußeren pathogenen Faktor, emotionalen Stress oder Diätfehler. Sie alle bringen die Milz aus dem Gleichgewicht und stören ihre Funktion, die Flüssigkeiten und Futter zu transformieren und mit dem Qi nach oben zu leiten. Eindringende äußere pathogene Faktoren können Schleim, Hitze und Kälte sein. Diätfehler können diese pathogenen Faktoren in den Magen-Darm-Trakt einbringen. Emotionaler Stress lässt das Leber-Qi stagnieren und schwächt dadurch die Milz.

Chronische Diarrhö ist immer ein Leere-Zustand entweder von Milz- oder Nieren-Yang.

12.1.2 Traditionelle chinesische Diagnosen

Mögliche TCVM-Diagnosen auf einen Blick
- Durchfall durch eingedrungene Hitze
- Durchfall durch eingedrungene Feuchte-Kälte
- Durchfall durch eingedrungene Feuchte-Hitze
- Durchfall durch Futterretention im Magen
- Durchfall durch Leber-Qi-Stagnation, die die Milz angreift
- Durchfall durch Milz-Qi-Leere
- Durchfall durch Nieren-Yang-Leere

Durchfall durch eingedrungene Hitze

Chinesische Zeichen

Adspektion
- plötzlicher starker, heftiger Durchfall
- evtl. mit Blutbeimengung
- stinkend
- schmerzhaft
- schlechter durch Hitze
- wenig dunkler Urin
- Durst

Palpation
- Fieber
- empfindlicher Anus

Shu-/Mu-Punkte
- Dickdarm- und/oder Dünndarm-Shu- und -Mu-Punkt, Magen-Shu- und -Mu-Punkt
- evtl. Dreifach-Erwärmer-Shu-Punkt

Puls
- schnell, oberflächlich, überflutend
- gespannt im betroffenen Funktionskreis

Zunge
- rot, trocken

Therapieprinzip

Hitze aus dem Darm ausleiten und Durchfall stoppen (▶ Tab. 12.1).

▶ **Tab. 12.1** Mögliche Punkte, um Hitze aus dem Darm auszuleiten und Durchfall zu stoppen.

Akupunkturpunkte	Wirkung
Di 4	klärt Feuchte-Hitze, reguliert Qi-Fluss und Dickdarmfunktion
Di 11	klärt Hitze, reguliert den Dickdarm
Ma 45	klärt Hitze, löst Nahrungsstagnation auf, Kolik
Ma 25	harmonisiert das Qi des mittleren Jiao, beseitigt Magen-Hitze, löst Futteranschoppungen, bei Durchfall
Ma 37	reguliert Dickdarmfunktion, klärt Feuchte-Hitze
Ma 39	reguliert Dünndarmfunktion, klärt Feuchte-Hitze
Dü 8	klärt Hitze
3E 5	öffnet die Oberfläche, bei Infekten
3E 10	entspannt Faszien, leitet Wind-Feuchte aus, reguliert Nahrungs-Qi und Abwehr-Qi
MP 9	unterstützt die Funktion der Milz, klärt Hitze, bei Durchfall
Da Chang Shu	Shu-Punkt des Dickdarms, unterstützt die Transportfunktion des Darms, bei Fieber
Xiao Chang Shu	fördert die Dünndarmfunktion, klärt Hitze, fördert Urinproduktion
Wei Jian	klärt Hitze, bei Durchfall und Tenesmus bzw. Schmerz im Analbereich
LG 1	stoppt Durchfall, reguliert die Flüssigkeiten und den mittleren Jiao
Er Jian	leitet Hitze aus, bei Enterospasmus und Durchfall

Durchfall durch eingedrungene Feuchte-Kälte

Chinesische Zeichen

Adspektion

- akuter breiig-schleimiger Durchfall
- ohne Geruch
- dumpfer Druck im Bauch, besser nach Misten
- schlechter bei feuchter Kälte
- wenig heller Urin
- kaum Durst

Palpation

- kein Fieber
- Druckempfindlichkeit am Bauch

Shu-/Mu-Punkte

- Dickdarm- und/oder Dünndarm-Shu- und -Mu-Punkt, Magen-Shu- und -Mu-Punkt

Puls

- langsam, oberflächlich, schlüpfrig
- voll im betroffenen Funktionskreis

Zunge

- blass, feucht, geschwollen

Therapieprinzip

Feuchte-Kälte aus dem Darm ausleiten und Durchfall stoppen (▶ Tab. 12.2).

▶ **Tab. 12.2** Mögliche Punkte, um Feuchte-Kälte aus dem Darm auszuleiten und Durchfall zu stoppen.

Akupunkturpunkte	Wirkung
Di 4	leitet Feuchte-Hitze und Feuchte-Kälte aus, reguliert Qi-Fluss und Dickdarmfunktion
Di 10	reguliert den Dickdarm, mobilisiert Stagnation im Verdauungssystem
Ma 45	klärt Hitze, löst Nahrungsstagnation auf, Kolik
Ma 25	harmonisiert das Qi des mittleren Jiao, beseitigt Magen-Hitze, löst Futteranschoppungen, bei Durchfall
MP 3	stärkt die Milz, wandelt Feuchte um und zerstreut sie
MP 8	reguliert Qi und Blut bei Durchfall

▶ **Tab. 12.2** Fortsetzung.

Akupunkturpunkte	Wirkung
MP 9	unterstützt die Funktion der Milz, klärt Hitze, bei Durchfall
MP 13	stärkt die Milz, lindert Schmerz, bei Durchfall
Pi Shu	Shu-Punkt der Milz, stärkt die Milz, bei Durchfall und Bauchschmerz
Da Chang Shu	Shu-Punkt des Dickdarms, unterstützt die Transportfunktion des Darms, bei Fieber
Xiao Chang Shu	fördert die Dünndarmfunktion, klärt Hitze, fördert Urinproduktion
LG 4	stärkt das Yang und treibt Feuchte-Kälte aus
LG 1	stoppt Durchfall, reguliert die Flüssigkeiten und den mittleren Jiao
KG 5	stärkt die Transformation und Exkretion von Flüssigkeiten, bei Kolik und Diarrhö
KG 4	stärkt das Yang, tonisiert die Nieren, bei Diarrhö und Schmerzen im unteren Erwärmer
KG 6	tonisiert Qi, Yang und Ursprungs-Qi, löst Feuchtigkeit, bei weichem Stuhl moxen
KG 8	stärkt das Yang, stärkt die Milz, bei Durchfall (immer nur moxen)
KG 12	unterstützt Magen- und Milzfunktion, transformiert und transportiert Feuchte, bei Durchfall, löst Futteransammlungen
Wei Jian	stoppt Enterospasmen, bei Kälteerkrankungen
Punkte intensiv stimulieren und evtl. moxen.	

Durchfall durch eingedrungene Feuchte-Hitze

Chinesische Zeichen

Adspektion

- plötzlicher starker, heftiger Durchfall
- schleimig evtl. mit Blutbeimengung
- stinkend
- schmerzhaft
- wenig dunkler Urin
- wenig Durst, kleine Mengen

Palpation

- Fieber
- empfindlicher Anus

Shu-/Mu-Punkte

- Dickdarm- und/oder Dünndarm-Shu- und -Mu-Punkt, Magen-Shu- und -Mu-Punkt

Puls

- schnell, oberflächlich, überflutend
- schlüpfrig im betroffenen Funktionskreis

Zunge

- rot, feucht, geschwollen

Therapieprinzip

Feuchte-Hitze aus dem Darm ausleiten und Durchfall stoppen (▶ **Tab. 12.3**).

▶ **Tab. 12.3** Mögliche Punkte, um Feuchte-Hitze aus dem Darm auszuleiten und Durchfall zu stoppen.

Akupunkturpunkte	Wirkung
Di 4	klärt Feuchte-Hitze, reguliert Qi-Fluss und Dickdarmfunktion
Di 11	klärt Hitze, reguliert den Dickdarm
Ma 45	klärt Hitze, löst Nahrungsstagnation auf, Kolik
Ma 25	harmonisiert das Qi des mittleren Jiao, beseitigt Magen-Hitze, löst Futteranschoppungen, bei Durchfall
Ma 37	reguliert Dickdarmfunktion, klärt Feuchte-Hitze
Ma 39	reguliert Dünndarmfunktion, klärt Feuchte-Hitze
Dü 8	klärt Hitze
3E 5	öffnet die Oberfläche, bei Infekten
3E 10	entspannt Faszien, leitet Wind-Feuchte aus, reguliert Nahrungs-Qi und Abwehr-Qi
MP 9	unterstützt die Funktion der Milz, klärt Hitze, bei Durchfall
Da Chang Shu	Shu-Punkt des Dickdarms, unterstützt die Transportfunktion des Darms, bei Fieber
Xiao Chang Shu	fördert die Dünndarmfunktion, klärt Hitze, fördert Urinproduktion

► **Tab. 12.3** Fortsetzung.

Akupunkturpunkte	Wirkung
Wei Jian	klärt Hitze, bei Durchfall und Tenesmus bzw. Schmerz im Analbereich
LG 1	stoppt Durchfall, reguliert die Flüssigkeiten und den mittleren Jiao
Er Jian	leitet Hitze aus, bei Enterospasmus und Durchfall
MP 3	stärkt die Milz, wandelt Feuchte um und zerstreut sie
MP 9	unterstützt die Funktion der Milz, klärt Hitze, bei Durchfall
MP 13	stärkt die Milz, lindert Schmerz, bei Durchfall
Pi Shu	Shu-Punkt der Milz, stärkt die Milz, bei Durchfall und Bauchschmerz
KG 5	stärkt die Transformation und Exkretion von Flüssigkeiten, bei Kolik und Diarrhö
KG 12	unterstützt Magen- und Milzfunktion, transformiert und transportiert Feuchte, bei Durchfall, löst Futteransammlungen

Durchfall durch Futterretention im Magen

Chinesische Zeichen

Adspektion

- breiig bis wässriger Durchfall mit unverdautem Futter
- saurer bis fauliger Geruch
- evtl. Flatulenz stinkend
- dumpfer Druck im Bauch, besser nach Misten
- Inappetenz

Palpation

- kein Fieber
- Druckempfindlichkeit am Bauch

Shu-/Mu-Punkte

- Dickdarm- und/oder Dünndarm-Shu-Punkt, Magen-Shu- und -Mu-Punkt

Puls

- langsam, tief, gespannt

Zunge

- dunkel mit dickem fettigem Belag

Therapieprinzip

Futterretention auflösen, Verdauung unterstützen und Durchfall stoppen (► Tab. 12.4).

► **Tab. 12.4** Mögliche Punkte, um Futterretention aufzulösen, Verdauung zu unterstützen und Durchfall zu stoppen.

Akupunkturpunkte	Wirkung
Di 4	leitet Feuchte-Hitze und Feuchte-Kälte aus, reguliert Qi-Fluss und Dickdarmfunktion
Di 10	reguliert den Dickdarm, mobilisiert Stagnation im Verdauungssystem
Ma 36	löst Nahrungsstagnation auf, lenkt Magen-Qi nach unten, unterstützt die Milzfunktion
Ma 37	reguliert Dickdarmfunktion, klärt Feuchte-Hitze
Ma 39	reguliert Dünndarmfunktion, klärt Feuchte-Hitze
Ma 25	harmonisiert das Qi des mittleren Jiao, beseitigt Magen-Hitze, löst Futteranschoppungen, bei Durchfall
MP 6	stärkt Milz- und Nierenfunktion sowie Leber-Qi-Fluss, bei Störungen des Gastrointestinaltraktes
3E 6	reguliert Qi der 3 Erwärmer, beseitigt Verstopfung
Pi Shu	Shu-Punkt der Milz, stärkt die Milz, bei Durchfall und Bauchschmerz
Da Chang Shu	Shu-Punkt des Dickdarms unterstützt die Transportfunktion des Darms, bei Fieber
Wei Shu	fördert die Magenfunktion, bei Magendilatation
LG 4	stärkt das Yang und Yuan Qi und treibt Feuchte-Kälte aus, bei Darmstörungen
Bai Hui	stärkt das Qi des Körpers, bei Darmstörungen und Magendilatation
LG 1	stoppt Durchfall, reguliert die Flüssigkeiten und stärkt den mittleren Jiao
KG 5	stärkt die Transformation und Exkretion von Flüssigkeiten, bei Kolik und Diarrhö

► **Tab. 12.4** Fortsetzung.

Akupunkturpunkte	Wirkung
KG 10	tonisiert die Milz, lenkt das Magen-Qi nach unten, löst Futterstagnation
KG 8	stärkt das Yang, stärkt die Milz, bei Durchfall (immer nur moxen)
KG 12	unterstützt Magen- und Milzfunktion, lenkt das Qi, transformiert und transportiert Feuchte, bei Durchfall, löst Futteransammlungen
Wei Jian	stoppt Enterospasmen, bei Kälteerkrankungen
Punkte intensiv stimulieren und evtl. moxen.	

Durchfall durch Leber-Qi-Stagnation, die die Milz angreift

Chinesische Zeichen

Adspektion

- wechselnder breiiger bis wässriger Durchfall
- saurer Geruch
- evtl. Flatulenz
- evtl. Stöhnen
- dumpfer Druck im Oberbauch besser nach Misten
- durch Stress auslösbar
- Inappetenz

Palpation

- kein Fieber
- Druckempfindlichkeit und Spannung am Oberbauch

Shu-/Mu-Punkte

- Milz-Shu-Punkt
- Leber-Shu-Punkt

Puls

- tief und gespannt im Leberbereich
- leer im Milzbereich

Zunge

- blass bläulich mit dunklerem Leberrand
- geschwollen

Therapieprinzip

Leber regulieren, Milz tonisieren und Durchfall stoppen (► Tab. 12.5).

► **Tab. 12.5** Mögliche Punkte, um die Leber zu regulieren, die Milz zu tonisieren und Durchfall zu stoppen.

Akupunkturpunkte	Wirkung
Di 10	reguliert den Dickdarm, mobilisiert Stagnation im Verdauungssystem
Ma 36	löst Nahrungsstagnation auf, lenkt Magen-Qi nach unten, unterstützt die Milzfunktion
Ma 25	harmonisiert das Qi des mittleren Jiao, beseitigt Magen-Hitze, löst Futteranschoppungen, bei Durchfall
MP 3	stärkt die Milz, wandelt Feuchte um und zerstreut sie
MP 6	stärkt Milz- und Nierenfunktion sowie Leber-Qi-Fluss, bei Störungen des Gastrointestinaltraktes
MP 9	unterstützt die Funktion der Milz, klärt Hitze, bei Durchfall
Gan Shu	Shu-Punkt der Leber, harmonisiert das Leber-Qi
Pi Shu	Shu-Punkt der Milz, stärkt die Milz, bei Durchfall und Bauchschmerz
Da Chang Shu	Shu-Punkt des Dickdarms, unterstützt die Transportfunktion des Darms, bei Fieber
Wei Shu	fördert die Magenfunktion, bei Magendilatation
Le 2	kühlt aufsteigendes Leber-Yang und Leber-Feuer, harmonisiert Leber-Qi
Le 3	kühlt aufsteigendes Leber Yang und Leber Feuer, harmonisiert Leber-Qi-Fluss
Le 6	fördert den regelmäßigen Fluss des Leber-Qi, bei Durchfall
Le 13	harmonisiert Leber und Milz, stärkt das Qi aller Bauchorgane
Le 14	harmonisiert Leber und Magen, reguliert Fluss des Leber-Qi, fördert Magen
Bai Hui	stärkt das Qi des Körpers, bei Darmstörungen und Magendilatation
LG 1	stoppt Durchfall, reguliert die Flüssigkeiten und stärkt den mittleren Jiao
KG 10	tonisiert die Milz, lenkt das Magen-Qi nach unten, löst Futterstagnation

► **Tab. 12.5** Fortsetzung.

Akupunktur-punkte	Wirkung
KG 8	stärkt das Yang, stärkt die Milz, bei Durchfall (immer nur moxen)
KG 12	unterstützt Magen- und Milzfunktion, lenkt das Qi, transformiert und transportiert Feuchte, bei Durchfall, löst Futteransammlungen

Durchfall durch Milz-Qi-Leere

Chinesische Zeichen

Adspektion

- chronisch wechselnder breiiger Durchfall mit unverdauten Nahrungsbestandteilen
- evtl. Flatulenz
- evtl. Stöhnen
- Inappetenz
- Unwohlsein nach Fressen
- Müdigkeit

Palpation

- kein Fieber

Shu-/Mu-Punkte

- Milz-Shu- und -Mu-Punkt

Puls

- leer im Milzbereich, schlüpfrig

Zunge

- blass, geschwollen

Therapieprinzip

Milz tonisieren und Durchfall stoppen (► **Tab. 12.6**).

► **Tab. 12.6** Mögliche Punkte, um die Milz zu tonisieren und Durchfall zu stoppen.

Akupunk-turpunkte	Wirkung
Di 10	reguliert den Dickdarm, mobilisiert Stagnation im Verdauungssystem
Ma 36	löst Nahrungsstagnation auf, lenkt Magen-Qi nach unten, unterstützt die Milzfunktion
Ma 25	harmonisiert das Qi des mittleren Jiao, beseitigt Magen-Hitze, löst Futteranschoppungen, bei Durchfall
MP 3	stärkt die Milz, wandelt Feuchte um und zerstreut sie
MP 6	stärkt Milz- und Nierenfunktion sowie Leber-Qi-Fluss, bei Störungen des Gastrointestinaltraktes
MP 9	unterstützt die Funktion der Milz, klärt Hitze, bei Durchfall
Pi Shu	Shu-Punkt der Milz, stärkt die Milz, bei Durchfall und Bauchschmerz
Da Chang Shu	Shu-Punkt des Dickdarms, unterstützt die Transportfunktion des Darms, bei Fieber
Le 13	harmonisiert Leber und Milz, stärkt das Qi aller Bauchorgane
LG 1	stoppt Durchfall, reguliert die Flüssigkeiten und stärkt den mittleren Jiao
KG 8	stärkt das Yang, stärkt die Milz, bei Durchfall (immer nur moxen)
KG 12	unterstützt Magen- und Milzfunktion, lenkt das Qi, transformiert und transportiert Feuchte, bei Durchfall, löst Futteransammlungen

Vorzugsweise moxen.

Durchfall durch Nieren-Yang-Leere

Chinesische Zeichen

Adspektion

- chronisch breiiger bis wässriger Durchfall oft in den Morgenstunden
- mit unverdauten Nahrungsbestandteilen
- evtl. Bauchgluckern
- Inappetenz
- viel klarer Urin
- eher kalte Beine
- Neigung zu Rückenschwäche und Knieproblemen

Palpation

- eher kühl

Shu-/Mu-Punkte

- Nieren-Shu- und -Mu-Punkt

Puls

- tief, leer im Nierenbereich

Zunge

- blass, feucht

Therapieprinzip

Nieren-Yang tonisieren und Durchfall stoppen (▶ Tab. 12.7).

▶ **Tab. 12.7** Mögliche Punkte, um die Nieren zu tonisieren und Durchfall zu stoppen.

Akupunkturpunkte	Wirkung
Di 10	reguliert den Dickdarm, mobilisiert Stagnation im Verdauungssystem
Ma 36	löst Nahrungsstagnation auf, lenkt Magen-Qi nach unten, unterstützt die Milzfunktion
MP 6	stärkt Milz- und Nierenfunktion sowie Leber-Qi-Fluss, bei Störungen des Gastrointestinaltraktes
Ni 3	tonisiert die Nieren und stärkt die Essenz
Ni 7	tonisiert das Nieren-Yang
Shen Shu	Shu-Punkt der Nieren, stärkt die Nieren, bei Durchfall und Bauchschmerz sowie Rückenschwäche
Xiao Chang Shu	Shu-Punkt des Dünndarms, unterstützt die Transportfunktion des Darms
Le 13	harmonisiert Leber und Milz, stärkt das Qi aller Bauchorgane
LG 1	stoppt Durchfall, reguliert die Flüssigkeiten und stärkt den mittleren Jiao
LG 4	tonisiert die Nieren, stärkt Yang und Ursprungs-Qi, wärmt den Ming Men, fördert die Essenz, bei Durchfall und Nieren-Yang-Leere
Bai Hui	tonisiert, bei Erschöpfungszuständen, Kälteerkrankungen, Darmstörungen, Hinterhandschwäche
KG 4	tonisiert die Nieren, stärkt Yang und Ursprungs-Qi, bei Durchfall
KG 5	fördert Transformation und Transport von Flüssigkeiten im unteren Erwärmer, bei Durchfall
KG 6	tonisiert Yang und Ursprungs-Qi, leitet Feuchte und Kälte aus, bei weichem Stuhl moxen
KG 8	stärkt das Yang, stärkt die Milz, bei Durchfall (immer nur moxen)
KG 12	unterstützt Magen- und Milzfunktion, lenkt das Qi, transformiert und transportiert Feuchte, bei Durchfall, löst Futteransammlungen

Vorzugsweise moxen.

12.2 Enteritis

Plötzliche Futterwechsel, Stress, ungeeignete Futtermittel, Chemotherapeutika, starke Verwurmung oder einfach nur Stressbelastung können eine Enteritis verursachen ebenso wie bakterielle oder Virusinfekte, pflanzliche oder chemische Giftstoffe sowie Fremdkörper. Hyperämisierung, Schleimhautveränderungen und Peristaltik behindern die Resorption von Flüssigkeit und Nährstoffen. Es kommt zu Durchfall. Entstehende Schleimhautschäden können die Enteritis chronisch werden lassen. Besondere Bedeutung haben hier wandernde Strongylidenlarven. Es empfiehlt sich, Futter- und Wasserproben auszuwerten, Blutwerte und Kotuntersuchungen geben Hinweise auf eine mögliche Ursache des Durchfalls. Bei Koliksymptomen ist eine rektale Untersuchung angeraten.

Schulmedizinische Leitsymptome

- Durchfall breiig bis wässrig
- evtl. leichte Koliksymptome
- chronisch oder akut
- evtl. Verschmutzung von Hinterbeinen und Schweif
- evtl. Tenesmus ani
- evtl. Inappetenz
- Kachexie und Exsikkose bei chronischen Zuständen
- glanzloses Fell bei chronischen Zuständen

12.2.1 TCVM-Interpretation

Akute Enteritis wird verursacht durch einen eingedrungenen äußeren pathogenen Faktor, emotionalen Stress oder Diätfehler. Sie alle bringen die Milz aus dem Gleichgewicht und stören ihre Funktion, die Flüssigkeiten und Futter zu transformieren und mit dem Qi nach oben zu leiten. Eindringende äußere pathogene Faktoren können Schleim und Hitze sein. Diätfehler können diese pathogenen Faktoren in den Magen-Darm-Trakt einbringen. Emotionaler Stress lässt das Leber-Qi stagnieren, stört die Verarbeitung und Verteilung von Futterbestandteilen und schwächt dadurch die Milz. Chronische Enteritis schwächt die Funktion der Milz ebenfalls und ist immer ein Leere-Zustand.

12.2.2 Traditionelle chinesische Diagnosen

Mögliche TCVM-Diagnosen auf einen Blick

- Enteritis durch eingedrungene Hitze
- Enteritis durch eingedrungene Feuchte-Hitze
- Enteritis durch Leber-Qi-Stagnation, die die Milz angreift
- chronische Enteritis mit Milz-Qi-Leere

Enteritis durch eingedrungene Hitze

Chinesische Zeichen

Adspektion

- plötzlicher Durchfall
- evtl. mit Blutbeimengung
- stinkend
- schmerzhaft
- schlechter durch Hitze
- Inappetenz
- wenig dunkler Urin
- Durst

Palpation

- Fieber
- empfindlicher Anus

Shu-/Mu-Punkte

- Dickdarm- und/oder Dünndarm-Shu- und -Mu-Punkt, Magen-Shu- und -Mu-Punkt

Puls

- schnell, oberflächlich, überflutend
- gespannt im betroffenen Funktionskreis

Zunge

- rot, trocken

Therapieprinzip

Hitze aus dem Darm ausleiten und Durchfall stoppen (▶ Tab. 12.8).

▶ **Tab. 12.8** Mögliche Punkte, um Hitze aus dem Darm auszuleiten und Durchfall zu stoppen.

Akupunkturpunkte	Wirkung
Di 4	klärt Feuchte-Hitze, reguliert Qi-Fluss und Dickdarmfunktion
Di 11	klärt Hitze, reguliert den Dickdarm
Ma 45	klärt Hitze, löst Nahrungsstagnation auf, Kolik
Ma 25	harmonisiert das Qi des mittleren Jiao, beseitigt Magen-Hitze, löst Futteranschoppungen, bei Durchfall
Ma 37	reguliert Dickdarmfunktion, klärt Feuchte-Hitze
Ma 39	reguliert Dünndarmfunktion, klärt Feuchte-Hitze
Dü 8	klärt Hitze
MP 9	unterstützt die Funktion der Milz, klärt Hitze, bei Durchfall
Da Chang Shu	Shu-Punkt des Dickdarms, unterstützt die Transportfunktion des Darms, bei Fieber
Xiao Chang Shu	fördert die Dünndarmfunktion, klärt Hitze, fördert Urinproduktion
Wei Jian	klärt Hitze, bei Durchfall und Tenesmus bzw. Schmerz im Analbereich
LG 1	stoppt Durchfall, reguliert die Flüssigkeiten und den mittleren Jiao
Er Jian	leitet Hitze aus, bei Enterospasmus und Durchfall

Enteritis durch eingedrungene Feuchte-Hitze

Chinesische Zeichen

Adspektion

- plötzlicher Durchfall
- schleimig, evtl. mit Blutbeimengung
- stinkend
- schmerzhaft
- Inappetenz
- wenig dunkler Urin
- wenig Durst, kleine Mengen

Palpation

- Fieber
- empfindlicher Anus

Shu-/Mu-Punkte

- Dickdarm- und/oder Dünndarm-Shu- und -Mu-Punkt, Magen-Shu- und -Mu-Punkt

Puls

- schnell, oberflächlich, überflutend
- schlüpfrig im betroffenen Funktionskreis

Zunge

- rot, feucht, geschwollen

Therapieprinzip

Feuchte-Hitze aus dem Darm ausleiten und Durchfall stoppen (▶ Tab. 12.9).

▶ **Tab. 12.9** Mögliche Punkte, um Feuchte-Hitze aus dem Darm auszuleiten und Durchfall zu stoppen.

Akupunkturpunkte	Wirkung
Di 4	klärt Feuchte-Hitze, reguliert Qi-Fluss und Dickdarmfunktion
Di 11	klärt Hitze, reguliert den Dickdarm
Ma 45	klärt Hitze, löst Nahrungsstagnation auf, Kolik
Ma 25	harmonisiert das Qi des mittleren Jiao, beseitigt Magen-Hitze, löst Futteranschoppungen, bei Durchfall
Ma 37	reguliert Dickdarmfunktion, klärt Feuchte-Hitze
Ma 39	reguliert Dünndarmfunktion, klärt Feuchte-Hitze
Dü 8	klärt Hitze
Da Chang Shu	Shu-Punkt des Dickdarms, unterstützt die Transportfunktion des Darms, bei Fieber
Xiao Chang Shu	fördert die Dünndarmfunktion, klärt Hitze, fördert Urinproduktion
Wei Jian	klärt Hitze, bei Durchfall und Tenesmus bzw. Schmerz im Analbereich
LG 1	stoppt Durchfall, reguliert die Flüssigkeiten und den mittleren Jiao
Er Jian	leitet Hitze aus, bei Enterospasmus und Durchfall
MP 3	stärkt die Milz, wandelt Feuchte um und zerstreut sie
MP 9	unterstützt die Funktion der Milz, klärt Hitze, bei Durchfall
MP 13	stärkt die Milz, lindert Schmerz, bei Durchfall
Pi Shu	Shu-Punkt der Milz, stärkt die Milz, bei Durchfall und Bauchschmerz
KG 5	stärkt die Transformation und Exkretion von Flüssigkeiten, bei Kolik und Diarrhö
KG 12	unterstützt Magen- und Milzfunktion, transformiert und transportiert Feuchte, bei Durchfall, löst Futteransammlungen

Enteritis durch Leber-Qi-Stagnation, die die Milz angreift

Chinesische Zeichen

Adspektion

- wechselnder breiiger bis wässriger Durchfall
- stinkend
- evtl. Flatulenz
- evtl. Stöhnen
- dumpfer Druck im Oberbauch, besser nach Misten
- durch Stress auslösbar
- Inappetenz
- wenig dunkler Urin

Palpation

- Druckempfindlichkeit und Spannung am Oberbauch

Shu-/Mu-Punkte

- Dickdarm- und/oder Dünndarm-Shu- und -Mu-Punkt, Magen-Shu- und -Mu-Punkt möglich
- Milz-Shu- und -Mu-Punkt
- Leber-Shu- und -Mu-Punkt

Puls

- schnell, voll, gespannt im Leberbereich
- leer im Milzbereich

Zunge

- bläulich-rot mit dunklerem Leberrand
- geschwollen

Therapieprinzip

Leber regulieren, Milz tonisieren, Hitze ausleiten und Durchfall stoppen (▶ Tab. 12.10).

▶ **Tab. 12.10** Mögliche Punkte, um die Leber zu regulieren, die Milz zu tonisieren, Hitze auszuleiten und Durchfall zu stoppen.

Akupunkturpunkte	Wirkung
Di 10	reguliert den Dickdarm, mobilisiert Stagnation im Verdauungssystem
Di 4	klärt Feuchte-Hitze, reguliert Qi-Fluss und Dickdarmfunktion
Di 11	klärt Hitze, reguliert den Dickdarm
Ma 45	klärt Hitze, löst Nahrungsstagnation auf, Kolik
Dü 8	klärt Hitze
Wei Jian	klärt Hitze, bei Durchfall und Tenesmus bzw. Schmerz im Analbereich
Er Jian	leitet Hitze aus, bei Enterospasmus und Durchfall
Ma 36	löst Nahrungsstagnation auf, lenkt Magen-Qi nach unten, unterstützt die Milzfunktion
Ma 25	harmonisiert das Qi des mittleren Jiao, beseitigt Magen-Hitze, löst Futteranschoppungen, bei Durchfall
MP 3	stärkt die Milz, wandelt Feuchte um und zerstreut sie
MP 6	stärkt Milz- und Nierenfunktion sowie Leber-Qi-Fluss, bei Störungen des Gastrointestinaltraktes
MP 9	unterstützt die Funktion der Milz, klärt Hitze, bei Durchfall

▶ **Tab. 12.10** Fortsetzung.

Akupunkturpunkte	Wirkung
Gan Shu	Shu-Punkt der Leber, harmonisiert das Leber-Qi
Pi Shu	Shu-Punkt der Milz, stärkt die Milz, bei Durchfall und Bauchschmerz
Da Chang Shu	Shu-Punkt des Dickdarms, unterstützt die Transportfunktion des Darms, bei Fieber
Wei Shu	fördert die Magenfunktion, bei Magendilatation
Le 2	kühlt aufsteigendes Leber-Yang und Leber-Feuer, harmonisiert Leber-Qi
Le 3	kühlt aufsteigendes Leber-Yang und Leber-Feuer, harmonisiert Leber-Qi-Fluss
Le 6	fördert den regelmäßigen Fluss des Leber-Qi, bei Durchfall
Le 13	harmonisiert Leber und Milz, stärkt das Qi aller Bauchorgane
Le 14	harmonisiert Leber und Magen, reguliert Fluss des Leber-Qi, fördert Magen
Bai Hui	stärkt das Qi des Körpers, bei Darmstörungen und Magendilatation
LG 1	stoppt Durchfall, reguliert die Flüssigkeiten und stärkt den mittleren Jiao
KG 10	tonisiert die Milz, lenkt das Magen-Qi nach unten, löst Futterstagnation
KG 12	unterstützt Magen- und Milzfunktion, lenkt das Qi, transformiert und transportiert Feuchte, bei Durchfall, löst Futteransammlungen

Chronische Enteritis mit Milz-Qi-Leere

Chinesische Zeichen

Adspektion

- chronisch wechselnder stinkend breiiger Durchfall mit unverdauten Nahrungsbestandteilen
- evtl. Flatulenz stinkend
- evtl. Stöhnen
- Inappetenz
- Unwohlsein nach Fressen
- Müdigkeit

Palpation

- kein Fieber

Shu-/Mu-Punkte

- Dickdarm- und/oder Dünndarm-Shu- und -Mu-Punkt, Magen-Shu- und -Mu-Punkt möglich
- Milz-Shu- und -Mu-Punkt

Puls

- schnell, gespannt
- leer im Milzbereich, schlüpfrig

Zunge

- blass, geschwollen

Therapieprinzip

Milz tonisieren und Durchfall stoppen (▶ Tab. 12.11).

▶ **Tab. 12.11** Mögliche Punkte, um die Milz zu tonisieren, Hitze auszuleiten und Durchfall zu stoppen.

Akupunkturpunkte	Wirkung
Di 4	klärt Feuchte-Hitze, reguliert Qi-Fluss und Dickdarmfunktion
Di 11	klärt Hitze, reguliert den Dickdarm
Ma 45	klärt Hitze, löst Nahrungsstagnation auf, Kolik
Dü 8	klärt Hitze
Wei Jian	klärt Hitze, bei Durchfall und Tenesmus bzw. Schmerz im Analbereich
Er Jian	leitet Hitze aus, bei Enterospasmus und Durchfall
Di 10	reguliert den Dickdarm, mobilisiert Stagnation im Verdauungssystem
Ma 36	löst Nahrungsstagnation auf, lenkt Magen-Qi nach unten, unterstützt die Milzfunktion
Ma 25	harmonisiert das Qi des mittleren Jiao, beseitigt Magen-Hitze, löst Futteranschoppungen, bei Durchfall
MP 3	stärkt die Milz, wandelt Feuchte um und zerstreut sie
MP 6	stärkt Milz- und Nierenfunktion sowie Leber-Qi-Fluss, bei Störungen des Gastrointestinaltraktes

▶ **Tab. 12.11** Fortsetzung.

Akupunkturpunkte	Wirkung
MP 9	unterstützt die Funktion der Milz, klärt Hitze, bei Durchfall
Pi Shu	Shu-Punkt der Milz, stärkt die Milz, bei Durchfall und Bauchschmerz
Da Chang Shu	Shu-Punkt des Dickdarms, unterstützt die Transportfunktion des Darms, bei Fieber
Le 13	harmonisiert Leber und Milz, stärkt das Qi aller Bauchorgane
LG 1	stoppt Durchfall, reguliert die Flüssigkeiten und stärkt den mittleren Jiao
KG 12	unterstützt Magen- und Milzfunktion, lenkt das Qi, transformiert und transportiert Feuchte, bei Durchfall, löst Futteransammlungen

12.3 Gastritis und Magenulcus

Die akute Gastritis ist geprägt durch Hyperämie und Ödembildung der Magenschleimhaut. Wenn die Entzündung länger besteht, können blutende Ulzera entstehen. Im chronischen Stadium hypertrophiert die Magenschleimhaut und fältelt sich. Unsachgemäße Fütterung mit großen Mengen Kraftfutter, ungeeignete Futtermittel, reizende oder zu heiße Medikamente oder einfach nur Stressbelastung können eine Gastritis verursachen ebenso wie bakterielle oder Virusinfekte, pflanzliche oder chemische Giftstoffe sowie Fremdkörper. Inappetenz, ständiges Gähnen oder Flehmen, aufgezogene Bauchdecken oder Unrittigkeit wegen Magenschmerz sind häufige Symptome. Magenschlundsonde und Gastroskopie ermöglichen eine Diagnose.

Schulmedizinische Leitsymptome

- Inappetenz
- evtl. leichte Koliksymptome
- chronisch oder akut
- häufiges Lecken, Flehmen, Gähnen
- übler Maulgeruch
- Kachexie und Exsikkose bei chronischen Zuständen
- glanzloses Fell bei chronischen Zuständen

12.3.1 TCVM-Interpretation

Gastritis bis zum Magenulcus entspricht Magen-Hitze, die im chronischen Stadium zu Flüssigkeitsmangel führt.

12.3.2 Traditionelle chinesische Diagnosen

Mögliche TCVM-Diagnosen auf einen Blick

- Magen-Hitze

Magen-Hitze

Chinesische Zeichen

Adspektion

- Inappetenz
- evtl. leichte Koliksymptome
- chronisch oder akut
- häufiges Lecken, Flehmen, Gähnen
- übler Maulgeruch
- Kachexie und Exsikkose bei chronischen Zuständen
- glanzloses Fell bei chronischen Zuständen
- wenig dunkler Urin
- Durst

Palpation

- unverändert, evtl. trockenes Fell

Shu-/Mu-Punkte

- Magen-Shu- und -Mu-Punkt

Puls

- schnell, oberflächlich, überflutend
- gespannt im Magenbereich

Zunge

- rot, trocken bis rissig
- Zahnfleischrand aufgequollen, bläulich-rot

Therapieprinzip

Hitze aus dem Magen ausleiten, Yin nähren (▶ Tab. 12.12).

▶ **Tab. 12.12** Mögliche Punkte, um Hitze aus dem Magen auszuleiten und Yin zu nähren.

Akupunkturpunkte	Wirkung
Di 4	klärt Feuchte-Hitze, reguliert Qi-Fluss und Dickdarmfunktion
Di 11	klärt Hitze, reguliert den Dickdarm
Ma 44/45	klärt Hitze, löst Nahrungsstagnation auf, Kolik
Ma 25	harmonisiert das Qi des mittleren Jiao, beseitigt Magen-Hitze, löst Futteranschoppungen
PC 6	unterstützt das Absteigen des Magen-Qi, beruhigt den Magen, bei Übelkeit
He 6	nährt Yin, beruhigt Geist, leitet Hitze aus, reguliert Qi- und Blutfluss
Dü 8	klärt Hitze
MP 9	unterstützt die Funktion der Milz, klärt Hitze
Xiao Chang Shu	fördert die Dünndarmfunktion, klärt Hitze, fördert Urinproduktion
LG 1	stoppt Durchfall, reguliert die Flüssigkeiten und den mittleren Jiao
Er Jian	leitet Hitze aus, bei Enterospasmus und Durchfall
Ton Guan	leitet Magen-Hitze aus
Bei Ulcus nicht Ma 36 nadeln. Er fördert die Magensäureproduktion!	

12.4 Kolik durch Obstipation oder Aufgasung

Das Fressen von zu viel Stroh oder grobem Heu, Sand oder Erde zählt zu den häufigsten Ursachen für eine Darmobstipation. Klumpen verstopfen das Darmlumen und behindern die Peristaltik bis zur Lähmung. Es entsteht eine Kolik, die von dumpfem Druckschmerz geprägt ist. Gaskoliken werden meist durch gärfähiges Futter im Darm hervorgerufen. Futterumstellungen, Umstellung auf frisches Weidegras, Klee, große Mengen Obst oder frisches Brot, zuckerhaltiges oder schimmliges wie auch fauliges Futter können zu Aufgasungen und damit zu Koliken führen. Jede Kolik ist ein Notfall, bei dem zuerst der behandelnde Tierarzt gerufen werden soll, der dann die nötigen Schritte einleitet. Akupunktur soll bei Koliken nur als Erste-Hilfe-Maßnahme und begleitend eingesetzt werden. Eine rektale Untersuchung ist für die genaue Diagnose unerlässlich.

Schulmedizinische Leitsymptome

- Entlastungshaltung für den Bauch
- Liegen oder Beine ausstellen
- nach Bauch schauen, scharren, ungewöhnliche Unruhe
- Fressunlust
- geblähter Bauch
- verminderte Dickdarmperistaltik
- kein Kotabsatz
- erhöhte Puls- und Atemfrequenz

12.4.1 TCVM-Interpretation

Durch große Mengen unverdaulicher Nahrungsbestandteile im Futter wird das Qi des Magen-Darm-Traktes blockiert, weshalb das Futter nicht mehr transportiert wird. Durch die Nahrungsstagnation wird der Qi-Fluss im Darm weiter beeinträchtigt, das führt zu dumpfem Schmerz und Verstopfung durch den Peristaltikverlust. Große Mengen an Gasen, die im Darm durch Fehlernährung entstehen können, haben den gleichen Effekt. Geschwächte Patienten mit Qi-Leere in Lunge oder Milz sind gefährdet. Akupunktur soll bei Koliken nur als Erste-Hilfe-Maßnahme und begleitend eingesetzt werden.

12.4.2 Traditionelle chinesische Diagnosen

Mögliche TCVM-Diagnosen auf einen Blick

- Kolik wegen Qi-Stagnation durch Nahrungsstagnation oder Aufgasung
- Kolik durch Nahrungsstagnation oder Aufgasung wegen Qi-Leere

Kolik wegen Qi-Stagnation durch Nahrungsstagnation oder Aufgasung

Chinesische Zeichen

Adspektion

- unphysiologische Entlastungshaltung für den Bauch
- z. B. Beine wegstrecken, Wälzen, Scharren, Umschauen
- evtl. abdominale Umfangsvermehrung
- kein Kotabsatz
- Aufgasung
- Inappetenz

Palpation

- Abdomen fest
- druckempfindlich

Shu-/Mu-Punkte

- Dickdarm-, Dünndarm-, Magen-, Leber-Shu-Punkt möglich, ggf. auch -Mu-Punkt

Puls

- saitenförmig gespannt, voll

Zunge

- blass bläulich

Therapieprinzip

Qi-Stagnation im Magen-Darm-Trakt bewegen sowie Nahrungsstagnation oder Aufgasung bewegen und austreiben (► **Tab. 12.13**).

► **Tab. 12.13** Mögliche Punkte, um Qi-Stagnation im Magen-Darm-Trakt zu bewegen sowie Nahrungsstagnation oder Aufgasung zu bewegen und auszutreiben.

Akupunkturpunkte	Wirkung
Di 4	leitet Feuchte-Hitze und Feuchte-Kälte aus, reguliert Qi-Fluss und Dickdarmfunktion
Di 10	reguliert den Dickdarm, mobilisiert Stagnation im Verdauungssystem
Ma 36	löst Nahrungsstagnation auf, lenkt Magen-Qi nach unten, unterstützt die Milzfunktion
Ma 37	reguliert Dickdarmfunktion, klärt Feuchte-Hitze
Ma 39	reguliert Dünndarmfunktion, klärt Feuchte-Hitze

► **Tab. 12.13** Fortsetzung.

Akupunkturpunkte	Wirkung
Ma 25	harmonisiert das Qi des mittleren Jiao, beseitigt Magen-Hitze, löst Futteranschoppungen, bei Durchfall und Magenüberladung
Ma 30	verbindet Vor- und Nachhimmels-Qi, reguliert die Verdauung, fördert die Lebenslust, zerstreut Kälte
MP 6	stärkt Milz- und Nierenfunktion sowie Leber-Qi-Fluss, bei Störungen des Gastrointestinaltraktes
Le 2	harmonisiert Leber-Qi, leitet inneren Wind aus, bei Koliken und Spasmen
3E 6	reguliert Qi-Fluss, klärt Hitze, bewegt Leber-Qi (mit Bl 34), bewegt Dickdarmverstopfung
Shen Shu	lindert Schmerzen, bei chronischer Obstipation
Da Chang Shu	Shu-Punkt des Dickdarms, unterstützt die Transportfunktion des Darms, bei Fieber
Xiao Chang Shu	Shu-Punkt des Dünndarms, fördert die Dünndarmfunktion
Wei Shu	Magen-Shu-Punkt, fördert die Magenfunktion, bei Magendilatation
Gan Shu	Leber-Shu-Punkt, reguliert den Qi-Fluss, bei Aufgasung und Kolik
Pi Shu	Milz-Shu-Punkt, unterstützt den Qi-Fluss und die Milzfunktion, bei Aufgasung und Magendilatation
Qi Hai Shu	tonisiert das Qi, bei Aufgasung und Magendilatation
Bl 46	reguliert Magen- und Milz-Qi, bei Futteranschoppungen
Bl 50	reguliert Qi bei Kolik und Obstipation
LG 1	reguliert LG und KG, beruhigt den Geist, bei Obstipation, Tenesmus und Diarrhö
LG 2	vertreibt inneren Wind, stärkt den hinteren Rücken, bei Darmstörungen
LG 4	stärkt das Yang und Yuan Qi und treibt Feuchte-Kälte aus, bei Darmstörungen
Bai Hui	stärkt das Qi des Körpers, bei Kolik, Darmstörungen und Magendilatation

► **Tab. 12.13** Fortsetzung.

Akupunkturpunkte	Wirkung
KG 10	tonisiert die Milz, lenkt das Magen-Qi nach unten, löst Futterstagnation
KG 8	stärkt das Yang, stärkt die Milz, bei Durchfall (immer nur moxen)
KG 12	unterstützt Magen- und Milzfunktion, lenkt das Qi, transformiert und transportiert Feuchte, bei Durchfall, löst Futteransammlungen
Wei Jian	stoppt Enterospasmen, bei Kälteerkrankungen
Punkte intensiv stimulieren und evtl. moxen. Akupunktur nur als Erste Hilfe und begleitend zur Allopathie!	

Kolik durch Nahrungsstagnation oder Aufgasung wegen Qi-Leere

Chinesische Zeichen

Adspektion

- unphysiologische Entlastungshaltung für den Bauch
- z. B. Beine wegstrecken, Wälzen, Scharren, Umschauen
- evtl. abdominale Umfangsvermehrung
- kein Kotabsatz
- keine Peristaltikgeräusche
- Aufgasung
- Inappetenz
- Müdigkeit
- Muskelabbau
- Kurzatmigkeit

Palpation

- Abdomen fest
- Muskulatur eher schlaff

Shu-/Mu-Punkte

- Dickdarm-, Dünndarm-, Magen-, Milz-, Lungen-Shu-Punkt möglich, ggf. auch -Mu-Punkt möglich

Puls

- fein, saitenförmig gespannt
- Milz, evtl. Lunge leer

Zunge

- blass bläulich, schlaff

Therapieprinzip

Qi tonisieren, Stagnation im Magen-Darm-Trakt bewegen sowie Nahrungsstagnation oder Aufgasung bewegen und austreiben (▶ Tab. 12.14).

▶ **Tab. 12.14** Mögliche Punkte, um Qi zu tonisieren, Stagnation im Magen-Darm-Trakt zu bewegen sowie Nahrungsstagnation oder Aufgasung zu bewegen und auszutreiben.

Akupunkturpunkte	Wirkung
Di 4	leitet Feuchte-Hitze und Feuchte-Kälte aus, reguliert Qi-Fluss und Dickdarmfunktion
Di 10	reguliert den Dickdarm, mobilisiert Stagnation im Verdauungssystem
Ma 36	löst Nahrungsstagnation auf, lenkt Magen-Qi nach unten, unterstützt die Milzfunktion
Ma 37	reguliert Dickdarmfunktion, klärt Feuchte-Hitze
Ma 39	reguliert Dünndarmfunktion, klärt Feuchte-Hitze
Ma 25	harmonisiert das Qi des mittleren Jiao, beseitigt Magen-Hitze, löst Futteranschoppungen, bei Durchfall und Magenüberladung
Ma 30	verbindet Vor- und Nachhimmels Qi, reguliert die Verdauung, fördert die Lebenslust, zerstreut Kälte
MP 6	stärkt Milz- und Nierenfunktion sowie Leber-Qi-Fluss, bei Störungen des Gastrointestinaltraktes
Le 2	harmonisiert Leber-Qi, leitet inneren Wind aus, bei Koliken und Spasmen
3E 6	reguliert Qi-Fluss, klärt Hitze, bewegt Leber-Qi (mit Bl 34), bewegt Dickdarmverstopfung
Shen Shu	lindert Schmerzen, bei chronischer Obstipation
Da Chang Shu	Shu-Punkt des Dickdarms, unterstützt die Transportfunktion des Darms, bei Fieber
Xiao Chang Shu	Shu-Punkt des Dünndarms, fördert die Dünndarmfunktion
Wei Shu	Magen-Shu-Punkt, fördert die Magenfunktion, bei Magendilatation

▶ **Tab. 12.14** Fortsetzung.

Akupunkturpunkte	Wirkung
Gan Shu	Leber-Shu-Punkt, reguliert den Qi-Fluss, bei Aufgasung und Kolik
Pi Shu	Milz-Shu-Punkt, unterstützt den Qi-Fluss und die Milzfunktion, bei Aufgasung und Magendilatation
Qi Hai Shu	tonisiert das Qi, bei Aufgasung und Magendilatation
Bl 46	reguliert Magen- und Milz-Qi, bei Futteranschoppungen
Bl 50	reguliert Qi bei Kolik und Obstipation
LG 1	reguliert Lenkergefäß und Konzeptionsgefäß, beruhigt den Geist, bei Obstipation, Tenesmus und Diarrhö
LG 2	vertreibt inneren Wind, stärkt den hinteren Rücken, bei Darmstörungen
LG 4	stärkt das Yang und Yuan Qi und treibt Feuchte-Kälte aus, bei Darmstörungen
Bai Hui	stärkt das Qi des Körpers, bei Kolik, Darmstörungen und Magendilatation
KG 10	tonisiert die Milz, lenkt das Magen-Qi nach unten, löst Futterstagnation
KG 8	stärkt das Yang, stärkt die Milz, bei Durchfall (immer nur moxen)
KG 12	unterstützt Magen- und Milzfunktion, lenkt das Qi, transformiert und transportiert Feuchte, bei Durchfall, löst Futteransammlungen
Wei Jian	stoppt Enterospasmen, bei Kälteerkrankungen
Punkte intensiv stimulieren und evtl. moxen. Immer Punkte mitverwenden, die Qi und Milz tonisieren! Akupunktur nur als Erste Hilfe begleitend zur Allopathie.	

12.5
Kolik durch Darmverlagerung oder Ileus

Hochakute abdominelle Schmerzzustände mit heftigen Attacken, die zu Hinwerfen und Wälzen führen, sind durch Darmverlagerung bis hin zum Ileus verursacht. Oft versuchen die Pferde, sich durch Rückenstellung im Liegen Erleichterung zu verschaffen. Diese schwerste Form der Kolik ist meist ein Zeichen für Darmdrehung und Inkarzeration. Jede Kolik ist ein Notfall, bei dem zuerst der behandelnde Tierarzt gerufen werden soll, der dann die nötigen Schritte einleitet. Akupunktur soll bei Koliken nur als Erste-Hilfe-Maßnahme und begleitend eingesetzt werden. Magensonde und rektale Untersuchung sowie Laboranalysen ermöglichen eine Diagnose.

Schulmedizinische Leitsymptome
- heftige Schmerzattacken lösen Niederwerfen, Rückenlage und Wälzen aus
- Schweißausbrüche v. a. an Schulter und Mähnenansatz
- fehlender Kotabsatz
- Nahrungsverweigerung
- Schocksymptome wie erhöhte Atem- und Pulsfrequenz, Hautkälte, zyanotische Schleimhäute, verlängerte kapillare Füllungszeit, Anurie
- Bauchdecke gespannt
- keine Peristaltikgeräusche

12.5.1 TCVM-Interpretation

Eine Darmverlagerung kann zum Ileus führen und dann deutliche Zeichen eines Yang-Kollaps aufweisen. Kalter Schweiß, Kältezeichen, Erlahmen der Peristaltik, Puls- und Atemdefizite bestimmen das Bild in der Endphase. Zuvor ist eine extreme Qi- und Blutstase im Bauchraum zu beobachten, die dem Pferd extreme Schmerzen bereitet. Die Schmerzattacken haben Windcharakter. Ausgelöst werden kann diese Notfallsituation durch Fütterungsfehler, Wetterumschwünge oder Stress. Zugrunde liegt manchmal eine Milz-Qi-Leere. Akupunktur soll bei Koliken nur als Erste-Hilfe-Maßnahme und begleitend eingesetzt werden.

12.5.2 Traditionelle chinesische Diagnosen

Mögliche TCVM-Diagnosen auf einen Blick
- Kolik durch Qi- und Blutstase bis zum Yang-Kollaps

Kolik durch Qi- und Blutstase bis zum Yang-Kollaps

Chinesische Zeichen

Adspektion
- plötzlich auftretende, heftige Schmerzattacken lösen Niederwerfen, Rückenlage und Wälzen aus
- Schweißausbrüche v. a. an Schulter und Mähnenansatz
- fehlender Kotabsatz
- Nahrungsverweigerung
- erhöhte Atemfrequenz, Hautkälte
- Anurie
- keine Peristaltikgeräusche

Palpation
- Bauchdecke gespannt
- Oberflächenkälte

Shu-/Mu-Punkte
- Dickdarm-, Dünndarm-, Magen-, Gallenblasen-, Leber-Shu-Punkt möglich
- evtl. Milz-Shu-Punkt
- ggf. auch entsprechende Mu-Punkte

Puls
- leer, rasend, fein-gespannt

Zunge
- blass, blau

Therapieprinzip

Qi- und Blutstase im Magen-Darm-System bewegen, Wind ausleiten, Milz-Qi tonisieren, das Yang beleben (▸ Tab. 12.15).

▸ **Tab. 12.15** Mögliche Punkte, um Qi- und Blutstase im Magen-Darm-System zu bewegen, Wind auszuleiten und Milz zu tonisieren sowie das Yang zu beleben.

Akupunktur-punkte	Wirkung
Di 4	leitet Feuchte-Hitze und Feuchte-Kälte aus, reguliert Qi-Fluss und Dickdarmfunktion
Di 10	reguliert den Dickdarm, mobilisiert Stagnation im Verdauungssystem
Ma 37	reguliert Dickdarmfunktion, klärt Feuchte-Hitze
Ma 39	reguliert Dünndarmfunktion, klärt Feuchte-Hitze
Ma 25	harmonisiert das Qi des mittleren Jiao, beseitigt Magen-Hitze, löst Futteranschoppungen, bei Durchfall und Magenüberladung
MP 6	stärkt Milz- und Nierenfunktion sowie Leber-Qi-Fluss, bei Störungen des Gastrointestinaltraktes
Le 2	harmonisiert Leber-Qi, leitet inneren Wind aus, bei Koliken und Spasmen
Da Chang Shu	Shu-Punkt des Dickdarms, unterstützt die Transportfunktion des Darms, bei Fieber
Xiao Chang Shu	Shu-Punkt des Dünndarms, fördert die Dünndarmfunktion
Gan Shu	Leber-Shu-Punkt, reguliert den Qi-Fluss, bei Aufgasung und Kolik
Pi Shu	Milz-Shu-Punkt, unterstützt den Qi-Fluss und die Milzfunktion, bei Aufgasung und Magendilatation
Bl 50	reguliert Qi bei Kolik und Obstipation
LG 1	reguliert LG und KG, beruhigt den Geist, bei Obstipation, Tenesmus und Diarrhö
LG 2	vertreibt inneren Wind, beruhigt Krämpfe und Zuckungen, stärkt den hinteren Rücken, bei Darmstörungen
LG 4	stärkt das Yang und Yuan Qi und treibt Feuchte-Kälte aus, bei Darmstörungen
LG 20	fördert das Yang, fördert die Milzfunktion, beruhigend
LG 26	aktiviert Atmung und Herzschlag, Wiederbelebung bei Schock

▸ **Tab. 12.15** Fortsetzung.

Akupunktur-punkte	Wirkung
Bai Hui	stärkt das Qi des Körpers, bei Kolik, Darmstörungen und Magendilatation
KG 10	tonisiert die Milz, lenkt das Magen-Qi nach unten, löst Futterstagnation
KG 8	stärkt das Yang, stärkt die Milz, bei Durchfall (immer nur moxen)
KG 12	unterstützt Magen- und Milzfunktion, lenkt das Qi, transformiert und transportiert Feuchte, bei Kolik, löst Futteransammlungen
Wei Jian	stoppt Enterospasmen, bei Kälteerkrankungen, Bewusstlosigkeit
Er Jian	leitet Wind und Hitze aus, bei Kolik, Enterospasmen, Durchfall
Zuerst Notfallpunkte nadeln, die einen möglichen Schock behandeln, dann Qi bewegen und in der Nachbehandlung das Milz-Qi tonisieren. Akupunktur nur als Erste Hilfe und begleitend zur Allopathie betrachten!	

12.6 Krampfkolik

Hochakute abdominelle Schmerzzustände mit heftigen Attacken, die zu Hinwerfen und Wälzen führen und durch scheinbar schmerzfreie Phasen unterbrochen sind, sind meist durch Krämpfe verursacht. Jede Kolik ist ein Notfall, bei dem zuerst der behandelnde Tierarzt gerufen werden soll, der dann die nötigen Schritte einleitet. Akupunktur soll bei Koliken nur als Erste-Hilfe-Maßnahme und begleitend eingesetzt werden. Magensonde und rektale Untersuchung sowie Laboranalysen ermöglichen eine Diagnose.

Schulmedizinische Leitsymptome

- heftige Schmerzattacken lösen Niederwerfen und Wälzen aus
- Schweißausbrüche v. a. an Schulter und Mähnenansatz
- fehlender Kotabsatz
- Nahrungsverweigerung
- erhöhte Atem- und Pulsfrequenz, verlängerte kapillare Füllungszeit während des Krampfes
- Bauchdecken gespannt
- keine Peristaltikgeräusche

12.6.1 TCVM-Interpretation

Krampfkoliken zeigen Windcharakter sowie Zeichen von Qi- und Blutstase im Magen-Darm-System, die dem Pferd extreme Schmerzen bereiten. Die Schmerzattacken haben Windcharakter. Ausgelöst werden kann diese Notfallsituation durch Fütterungsfehler, Wetterumschwünge oder Stress. Akupunktur soll bei Koliken nur als Erste-Hilfe-Maßnahme und begleitend eingesetzt werden.

12.6.2 Traditionelle chinesische Diagnosen

Mögliche TCVM-Diagnosen auf einen Blick

- Kolik durch Qi- und Blutstase

Kolik durch Qi- und Blutstase

Chinesische Zeichen

Adspektion

- plötzlich auftretende, heftige Schmerzattacken lösen Niederwerfen und Wälzen aus
- Schweißausbrüche v. a. an Schulter und Mähnenansatz
- fehlender Kotabsatz
- Nahrungsverweigerung
- erhöhte Atemfrequenz
- keine Peristaltikgeräusche

Palpation

- Bauchdecken gespannt
- Oberflächenkälte

Shu-/Mu-Punkte

- Dickdarm-, Dünndarm-, Magen-, Gallenblasen-, Leber-Shu- und -Mu-Punkt möglich

Puls

- schnell, gespannt

Zunge

- blass, bläulich

Therapieprinzip

Qi- und Blutstase im Magen-Darm-System bewegen, Wind ausleiten (▶ Tab. 12.16).

▶ **Tab. 12.16** Mögliche Punkte, um Qi- und Blutstase im Magen-Darm-System zu bewegen und Wind auszuleiten.

Akupunkturpunkte	Wirkung
Di 4	leitet Feuchte-Hitze und Feuchte-Kälte aus, reguliert Qi-Fluss und Dickdarmfunktion
Di 10	reguliert den Dickdarm, mobilisiert Stagnation im Verdauungssystem
Ma 37	reguliert Dickdarmfunktion, klärt Feuchte-Hitze
Ma 39	reguliert Dünndarmfunktion, klärt Feuchte-Hitze
Le 2	harmonisiert Leber-Qi, leitet inneren Wind aus, bei Koliken und Spasmen
Da Chang Shu	Shu-Punkt des Dickdarms, unterstützt die Transportfunktion des Darms, bei Fieber
Xiao Chang Shu	Shu-Punkt des Dünndarms, fördert die Dünndarmfunktion
Gan Shu	Leber-Shu-Punkt, reguliert den Qi-Fluss, bei Aufgasung und Kolik
LG 1	reguliert LG und KG, beruhigt den Geist, bei Obstipation, Tenesmus und Diarrhö
LG 2	vertreibt inneren Wind, beruhigt Krämpfe und Zuckungen, stärkt den hinteren Rücken, bei Darmstörungen
LG 4	stärkt das Yang und Yuan Qi und treibt Feuchte-Kälte aus, bei Darmstörungen
LG 20	fördert das Yang, fördert die Milzfunktion, beruhigend
LG 26	aktiviert Atmung und Herzschlag, Wiederbelebung bei Schock
Bai Hui	stärkt das Qi des Körpers, bei Kolik, Darmstörungen und Magendilatation
KG 12	unterstützt Magen- und Milzfunktion, lenkt das Qi, transformiert und transportiert Feuchte, bei Kolik, löst Futteransammlungen
Wei Jian	stoppt Enterospasmen, bei Kälteerkrankungen, Bewusstlosigkeit
Er Jian	leitet Wind und Hitze aus, bei Kolik, Enterospasmen, Durchfall

Zuerst Notfallpunkte nadeln, die einen möglichen Schock behandeln, dann Qi bewegen und in der Nachbehandlung das Milz-Qi tonisieren. Akupunktur nur als Erste Hilfe und begleitend zur Allopathie betrachten!

12.7 Kotwasser

Bei Kotwasser handelt es sich um eine Durchfallform, bei der mehr oder weniger geformter Kot begleitet von wässrigem Anteil ausgeschieden wird. Es entsteht meist durch plötzliche Fütterungswechsel im Herbst und Frühjahr (frisches Gras, Heulage), zu kaltes Fressen oder Saufen, Medikamentengabe oder Stress. Äußerlich scheinen die Tiere davon kaum beeinträchtigt zu sein.

Schulmedizinische Leitsymptome

- mehr oder weniger bräunlich verklebter Schweif und Hinterbeine
- Kot normal geformt
- Allgemeinbefinden meist ungestört, Schmerz selten

12.7.1 TCVM-Interpretation

Kotwasser ist meist geruchsneutral und wird verursacht durch eingedrungene Kälte. Das Nieren-Yang wird angegriffen, sodass es die Milz nicht mehr wärmen und Flüssigkeiten nicht mehr transformieren kann. Dadurch wird das Milz-Yang geschwächt, da es nicht mehr genährt oder auch direkt von der Kälte gestört wird. Das behindert die Flüssigkeitsresorption aus dem Darm zusätzlich. Wird Kotwasser in Stresssituationen durch Leber-Qi-Stagnation ausgelöst, wird das Milz-Qi dadurch geschädigt. Wenn daraus Kotwasser entsteht, ist es säuerlich riechend und kann bei der Ausscheidung schmerzhaft sein. Durch die Qi-Stagnation entstehen Hitzezeichen.

12.7.2 Traditionelle chinesische Diagnosen

Mögliche TCVM-Diagnosen auf einen Blick

- Kotwasser durch Nieren-Yang-Leere
- Kotwasser durch Milz-Qi-Leere wegen Leber-Qi-Stagnation

Kotwasser durch Nieren-Yang-Leere

Chinesische Zeichen

Adspektion

- bräunliche wässrige Ausscheidungen neben dem geformten Kot
- nicht stinkend
- evtl. Bauchgluckern
- viel klarer Urin
- eher kalte Beine
- Neigung zu Rückenschwäche und Knieproblemen

Palpation

- eher kühl

Shu-/Mu-Punkte

- Nieren-Shu-Punkt

Puls

- tief, leer im Nierenbereich

Zunge

- blass, feucht

Therapieprinzip

Nieren-Yang tonisieren und Durchfall stoppen (► Tab. 12.17).

► **Tab. 12.17** Mögliche Punkte, um Nieren zu tonisieren und Kotwasser zu stoppen.

Akupunkturpunkte	Wirkung
MP 6	stärkt Milz- und Nierenfunktion sowie Leber-Qi-Fluss, bei Störungen des Gastrointestinaltraktes
Ni 3	tonisiert die Nieren und stärkt die Essenz
Ni 7	tonisiert das Nieren-Yang
Shen Shu	Shu-Punkt der Nieren, stärkt die Nieren, bei Durchfall und Bauchschmerz sowie Rückenschwäche
Xiao Chang Shu	Shu-Punkt des Dünndarms, unterstützt die Transportfunktion des Darms
Le 13	harmonisiert Leber und Milz, stärkt das Qi aller Bauchorgane
LG 1	stoppt Durchfall, reguliert die Flüssigkeiten und stärkt den mittleren Jiao
LG 4	tonisiert die Nieren, stärkt Yang und Ursprungs-Qi, wärmt den Ming Men, fördert die Essenz, bei Durchfall und Nieren-Yang-Leere
Bai Hui	tonisiert, bei Erschöpfungszuständen, Kälteerkrankungen, Darmstörungen, Hinterhandschwäche
KG 4	tonisiert die Nieren, stärkt Yang und Ursprungs-Qi, bei Durchfall
KG 5	fördert Transformation und Transport von Flüssigkeiten im unteren Erwärmer, bei Durchfall
KG 6	tonisiert Yang und Ursprungs-Qi, leitet Feuchte und Kälte aus, bei weichem Stuhl moxen
KG 8	stärkt das Yang, stärkt die Milz, bei Durchfall (immer nur moxen)
Primär Nieren-Punkte mit einbeziehen. Vorzugsweise moxen!	

Kotwasser durch Milz-Qi-Leere wegen Leber-Qi-Stagnation

Chinesische Zeichen

Adspektion

- bräunliche wässrige Ausscheidungen neben dem geformten Kot
- stinkend, saurer Geruch
- evtl. Stöhnen
- durch Stress auslösbar
- evtl. Inappetenz

Palpation

- kein Fieber

Shu-/Mu-Punkte

- Milz-Shu-Punkt
- Leber-Shu-Punkt

Puls

- tief, gespannt im Leberbereich
- leer im Milzbereich

Zunge

- blass bläulich mit dunklerem Leberrand
- geschwollen

Therapieprinzip

Leber regulieren, Milz tonisieren und Kotwasser stoppen (► **Tab. 12.18**).

▶ **Tab. 12.18** Mögliche Punkte, um Leber zu regulieren, Milz zu tonisieren und Kotwasser zu stoppen.

Akupunkturpunkte	Wirkung
MP 3	stärkt die Milz, wandelt Feuchte um und zerstreut sie
MP 6	stärkt Milz- und Nierenfunktion sowie Leber-Qi-Fluss, bei Störungen des Gastrointestinaltraktes
MP 9	unterstützt die Funktion der Milz, klärt Hitze, bei Durchfall
Gan Shu	Shu-Punkt der Leber, harmonisiert das Leber-Qi
Pi Shu	Shu-Punkt der Milz, stärkt die Milz, bei Durchfall und Bauchschmerz
Da Chang Shu	Shu-Punkt des Dickdarms, unterstützt die Transportfunktion des Darms, bei Fieber
Le 2	kühlt aufsteigendes Leber-Yang und Leber-Feuer, harmonisiert Leber-Qi
Le 3	kühlt aufsteigendes Leber-Yang und Leber-Feuer, harmonisiert Leber-Qi-Fluss
Le 6	fördert den regelmäßigen Fluss des Leber-Qi, bei Durchfall
Le 13	harmonisiert Leber und Milz, stärkt das Qi aller Bauchorgane
Le 14	harmonisiert Leber und Magen, reguliert Fluss des Leber-Qi, fördert Magen
Bai Hui	stärkt das Qi des Körpers, bei Darmstörungen und Magendilatation
LG 1	stoppt Durchfall, reguliert die Flüssigkeiten und stärkt den mittleren Jiao
KG 10	tonisiert die Milz, lenkt das Magen-Qi nach unten, löst Futterstagnation
KG 8	stärkt das Yang, stärkt die Milz, bei Durchfall (immer nur moxen)
KG 12	unterstützt Magen- und Milzfunktion, lenkt das Qi, transformiert und transportiert Feuchte, bei Durchfall, löst Futteransammlungen

13 Indikationen der Leber

13.1 Akute Hepatopathie

Akute Hepatopathien können infektiöser oder toxischer Natur sein. Auslösend sind hier häufig Chlostridien, Streptokokken, Colibakterien und Salmonellen, aber auch Darmparasiten. Sie können von außen aufgenommen oder wegen einer Dünndarmenteritis in Leber und Gallengänge aufsteigen. Virusinfektionen schädigen die Leber eher sekundär. Akut lebertoxisch wirken in manchen Fällen Phenole, anabole Steroide, Phenotiazin, Makrolidantibiotika und Pflanzengifte. Sehr häufig ist aber auch eine energetisch überladene Fütterung der Pferde Grund für Leberschäden. Diese reichen von entzündlichen Veränderungen der Gallengänge bis zu schweren Nekrosen. Ultraschall und Blutwerte ermöglichen eine Diagnose.

Schulmedizinische Leitsymptome

- Ikterus
- evtl. Temperaturerhöhung
- Depression
- evtl. Kolikanzeichen
- Verhaltensänderungen
- evtl. Reheschub

13.1.1 TCVM-Interpretation

Akute Hepatitis entspricht Feuchte-Hitze in der Leber. Diese dringt in den mittleren Jiao ein, blockiert die Milzfunktion und kann daher ungehindert die Leber angreifen und ihre Funktion stören. Akupunktur ist hier nur begleitend einzusetzen.

13.1.2 Traditionelle chinesische Diagnosen

Mögliche TCVM-Diagnosen auf einen Blick

- Feuchte-Hitze in der Leber

Feuchte-Hitze in der Leber

Chinesische Zeichen

Adspektion

- plötzlicher Beginn
- Hellgelbfärbung der Schleimhäute
- evtl. Fieber
- Depression
- Appetitverlust
- evtl. Kolikzeichen
- wenig dunkler Urin
- evtl. Obstipation

Palpation

- Druckempfindlichkeit im Oberbauch

Shu-/Mu-Punkte

- Leber- und Gallenblasen-Shu- und -Mu-Punkt

Puls

- schnell, voll, schlüpfrig

Zunge

- rot, mit Gelbstich
- Belag gelb-schmierig

Therapieprinzip

Feuchte-Hitze aus Leber und Gallenblase ausleiten (► Tab. 13.1).

► **Tab. 13.1** Mögliche Punkte, um Feuchte-Hitze aus Leber und Gallenblase auszuleiten.

Akupunkturpunkte	Wirkung
Le 1	leitet Feuchte-Hitze aus, harmonisiert den Fluss des Leber-Qi
Le 2	klärt Leber-Feuer und Leber-Yang, harmonisiert den Fluss des Leber-Qi
Le 3	klärt Leber-Yang, harmonisiert den Fluss des Leber-Qi und -Blutes
Le 5	leitet Feuchte-Hitze aus, harmonisiert den Fluss des Leber-Qi
Le 13	harmonisiert Leber und Milz, stärkt Qi aller Bauchorgane
Le 14	harmonisiert den Fluss des Leber-Qi, harmonisiert Leber und Magen

► **Tab. 13.1** Fortsetzung.

Akupunkturpunkte	Wirkung
Gb 24	klärt Feuchte-Hitze, unterstützt Funktion von Leber und Gallenblase, harmonisiert den Fluss des Leber-Qi, bei Ikterus
Gb 34	klärt Feuchte-Hitze, harmonisiert den Fluss des Leber-Qi, unterstützt die Funktion von Leber und Gallenblase
Gb 38	klärt Leber-Yang und Feuchte-Hitze
Gb 41	klärt Feuchte-Hitze, harmonisiert den Fluss des Leber-Qi, öffnet den Dai Mai
Gb 43	klärt Leber-Yang und Feuchte-Hitze, harmonisiert den Fluss des Leber-Qi
3E 4	klärt Hitze, reguliert den Magen, fördert Transport der Flüssigkeiten, tonisiert Ursprungs-Qi
3E 6	reguliert Qi-Fluss, klärt Hitze, bewegt Leber-Qi (mit Bl 34), bewegt Dickdarmverstopfung
Gan Shu	Leber-Shu-Punkt, reguliert die Funktion der Leber, klärt Feuchte-Hitze, bei Ikterus
Dan Shu	Gallenblasen-Shu-Punkt, reguliert die Funktion der Leber, klärt Feuchte-Hitze, bei Ikterus
Ge Shu	Zwerchfell-Shu-Punkt, einflussreicher Punkt des Blutes, reguliert Qi-Fluss, zur Immunstimulation bei Virusinfekt, Ikterus, Veränderungen im Blutbild
LG 1	klärt Feuchte-Hitze, bei Problemen im Magen-Darm-Bereich
MP 6	stärkt die Transport- und Transformationsfunktion der Milz, stärkt Leber- und Nierenfunktion, wandelt Feuchte um
MP 13	stärkt Milz und Leber, reguliert Qi, bei abdominellen Schmerzen
MP 21	stärkt alle Yin-Organe, bei Leberstörungen und Hufrehe, bewegt Blut in den Luo-Gefäßen

13.2

Chronisch degenerative Hepatopathie

Chronische Hepatopathien sind meist bedingt durch wiederholte Aufnahme toxisch wirkender Substanzen und Darmparasitenwanderung. Auch Abflussstörungen durch Gallensteine oder Tumore können das Lebergewebe dauerhaft schädigen. Sehr häufig ist aber eine energetisch überladene Fütterung der Pferde Grund für Leberschäden. Diese reichen von entzündlichen Veränderungen der Gallengänge bis zu schweren Nekrosen und Leberzirrhose. Ultraschall und Blutwerte ermöglichen eine Diagnose.

Schulmedizinische Leitsymptome

- leichter Ikterus
- evtl. zeitweise geringe Temperaturerhöhung
- evtl. Kolikanzeichen
- Neigung zu kleineren Kotballen oder Obstipation
- evtl. Reheschübe
- Leistungsverlust
- Depression
- Verhaltensänderungen
- Appetitverlust

13.2.1 TCVM-Interpretation

Chronisch degenerative Hepatopathien gehen mit Gewebeschäden und evtl. Gallenabflussstörungen einher. Pathogene Faktoren dringen in den mittleren Jiao ein und stören den Leber-Qi- und-Blutfluss. Diese Stagnation führt zur Behinderung des Gallensaftes, was zu Eindickung und damit Schleimbildung führt. Auf Dauer wird dadurch der Qi- und Blutfluss immer stärker beeinträchtigt, die Leber zunehmend schlechter versorgt. Kälte und Qi-Leere entstehen. Die Zeichen reichen von Schleim-Kälte in der Leber bis zu Leber-Qi- und Leber-Blut-Leere. Aufgrund der Blut-Leere entsteht Wind in den Gefäßen und es kann zu Juckreiz kommen.

13.2.2 Traditionelle chinesische Diagnosen

Mögliche TCVM-Diagnosen auf einen Blick

- Schleim-Kälte in der Leber
- Leber-Qi-Leere
- Leber-Blut-Leere

Schleim-Kälte in der Leber

Chinesische Zeichen

Adspektion

- leichter Ikterus, matt gelb
- evtl. zeitweise geringe Temperaturerhöhung
- evtl. Kolikanzeichen
- Neigung zu kleineren Kotballen oder Obstipation
- evtl. Neigung zu Rehe
- Depression
- Verhaltensänderungen
- Appetitverlust
- Leistungsverlust

Palpation

- kalte Körperoberfläche
- Druckempfindlichkeit am Bauch

Shu-/Mu-Punkte

- Leber- und Gallenblasen-Shu- und -Mu-Punkt

Puls

- langsam, tief
- schlüpfrig, hängend im Bereich Leber und/oder Gallenblase

Zunge

- blassgelblich, Rand seitlich gequollen
- Belag weiß, dick

Therapieprinzip

Schleim-Kälte aus der Leber ausleiten (▶ Tab. 13.2).

▶ **Tab. 13.2** Mögliche Punkte, um Schleim-Kälte aus der Leber auszuleiten.

Akupunkturpunkte	Wirkung
Le 3	harmonisiert den Fluss des Leber-Qi und -Blutes
Le 6	löst Stagnationen auf, harmonisiert den Fluss des Leber-Qi
Le 8	leitet Feuchte und Feuchte-Kälte aus, nährt Leber-Blut
Le 13	harmonisiert Leber und Milz, stärkt Qi aller Bauchorgane
Le 14	harmonisiert den Fluss des Leber-Qi, harmonisiert Leber und Magen
Gb 24	klärt Feuchte-Hitze, unterstützt Funktion von Leber und Gallenblase, harmonisiert den Fluss des Leber-Qi, bei Ikterus
Gb 34	klärt Feuchte-Hitze, harmonisiert den Fluss des Leber-Qi, unterstützt die Funktion von Leber und Gallenblase
Gb 43	klärt Leber-Yang und Feuchte-Hitze, harmonisiert den Fluss des Leber-Qi
3E 4	klärt Hitze, reguliert den Magen, fördert Transport der Flüssigkeiten, tonisiert Ursprungs-Qi
3E 6	reguliert Qi-Fluss, klärt Hitze, bewegt Leber-Qi (mit Bl 34), bewegt Dickdarmverstopfung
Gan Shu	Leber-Shu-Punkt, reguliert die Funktion der Leber, klärt Feuchte-Hitze, bei Ikterus
Dan Shu	Gallenblasen-Shu-Punkt, reguliert die Funktion der Leber, klärt Feuchte-Hitze, bei Ikterus
Ge Shu	Zwerchfell-Shu-Punkt, einflussreicher Punkt des Blutes, reguliert Qi-Fluss, zur Immunstimulation bei Virusinfekt, Ikterus, Veränderungen im Blutbild
LG 1	klärt Feuchte-Hitze, bei Problemen im Magen-Darm-Bereich
MP 6	stärkt die Transport- und Transformationsfunktion der Milz, stärkt Leber- und Nierenfunktion, wandelt Feuchte um
MP 21	stärkt alle Yin-Organe, bei Leberstörungen und Hufrehe, bewegt Blut in den Luo-Gefäßen
MP 13	stärkt Milz und Leber, reguliert Qi, bei abdominellen Schmerzen

Leber-Qi-Leere

Chinesische Zeichen

Adspektion

- evtl. Kolikanzeichen
- Neigung zu kleineren Kotballen oder Obstipation
- evtl. Neigung zu Rehe und langsamem Hufwachstum
- Depression
- Verhaltensänderungen
- Appetitverlust
- Leistungsverlust

Palpation

- unverändert

Shu-/Mu-Punkte

- Leber- und Gallenblasen-Shu- und -Mu-Punkt

Puls

- leer im Bereich Leber und/oder Gallenblase

Zunge

- blass
- Rand seitlich gequollen

Therapieprinzip

Leber-Qi tonisieren und bewegen, Leber unterstützen (► **Tab. 13.3**).

► **Tab. 13.3** Mögliche Punkte, um Leber-Qi zu tonisieren und zu bewegen sowie die Leber zu unterstützen.

Akupunkturpunkte	Wirkung
Le 3	harmonisiert den Fluss des Leber-Qi und -Blutes, tonisiert die Leber
Le 6	löst Stagnationen auf, harmonisiert den Fluss des Leber-Qi
Le 13	harmonisiert Leber und Milz, stärkt Qi aller Bauchorgane
Le 14	harmonisiert den Fluss des Leber-Qi, harmonisiert Leber und Magen
Gb 24	unterstützt Funktion von Leber und Gallenblase, harmonisiert den Fluss des Leber-Qi, bei Ikterus
Gb 34	harmonisiert den Fluss des Leber-Qi, unterstützt die Funktion von Leber und Gallenblase

► **Tab. 13.3** Fortsetzung.

Akupunkturpunkte	Wirkung
3E 6	reguliert Qi-Fluss, klärt Hitze, bewegt Leber-Qi (mit Bl 34), bewegt Dickdarmverstopfung
Gan Shu	Leber-Shu-Punkt, reguliert die Funktion der Leber
Dan Shu	Gallenblasen-Shu-Punkt, reguliert die Funktion der Leber
MP 6	stärkt die Transport- und Transformationsfunktion der Milz, stärkt Leber- und Nierenfunktion, wandelt Feuchte um
MP 21	stärkt alle Yin-Organe, bei Leberstörungen und Hufrehe, bewegt Blut in den Luo-Gefäßen
MP 13	stärkt Milz und Leber, reguliert Qi, bei abdominellen Schmerzen

Leber-Blut-Leere

Chinesische Zeichen

Adspektion

- evtl. Kolikanzeichen
- Neigung zu kleineren festen Kotballen oder Obstipation
- schlechtes Hufwachstum, brüchiges Horn
- Fellbruch
- evtl. Juckreiz
- Depression
- Verhaltensänderungen
- Appetitverlust
- Leistungsverlust

Palpation

- trockenes Hufhorn
- brüchiges Fell

Shu-/Mu-Punkte

- Leber- und Gallenblasen-Shu- und -Mu-Punkt

Puls

- fein bis leicht rau
- leer im Bereich Leber und/oder Gallenblase

Zunge

- blass, dünn

Therapieprinzip

Leber-Blut tonisieren und bewegen, Leber unterstützen (▸ Tab. 13.4).

▸ **Tab. 13.4** Mögliche Punkte, um Leber-Blut zu tonisieren und zu bewegen und die Leber zu unterstützen.

Akupunkturpunkte	Wirkung
Le 3	harmonisiert den Fluss des Leber-Qi und -Blutes, tonisiert die Leber
Le 6	löst Stagnationen auf, harmonisiert den Fluss des Leber-Qi
Le 8	leitet Feuchte und Feuchte-Kälte aus, nährt Leber-Blut
Le 13	harmonisiert Leber und Milz, stärkt Qi aller Bauchorgane
Le 14	harmonisiert den Fluss des Leber-Qi, harmonisiert Leber und Magen
Gb 24	unterstützt Funktion von Leber und Gallenblase, harmonisiert den Fluss des Leber-Qi, bei Ikterus
Gb 34	harmonisiert den Fluss des Leber-Qi, unterstützt die Funktion von Leber und Gallenblase
3E 6	reguliert Qi-Fluss, klärt Hitze, bewegt Leber-Qi (mit Bl 34), bewegt Dickdarmverstopfung
Ge Shu	Zwerchfell-Shu-Punkt, einflussreicher Punkt des Blutes, reguliert Qi-Fluss, zur Immunstimulation bei Virusinfekt, Ikterus, Veränderungen im Blutbild
Pc 3	reguliert rebellierendes Qi, bei Juckreiz
Pc 4	harmonisiert Qi und Blut, bei brüchigem Fell und Juckreiz
Pc 6	harmonisiert Qi und Blut, beruhigt den Geist
Gan Shu	Leber-Shu-Punkt, reguliert die Funktion der Leber
Dan Shu	Gallenblasen-Shu-Punkt, reguliert die Funktion der Leber
MP 6	stärkt die Transport- und Transformationsfunktion der Milz, stärkt Leber- und Nierenfunktion, wandelt Feuchte um
MP 21	stärkt alle Yin-Organe, bei Leberstörungen und Hufrehe, bewegt Blut in den Luo-Gefäßen
MP 13	stärkt Milz und Leber, reguliert Qi, bei abdominellen Schmerzen

14 Indikationen des Stoffwechsels und endokrine Erkrankungen

14.1 Equines metabolisches Syndrom (EMS/RER)

Das Equine Metabolische Syndrom ist eine Erkrankung, die unter bewegungsarmen und kalorisch überversorgten Haltungsbedingungen auftritt. Auffällige Anhäufungen von Fett über den Augen der Tiere, im Mähnenkamm, am Rumpf, um den Schweifansatz und an Schlauch und Euter sind erste Zeichen. Eine Neigung zu Hufrehe kann folgen. Die Blutwerte geben hier Aufschluss (Glukosespiegel, Blutfette, Insulin etc.).

Schulmedizinische Leitsymptome
- deutliche Fettdepots im Mähnenkamm, hinter der Schulter, am Rumpf, Schweifansatz und Genitalien
- Neigung zu Hufrehe
- Leistungsabfall

14.1.1 TCVM-Interpretation

Bei betroffenen Pferden liegen immer eine Milz-Qi-Leere und Schleim-Fülle vor.

14.1.2 Traditionelle chinesische Diagnosen

Mögliche TCVM-Diagnosen auf einen Blick
- Übergewicht durch Milz-Qi-Leere mit Schleim-Fülle

Übergewicht durch Milz-Qi-Leere mit Schleim-Fülle

Chinesische Zeichen

Adspektion
- Übergewicht
- Fettdepots unter der Haut
- Lethargie
- Müdigkeit
- evtl. Neigung zu weichem Stuhl
- evtl. Inappetenz

Palpation
- weiche Schwellungen unter der Haut
- Muskulatur eher schlaff

Shu-/Mu-Punkte
- Milz-Shu- und -Mu-Punkt

Puls
- tief, schlüpfrig

Zunge
- blass, weich, geschwollen

Therapieprinzip

Milz-Qi tonisieren sowie Schleim umwandeln und ausleiten (▶ Tab. 14.1).

► **Tab. 14.1** Mögliche Punkte, um Milz-Qi zu tonisieren sowie Schleim umzuwandeln und auszuleiten.

Akupunktur-punkte	Wirkung
Ma 36	löst Nahrungsstagnation auf, lenkt Magen-Qi nach unten, unterstützt die Milzfunktion
Ma 25	harmonisiert das Qi des mittleren Jiao, beseitigt Magen-Hitze, löst Futteranschoppungen, bei Durchfall
MP 3	stärkt die Milz, wandelt Feuchte um und zerstreut sie
MP 6	stärkt Milz- und Nierenfunktion sowie Leber-Qi-Fluss, bei Störungen des Gastrointestinaltraktes
MP 9	unterstützt die Funktion der Milz, klärt Hitze, bei Durchfall
Pi Shu	Shu-Punkt der Milz, stärkt die Milz, bei Durchfall und Bauchschmerz
Da Chang Shu	Shu-Punkt des Dickdarms, unterstützt die Transportfunktion des Darms
Le 13	harmonisiert Leber und Milz, stärkt das Qi aller Bauchorgane
3E 4	unterstützt das Qi, fördert den Flüssigkeitstransport, reguliert und tonisiert den Magen, tonisiert insgesamt
3E 10	leitet Schleim-Feuchte aus, reguliert Qi, löst Stauungen
KG 8	stärkt das Yang, stärkt die Milz, bei Durchfall (immer nur moxen)
KG 12	unterstützt Magen- und Milzfunktion, lenkt das Qi, transformiert und transportiert Feuchte, bei Durchfall, löst Futteransammlungen
Di 4	tonisiert Qi, wandelt Schleim um, bei Wei-Syndrom
Di 10	tonisiert Qi, reguliert Magen und Darm, weicht Massen auf
Vorzugsweise moxen!	

14.2 Lumbago, Kreuzverschlag (SER)

Belastungsinduzierte Myopathie ist eine Stoffwechselerkrankung des Muskels, kommt bei allen Rassen vor und hat seine mildeste Ausprägung in leichter Unruhe, leuchtend gelbem Harnabsatz und steifem Gang mit Überstreckung der Sprunggelenke. Dies tritt nach oder gegen Ende der Belastung auf und kann bis zum schweren Kreuzverschlag führen. Hier setzt ca. 30 Minuten nach Beginn leichter Arbeit starker Schmerz mit Schwitzen und Steifheit sowie Absatz von braunem Harn ein. Die Blutwerte geben hier Aufschluss.

Schulmedizinische Leitsymptome

- plötzliche Steifigkeit v. a. der Hinterhand nach oder während der Arbeit
- Schmerz
- Aufwölbung des Rückens
- Schwitzen
- harte Muskulatur, Krämpfe
- leuchtend gelber bis brauner Urinabsatz

14.2.1 TCVM-Interpretation

Qi- und Blut-Stagnation in der Muskulatur werden begünstigt durch überreiche Ernährung mit Kohlenhydraten zu trainingsfreien Zeiten. Das schwächt die Milz und lässt Qi und Blut hier nur schwer fließen. Soll dann zum Training das Holzelement Leber die stagnierenden Muskeln bewegen, führt die vorher entstandene Stagnation zur „Revolte" durch das Element Erde und damit zu Stagnation ebenfalls im Holz. In der Folge krampfen die Muskeln und Muskelfasern werden verletzt. Stagnierendes Qi „läuft heiß" und Blutstase führt zum Austreten des Blutes aus den Gefäßen. Hellgelber bis brauner Urin erscheint.

14.2.2 Traditionelle chinesische Diagnosen

Mögliche TCVM-Diagnosen auf einen Blick

- Qi- und Blutstase mit Windcharakter durch Ungleichgewicht zwischen Leber und Milz

Qi- und Blutstase mit Windcharakter durch Ungleichgewicht zwischen Leber und Milz

Chinesische Zeichen

Adspektion

- plötzliche Steifigkeit v. a. der Hinterhand nach oder während der Arbeit
- heftiger Muskelschmerz
- Aufwölbung des Rückens
- Schwitzen
- harte Muskulatur, Krämpfe
- gerötete Konjunktiven
- leuchtend gelber bis brauner Urinabsatz

Palpation

- harte Muskulatur
- Hitze

Shu-/Mu-Punkte

- nicht palpabel wegen massivem Oberflächenschmerz

Puls

- schnell, drahtig

Zunge

- leicht bläulich, zitternd

Therapieprinzip

Qi- und Blutstase mit Wind ausleiten sowie Leber und Milz harmonisieren (► **Tab. 14.2**).

► **Tab. 14.2** Mögliche Punkte, um Qi- und Blutstase auszuleiten sowie Leber und Milz zu harmonisieren.

Akupunkturpunkte	Wirkung
Di 4	tonisiert und bewegt Qi im ganzen Körper, wandelt Schleim-Hitze/-Kälte um, entspannt Sehnen, bei Muskeltetanie
Di 10	tonisiert und bewegt Qi im ganzen Körper, löst Obstruktionen, weicht Massen auf
Di 14	zerstreut Wind-Hitze, löst Obstruktionen, wandelt Schleim um, entspannt die Sehnen, Nackensteife
Di 15	tonisiert und bewegt Qi, zerstreut Wind, klärt Hitze, entspannt Sehnen, stärkt Bindegewebe, vermehrte Schweißsekretion
Ma 6	leitet Wind-Kälte aus, entspannt die Sehnen, bei Tetanus
Ma 40	wandelt Schleim um, bei Schmerzen
MP 14	bewegt Qi und Blut bei schmerzhaften Verspannungen im Rücken
MP 21	kontrolliert alle Yin-Meridiane, bewegt Blut in den Luo-Meridianen
3E 6	reguliert das Qi aller 3 Erwärmer, vertreibt Wind-Hitze, bewegt stagnierendes Leber-Qi, bei Juckreiz und Nesselsucht
3E 10	entspannt die Faszien, löst Schleim und Stauungen
Bl 1	öffnet den Blasenmeridian, vertreibt Wind, beruhigt
Bl 11	vertreibt Wind, befreit die Oberfläche und nährt Blut
Guan Yuan Shu	stärkt das Yang Qi, wandelt Feuchte um, bei Lumbalgien und Überanstrengung
Qi Hai Shu	reguliert Qi und Blut, stärkt den hinteren Rücken
Shen Shu	stärkt das Nieren-Yang bei Steifheit und Schmerzen im hinteren Rücken
Bl 57	entspannt die Sehnen, kräftigt Blut, bei Schmerz im unteren Rücken
Ni 3	stärkt Essenz, unterstützt die Nieren, bei Lähmungen und Schmerzen in hinterem Rücken und Hintergliedmaßen
Ni 4	stärkt den Rücken bei Schwäche durch Nieren-Leere, bei Schmerzen im Lumbosakralbereich
Bl 12	vertreibt Wind, beruhigt Krämpfe und Geist
Gb 20	vertreibt Wind und Leber-Yang
Gb 21	entspannt die Faszien
Gb 34	entspannt die Faszien und Sehnen, bei Qi- und Blut-Stagnation in den Beinen, harmonisiert den Fluss des Leber-Qi
Le 3	harmonisiert den Fluss des Leber-Qi, unterstützt die Leber, lindert Krämpfe, beruhigt den Geist

► **Tab. 14.2** Fortsetzung.

Akupunkturpunkte	Wirkung
Le 13	harmonisiert Leber und Milz
Le 14	unterstützt den Fluss des Leber-Qi, harmonisiert Leber und Magen, kühlt Blut
Bai Hui	tonisiert, stärkt Qi und Yang, bei Krämpfen, Steifigkeit der Hinterhand, Schmerz
LG 5/6/7	Epistaxis, Hämaturie
LG 8	entspannt Sehnen, beseitigt Wind, bei Krämpfen
LG 12	vertreibt Wind, bei Steifheit und Schmerzen mit Schwellungen in Lendenbereich und Rücken
Ling Ku	bei stechendem Schmerz im ganzen Körper
Schnell und leicht einstechen, Nadeln 20–30 Minuten belassen.	

14.3 Kryptopyrrolurie

Die Kryptopyrrolurie ist eine Erscheinung, die zuerst beim Menschen entdeckt und dann auch beim Pferd gefunden wurde. Die Pferde scheiden im Urin vermehrt Kryptopyrrolverbindungen aus. Es wird diskutiert, ob es sich um eine genetisch bedingte Stoffwechselstörung im Hämoglobinabbau handelt. Dabei entstehen Komplexe, die Zink und Vitamin B_6 binden und zur Ausscheidung über den Urin zwingen. Daraus resultieren typische Mangelsymptome.

Schulmedizinische Leitsymptome

- Leistungsschwäche
- Muskelabbau
- Darmprobleme mit Kotwasser oder Blähungen
- Neigung zu chronischen Infektionen und Hautläsionen
- Neigung zu allergischen Prozessen
- Unfruchtbarkeit bei Stuten und Hengsten
- psychische Auffälligkeiten wie Angst oder Konzentrationsstörungen

14.3.1 TCVM-Interpretation

Die chinesischen Zeichen weisen deutlich auf eine Milz-Qi- und Yang-Leere hin. Die Nahrung wird nicht adäquat transformiert und es kann nicht genügend Gu Qi aufgebaut werden. Nachfolgend werden alle entstehenden Qi-Arten geschwächt. Aus der ausgeprägten Milz-Qi-Leere kann nach dem 5-Elemente-Modell über die folgende Schwächung des Metallelements (Lunge) eine Stagnation im Holz (Leber) entstehen. Hieraus resultieren auch die oft beobachtete Unruhe und Reizbarkeit.

14.3.2 Traditionelle chinesische Diagnosen

Mögliche TCVM-Diagnosen auf einen Blick

- Milz-Qi- und Yang-Leere

Milz-Qi- und Yang-Leere

Chinesische Zeichen

Adspektion

- Leistungsschwäche
- evtl. Kurzatmigkeit
- Muskelabbau
- Verdauungsprobleme mit Kotwasser oder Blähungen
- aromatischer Geruch
- Neigung zu chronischen Hautrötungen und Entzündungen
- Neigung zu wiederkehrenden Infekten
- Appetitverlust
- Unfruchtbarkeit bei Stuten und Hengsten
- Depression, Schreckhaftigkeit, Unruhe oder Konzentrationsstörungen

Palpation

- eher schlaffe Muskulatur
- Oberfläche kühl

Shu-/Mu-Punkte

- Milz-Shu- und -Mu-Punkt
- evtl. Leber-Shu

Puls-

- tief, leer, schlüpfrig

Zunge

- blass, weich, geschwollen mit Zahnabdrücken, feucht

Therapieprinzip

Milz-Qi und Yang tonisieren, Qi-Fluss harmonisieren (▶ Tab. 14.3).

▶ **Tab. 14.3** Mögliche Punkte, um Milz-Qi und Yang zu tonisieren sowie den Qi-Fluss zu harmonisieren.

Akupunkturpunkte	Wirkung
MP 3	stärkt die Milz, wandelt Feuchte um und zerstreut sie
MP 6	stärkt Milz- und Nierenfunktion sowie Leber-Qi-Fluss, bei Störungen des Gastrointestinaltraktes
MP 13	stärkt Milz und Leber, reguliert Qi, bei Verdauungsproblemen
Gan Shu	Shu-Punkt der Leber, harmonisiert das Leber-Qi
Pi Shu	Shu-Punkt der Milz, stärkt die Milz, bei Durchfall und Bauchschmerz
Di 11	reguliert Nähr-Qi und Blut, reguliert den Dickdarm, bei allen externen Erkrankungen
Le 3	kühlt aufsteigendes Leber-Yang und Leber-Feuer, harmonisiert Leber-Qi-Fluss
Le 6	fördert den regelmäßigen Fluss des Leber-Qi, bei Durchfall
Le 13	harmonisiert Leber und Milz, stärkt das Qi aller Bauchorgane
Le 14	harmonisiert Leber und Magen, reguliert Fluss des Leber-Qi, fördert Magen
Bai Hui	stärkt das Qi des Körpers, bei Darmstörungen
LG 1	stoppt Durchfall, reguliert die Flüssigkeiten und stärkt den mittleren Jiao
KG 10	tonisiert die Milz, lenkt das Magen-Qi nach unten, löst Futterstagnation
KG 8	stärkt das Yang, stärkt die Milz, bei Durchfall (immer nur moxen)
KG 12	unterstützt Magen- und Milzfunktion, lenkt das Qi, transformiert und transportiert Feuchte, bei Durchfall, löst Futteransammlungen
Ma 36	stärkt Qi und Blut, unterstützt die Transport- und Transformationsfunktion der Milz und die Magenfunktion
Ma 37	reguliert Magen- und Darmfunktion, tonisiert Blut, bei chronischem Durchfall und Asthma
Bei Yang-Leere immer auch Moxa einsetzen.	

14.4 Morbus Cushing

Die Nebennierenrinde wird von der Pars intermedia der Hypophyse zur Kortisolsynthese angeregt. Hier bestehen beim Pferd relativ häufig Adenome der melanotropen Zellen, deren Einfluss die Kortisolausschüttung der Nebennierenrinde steigert. So entstehen die typischen Symptome des Equinen-Cushing-Syndroms. Hier ist ein Blutlabor mit endokrinologischem Funktionstest wichtig zur Diagnosefindung.

Schulmedizinische Leitsymptome

- stockender, verzögerter oder unvollständiger Fellwechsel
- Neigung zu Hufrehe
- Muskelatrophie
- Leistungsschwäche
- Entwicklung von Fettpolstern an Nacken, Hals und Kruppe sowie über der Orbita
- Schwitzen
- Polydipsie
- Polyurie
- Neigung zu Infekten

14.4.1 TCVM-Interpretation

Der Ming Men ist das „Tor des Lebens" und zwischen den Nieren angesiedelt. Er ist zuständig für Erwärmung und Aktivierung von Stoffwechselprozessen und ist eng mit dem Dreifach-Erwärmer verknüpft. Dieser reguliert den Transport von Körperflüssigkeiten, die Temperatur durch Schwitzen und Miktion sowie den Transport der 3 Qi: Ursprungs-, aufrechtes und Abwehr-Qi. Ursprungs-Qi und aufrechtes Qi bringen via Dreifach-Erwärmer funktionelle Aspekte des Jing vom Ming Men zum Körpergewebe und den Zang Fu. Der Dreifach-Erwärmer ist nicht nur für die Koordination aller energetischen Bereiche zuständig, sondern auch für die Interaktion und die Kontaktbereitschaft mit dem Außen. Westlich übersetzt bezieht sich das auf alle Stoffwechselprozesse und endokrinologischen Vorgänge. Nach innen und außen offen zu sein oder sich zu verschließen, hängt vom Zustand des Ministeriellen Feuers ab. Wenn das Ming-Men-Feuer die Milzfunktion nicht ausreichend unterstützt, kann diese ihre Aufgabe der Nahrungs- und Energieumwandlung nicht ausreichend erfüllen und die Nieren nicht wärmen. Die Zeichen reichen von Milz-Qi-Leere mit Yin-Leere und Muskelabbau, Schleimansammlung und Lethargie bis zur Nieren-Yang-Leere. Wenn dem Körper durch mangelndes Milz-Qi über längere Zeit zu wenig Gu Qi zur Verfügung steht, entleeren sich Yin und Yang zusätzlich. Die Nieren können nicht mehr gewärmt werden. Nieren-Yang-Leere entsteht. Hinzu kommen hier noch Kältezeichen und Polyurie.

14.4.2 Traditionelle chinesische Diagnosen

Mögliche TCVM-Diagnosen auf einen Blick

- Milz-Qi- und Yin-Leere
- Milz-Qi- und Nieren-Yang-Leere

Milz-Qi- und Yin-Leere

Chinesische Zeichen

Adspektion

- Neigung zu Hufrehe
- Muskelatrophie
- Leistungsschwäche
- Entwicklung von Fettpolstern an Nacken, Hals und Kruppe sowie über der Orbita
- Schwitzen
- verzögerter Fellwechsel
- Neigung zu Infekten

Palpation

- schlaffe Muskulatur

Shu-/Mu-Punkte

- Milz-Shu- und -Mu-Punkt

Puls

- tief, leer, schlüpfrig

Zunge

- rot, weich, geschwollen mit Zahnabdrücken

Therapieprinzip

Milz-Qi und Yin tonisieren (► **Tab. 14.4**).

► **Tab. 14.4** Mögliche Punkte, um Milz-Qi und Yin zu tonisieren.

Akupunkturpunkte	Wirkung
MP 3	stärkt die Milz, wandelt Feuchte um und zerstreut sie
MP 6	stärkt Milz- und Nierenfunktion sowie Leber-Qi-Fluss
MP 9	unterstützt die Milz, bei Hormonstörungen
MP 13	stärkt Milz und Leber, reguliert Qi
MP 21	kontrolliert das Yin, bei Rehe, allgemeiner Schwäche
Ni 2	beseitigt Leere-Hitze, bei sexuellen Dysfunktionen
Pi Shu	Shu-Punkt der Milz, stärkt die Milz
Di 11	reguliert Nähr-Qi und Blut, reguliert den Dickdarm, bei allen externen Erkrankungen
3E 4	fördert Ursprungs-Qi und Flüssigkeitstransport, reguliert und tonisiert Magen und Milz (zusammen mit Ma 42), tonisiert den Patienten
3E 5	reguliert das endokrinologische System
Bai Hui	stärkt das Qi des Körpers
Ming Men	unterstützt die Transport- und Transformationsfunktion der Milz, tonisiert Nieren-Yang und Ursprungs-Qi, wärmt den Ming Men
KG 12	unterstützt Magen- und Milzfunktion, lenkt das Qi, transformiert und transportiert Feuchte, bei Durchfall, löst Futteransammlungen

▶ **Tab. 14.4** Fortsetzung.

Akupunkturpunkte	Wirkung
LG 16	stimuliert Hypothalamus und Hypophyse
LG 20	stärkt Qi und Yang, Immunstimulation
Ma 36	stärkt Qi und Blut, unterstützt die Transport- und Transformationsfunktion der Milz sowie die Magenfunktion
He 6	nährt Yin, reguliert Qi und Blut, stoppt Schweiß durch Yin-Leere (in Kombination mit Ni 7)
LG 16/20 immer nadeln!	

Milz-Qi- und Nieren-Yang-Leere

Chinesische Zeichen

Adspektion

- Neigung zu Hufrehe
- Muskelatrophie
- Leistungsschwäche
- Entwicklung von Fettpolstern an Nacken, Hals und Kruppe sowie über der Orbita
- Schwitzen
- stockender, unvollständiger Fellwechsel, Hirsutismus
- Polydipsie
- Polyurie
- Neigung zu Infekten

Palpation

- schlaffe Muskulatur
- kalte Oberfläche

Shu-/Mu-Punkte

- Milz-Shu- und Nieren-Shu-Punkt

Puls

- tief, leer, schlüpfrig

Zunge

- blass, weich, geschwollen mit Zahnabdrücken
- feucht

Therapieprinzip

Milz-Qi und Nieren-Yang tonisieren (▶ **Tab. 14.5**).

▶ **Tab. 14.5** Mögliche Punkte, um Milz-Qi und Nieren-Yang zu tonisieren.

Akupunkturpunkte	Wirkung
MP 3	stärkt die Milz, wandelt Feuchte um und zerstreut sie
MP 6	stärkt Milz- und Nierenfunktion sowie Leber-Qi-Fluss
MP 9	unterstützt die Milz, bei Hormonstörungen
MP 13	stärkt Milz und Leber, reguliert Qi
MP 21	kontrolliert das Yin, bei Rehe, allgemeiner Schwäche
Ni 3	tonisiert Nieren und Essenz
Ni 7	tonisiert Nieren-Yang, reguliert Schwitzen
Bai Hui	stärkt das Qi des Körpers
Ming Men	unterstützt die Transport- und Transformationsfunktion der Milz, tonisiert Nieren-Yang und Ursprungs-Qi, wärmt den Ming Men
LG 16	stimuliert Hypothalamus und Hypophyse
LG 20	stärkt Qi und Yang, Immunstimulation
3E 4	fördert Ursprungs-Qi und Flüssigkeitstransport, reguliert und tonisiert Magen und Milz (zusammen mit Ma 42), tonisiert den Patienten
3E 5	reguliert das endokrinologische System
Shen Shu	tonisiert Nieren-Yang und -Qi
Pi Shu	Shu-Punkt der Milz, stärkt die Milz
Di 11	reguliert Nähr-Qi und Blut, reguliert den Dickdarm, bei allen externen Erkrankungen
KG 12	unterstützt Magen- und Milzfunktion, lenkt das Qi, transformiert und transportiert Feuchte, bei Durchfall, löst Futteransammlungen
Ma 36	stärkt Qi und Blut, unterstützt die Transport- und Transformationsfunktion der Milz und die Magenfunktion
He 6	nährt Yin, reguliert Qi und Blut, stoppt Schweiß durch Yin-Leere (in Kombination mit Ni 7)
LG 16/20 immer nadeln! Bei Yang-Leere ist moxen günstig.	

14.5
Polysaccharid-Speicher-Myopathie (PSSM)

PSSM ist eine genetisch bedingte Glykogen-Speicher-Krankheit des Muskelstoffwechsels beim Pferd. Hierbei lagert der Muskel gehäuft veränderte Polysaccharide sowie vermehrt normale Zuckermoleküle ein. Die klinischen Symptome reichen von Bewegungsunlust, Muskelsteifheit und Zittern nach leichter Arbeit bis hin zur Bewegungsunfähigkeit. Kohlenhydratreiche Nahrung verschlechtert die Situation. Blutlabor und Muskelbiopsie ermöglichen die Diagnose.

Schulmedizinische Leitsymptome
- Bewegungsunlust
- Muskelsteifheit nach leichter Arbeit, besonders in der Hinterhand
- Krämpfe in den Hinterbeinen
- Schwitzen
- wechselnde Lahmheiten

14.5.1 TCVM-Interpretation

Eine angeborene Schwäche in der Erde leert die Milz. Ablagerungen von Zuckermolekülen in den Muskeln lassen sich als Schleim-Fülle interpretieren und führen zur Behinderung des Qi- und Blutflusses. Soll dann zum Training das Holzelement Leber die stagnierenden Muskeln bewegen, führt die vorher entstandene Stagnation zur „Revolte" durch das Element Erde und damit zu Stagnation ebenfalls im Holz. In der Folge krampfen die Muskeln und Muskelfasern werden verletzt.

14.5.2 Traditionelle chinesische Diagnosen

Mögliche TCVM-Diagnosen auf einen Blick
- Qi- und Blutstase mit Windcharakter durch Ungleichgewicht zwischen Leber und Milz

Qi- und Blutstase mit Windcharakter durch Ungleichgewicht zwischen Leber und Milz

Chinesische Zeichen

Adspektion
- Steifigkeit v. a. der Hinterhand nach oder während der Arbeit
- heftiger Muskelschmerz
- Schwitzen
- harte Muskulatur, Krämpfe

Palpation
- harte Muskulatur

Shu-/Mu-Punkte
- Milz-Shu- und -Mu-Punkt, evtl. Leber-Shu- und -Mu-Punkt

Puls
- schnell, drahtig im akuten Schmerzzustand
- Milzpuls leer
- evtl. Leberpuls gespannt

Zunge
- leicht bläulich, zitternd

Therapieprinzip
Qi- und Blutstase mit Wind ausleiten sowie Leber und Milz harmonisieren (▶ Tab. 14.6).

▶ **Tab. 14.6** Mögliche Punkte, um Qi- und Blutstase auszuleiten sowie Leber und Milz zu harmonisieren.

Akupunkturpunkte	Wirkung
Di 4	tonisiert und bewegt Qi im ganzen Körper, wandelt Schleim-Hitze/-Kälte um, entspannt Sehnen, bei Muskeltetanie
Di 10	tonisiert und bewegt Qi im ganzen Körper, löst Obstruktionen, weicht Massen auf
Di 15	tonisiert und bewegt Qi, zerstreut Wind, klärt Hitze, entspannt Sehnen, stärkt Bindegewebe, vermehrte Schweißsekretion
Ma 6	leitet Wind-Kälte aus, entspannt die Sehnen, bei Tetanus
Ma 40	wandelt Schleim um, bei Schmerzen

▶ **Tab. 14.6** Fortsetzung.

Akupunkturpunkte	Wirkung
MP 14	bewegt Qi und Blut bei schmerzhaften Verspannungen im Rücken
MP 21	kontrolliert alle Yin-Meridiane, bewegt Blut in den Luo-Meridianen
3E 6	reguliert das Qi aller 3 Erwärmer, vertreibt Wind-Hitze, bewegt stagnierendes Leber-Qi, bei Juckreiz und Nesselsucht
3E 10	entspannt die Faszien, löst Schleim und Stauungen
Bl 1	öffnet den Blasenmeridian, vertreibt Wind, beruhigt
Bl 11	vertreibt Wind, befreit die Oberfläche und nährt Blut
Guan Yuan Shu	stärkt das Yang Qi, wandelt Feuchte um, bei Lumbalgien und Überanstrengung
Qi Hai Shu	reguliert Qi und Blut, stärkt den hinteren Rücken
Shen Shu	stärkt das Nieren-Yang bei Steifheit und Schmerzen im hinteren Rücken
Bl 57	entspannt die Sehnen, kräftigt Blut, bei Schmerz im unteren Rücken
Ni 3	stärkt Essenz, unterstützt die Nieren, bei Lähmungen und Schmerzen in hinterem Rücken und Hintergliedmaßen
Ni 4	stärkt den Rücken bei Schwäche durch Nieren-Leere, bei Schmerzen im Lumbosakralbereich
Bl 12	vertreibt Wind, beruhigt Krämpfe und Geist
Gb 20	vertreibt Wind und Leber-Yang
Gb 21	entspannt die Faszien
Gb 34	entspannt die Faszien und Sehnen, bei Qi- und Blut-Stagnation in den Beinen, harmonisiert den Fluss des Leber-Qi
Le 3	harmonisiert den Fluss des Leber-Qi, unterstützt die Leber, lindert Krämpfe, beruhigt den Geist
Le 13	harmonisiert Leber und Milz
Bai Hui	tonisiert, stärkt Qi und Yang, bei Krämpfen, Steifigkeit der Hinterhand, Schmerz
LG 12	vertreibt Wind, bei Steifheit und Schmerzen mit Schwellungen in Lendenbereich und Rücken
Ling Ku	bei stechendem Schmerz im ganzen Körper
Im akuten Zustand v. a. Qi und Blut bewegen, schnell und leicht einstechen, Nadeln 20–30 Minuten belassen. Andernfalls Milz-Qi tonisieren.	

14.6 Schilddrüsenfunktionsstörungen

Wenn ein Pferd scheinbar grundlos müde wirkt, keine Leistung mehr erbringt, leichtfuttriger wird und auch Fellprobleme oder eine Neigung zu Infekten oder Allergien zeigt, kann das ein Zeichen für eine Schilddrüsenunterfunktion sein. Hier findet man oft ein- oder beidseitig eine weiche Schwellung im Bereich der Schilddrüse. Umgekehrt kann sich eine Überfunktion durch derbe Zubildung im Schilddrüsenbereich zeigen und Erregbarkeit, Gewichtsabnahme und ebenfalls Fellprobleme mit sich bringen. Unangemessene Jodversorgung ist oft die Ursache. Aufschluss geben die Blutwerte.

Schulmedizinische Leitsymptome

- Leistungsschwäche
- Verhaltensänderungen wie Lethargie oder Erregbarkeit
- Gewichtsveränderungen
- evtl. Umfangsvermehrung im Bereich der Schilddrüse
- Fellprobleme
- Infektionsneigung
- Fohlen zeigen Entwicklungsstörungen von Knochen und Bändern

14.6.1 TCVM-Interpretation

Ein Ungleichgewicht der Schilddrüse und verbundener Drüsen wirkt sich auf den ganzen Organismus aus. Die Schilddrüse liegt im Magenmeridian und folglich ist auch primär die Erde betroffen. Sie kann entweder durch Jod-Mangel-Ernährung direkt geschwächt werden oder durch Leber-Qi-Stagnation. Infolge der entstehenden Qi-Leere entwickelt sich Schleim. Gewichtszunahme, Müdigkeit, Schlaffheit und Struma können daraus entstehen. Nachdem die zugeführten Energien wegen der Qi-Leere nicht mehr adäquat umgesetzt werden können, entsteht eine Yang-Leere. Untertemperatur und zusätzliche Ödeme entstehen. Das Muster der Schilddrüsenüberfunktion ist von Leber-Qi-Stagnation, Blutstase bis zum aufsteigenden Leber-Yang mit Hitze und Yin-Leere geprägt. Harte Schwellungen im Bereich der Schilddrüse sind Zeichen für Blutstase. Emotionaler Stress kann auslösend wirken.

14.6.2 Traditionelle chinesische -Diagnosen

Mögliche TCVM-Diagnosen auf einen Blick
- Leber-Qi-Stagnation mit Milz-Qi-Leere und Schleim-Fülle
- Milz-Qi-Leere mit Schleim-Fülle
- Milz-Qi- und Yang-Leere mit Schleim-Fülle
- Leber-Qi-Stagnation mit Blutstase und Yin-Leere
- aufsteigendes Leber-Yang mit Blutstase und Yin-Leere

Leber-Qi-Stagnation mit Milz-Qi-Leere und Schleim-Fülle

Chinesische Zeichen

Adspektion
- Leistungsschwäche
- Lethargie, Depression
- Gewichtszunahme
- Umfangsvermehrung im Bereich der Schilddrüse
- Fellprobleme
- Infektionsneigung
- wechselnd breiiger Durchfall
- durch Stress auslösbar
- saurer Geruch
- evtl. Flatulenz
- evtl. Stöhnen
- dumpfer Druck im Oberbauch, besser nach Misten

Palpation
- kein Fieber
- Druckempfindlichkeit und Spannung am Oberbauch
- elastische Umfangsvermehrung im Bereich des Magenmeridians im Bereich der Schilddrüse

Shu-/Mu-Punkte
- Milz-Shu-Punkt
- Leber-Shu- und -Mu-Punkt

Puls
- tief, gespannt im Leberbereich
- leer, schlüpfrig im Milzbereich

Zunge
- blass bläulich mit dunklerem Leberrand
- geschwollen mit Zahnabdrücken
- dicker weißer Belag

Therapieprinzip

Leber-Qi bewegen, Milz-Qi tonisieren sowie Schleim umwandeln und ausleiten (▶ Tab. 14.7).

▶ **Tab. 14.7** Mögliche Punkte, um Leber-Qi zu bewegen, Milz-Qi zu tonisieren sowie Schleim auszuleiten.

Akupunkturpunkte	Wirkung
Di 10	stimuliert Qi, löst Leitbahn-Obstruktionen, löst Massen auf
Di 17	wandelt Schleim um, weicht Massen auf, im Kehlkopfbereich
Di 18	wandelt Schleim um, weicht Massen auf, bei Schilddrüsenschwellung
Ma 36	löst Nahrungsstagnation auf, lenkt Magen-Qi nach unten, unterstützt die Milzfunktion
Ma 40	wandelt Schleimansammlungen um und leitet ihn aus
MP 3	stärkt die Milz, wandelt Feuchte um und zerstreut sie
MP 6	stärkt Milz- und Nierenfunktion sowie Leber-Qi-Fluss, bei Störungen des Gastrointestinaltraktes
MP 9	unterstützt die Funktion der Milz, klärt Hitze, bei Durchfall

► **Tab. 14.7** Fortsetzung.

Akupunkturpunkte	Wirkung
Gan Shu	Shu-Punkt der Leber, harmonisiert das Leber-Qi
Pi Shu	Shu-Punkt der Milz, stärkt die Milz, bei Durchfall und Bauchschmerz
Le 5	fördert den regelmäßigen Fluss des Leber-Qi, bei allen Störungen, die durch stagnierendes Leber-Qi ausgelöst wurden
Le 6	fördert den regelmäßigen Fluss des Leber-Qi, löst Knoten auf
Le 13	harmonisiert Leber und Milz, stärkt das Qi aller Bauchorgane
3E 5	befreit die Oberfläche, reguliert das Hormonsystem
3E 10	entspannt die Faszien, leitet Schleim aus, löst Schwellungen auf
Bai Hui	stärkt das Qi des Körpers
LG 16	stimuliert Hypothalamus und Hypophyse
LG 20	stärkt Qi und Yang, Immunstimulation
Punkte, die die Hirnanhangsdrüsen stimulieren, das Hormonsystem regulieren sowie Schleim umwandeln und ausleiten, immer hinzufügen!	

Milz-Qi-Leere mit Schleim-Fülle

Chinesische Zeichen

Adspektion

- Leistungsschwäche
- Lethargie
- Gewichtszunahme
- Bildung von Fettdepots bei gleichzeitiger Muskelschwäche
- Umfangsvermehrung im Bereich der Schilddrüse
- Fellprobleme
- Infektionsneigung
- wechselnd breiiger Durchfall
- evtl. Flatulenz

Palpation

- kein Fieber
- elastische Umfangsvermehrung im Bereich des Magenmeridians im Bereich der Schilddrüse

Shu-/Mu-Punkte

- Milz-Shu- und -Mu-Punkt

Puls

- leer, schlüpfrig im Milzbereich

Zunge

- geschwollen mit Zahnabdrücken
- eher blass mit dickem weißem Belag

Therapieprinzip

Milz-Qi tonisieren sowie Schleim umwandeln und ausleiten (► **Tab. 14.8**).

► **Tab. 14.8** Mögliche Punkte, um Milz-Qi zu tonisieren und Schleim auszuleiten.

Akupunkturpunkte	Wirkung
Di 10	stimuliert Qi, löst Leitbahn-Obstruktionen, löst Massen auf
Di 17	wandelt Schleim um, weicht Massen auf, im Kehlkopfbereich
Di 18	wandelt Schleim um, weicht Massen auf, bei Schilddrüsenschwellung
Ma 36	löst Nahrungsstagnation auf, lenkt Magen-Qi nach unten, unterstützt die Milzfunktion
Ma 40	wandelt Schleimansammlungen um und leitet ihn aus
MP 3	stärkt die Milz, wandelt Feuchte um und zerstreut sie
MP 6	stärkt Milz- und Nierenfunktion sowie Leber-Qi-Fluss, bei Störungen des Gastrointestinaltraktes
MP 9	unterstützt die Funktion der Milz, klärt Hitze, bei Durchfall
Pi Shu	Shu-Punkt der Milz, stärkt die Milz, bei Durchfall und Bauchschmerz
Le 6	fördert den regelmäßigen Fluss des Leber-Qi, löst Knoten auf
Le 13	harmonisiert Leber und Milz, stärkt das Qi aller Bauchorgane
3E 5	befreit die Oberfläche, reguliert das Hormonsystem
3E 10	entspannt die Faszien, leitet Schleim aus, löst Schwellungen auf
Bai Hui	stärkt das Qi des Körpers

▶ **Tab. 14.8** Fortsetzung.

Akupunktur-punkte	Wirkung
LG 16	stimuliert Hypothalamus und Hypophyse
LG 20	stärkt Qi und Yang, Immunstimulation
Punkte, die die Hirnanhangsdrüsen stimulieren, das Hormonsystem regulieren sowie Schleim umwandeln und ausleiten, immer hinzufügen!	

Milz-Qi- und Yang-Leere mit Schleim-Fülle

Chinesische Zeichen

Adspektion

- Leistungsschwäche
- Bewegungsunlust
- Gewichtszunahme
- Bildung von Fettdepots bei gleichzeitiger Muskelschwäche
- Umfangsvermehrung im Bereich der Schilddrüse
- Fellprobleme
- kein Schwitzen
- Infektionsneigung
- wechselnd breiiger Durchfall

Palpation

- kein Fieber
- kalte Beine und Oberfläche
- elastische Umfangsvermehrung im Bereich des Magenmeridians im Bereich der Schilddrüse

Shu-/Mu-Punkte

- Milz-Shu- und -Mu-Punkt

Puls

- langsam, leer, schlüpfrig im Milzbereich

Zunge

- blass mit dickem weißem Belag
- geschwollen mit Zahnabdrücken

Therapieprinzip

Milz-Qi und Yang tonisieren sowie Schleim umwandeln und ausleiten (▶ **Tab. 14.9**).

▶ **Tab. 14.9** Mögliche Punkte, um Milz-Qi und Yang zu tonisieren sowie Schleim auszuleiten.

Akupunktur-punkte	Wirkung
Di 10	stimuliert Qi, löst Leitbahn-Obstruktionen, löst Massen auf
Di 17	wandelt Schleim um, weicht Massen auf, im Kehlkopfbereich
Di 18	wandelt Schleim um, weicht Massen auf, bei Schilddrüsenschwellung
Ma 36	löst Nahrungsstagnation auf, lenkt Magen-Qi nach unten, unterstützt die Milzfunktion
Ma 40	wandelt Schleimansammlungen um und leitet ihn aus
MP 3	stärkt die Milzfunktion, wandelt Feuchte um und zerstreut sie
MP 6	stärkt Milz- und Nierenfunktion sowie Leber-Qi-Fluss, bei Störungen des Gastrointestinaltraktes
MP 9	unterstützt die Funktion der Milz, klärt Hitze, bei Durchfall
Pi Shu	Shu-Punkt der Milz, stärkt die Milz, bei Durchfall und Bauchschmerz
Le 6	fördert den regelmäßigen Fluss des Leber-Qi, löst Knoten auf
Le 13	harmonisiert Leber und Milz, stärkt das Qi aller Bauchorgane
3E 5	befreit die Oberfläche, reguliert das Hormonsystem
3E 10	entspannt die Faszien, leitet Schleim aus, löst Schwellungen auf
Bai Hui	stärkt das Qi des Körpers, bei Erschöpfung
LG 4	vertreibt Kälte, tonisiert Nieren-Yang, Ursprungs-Qi und Essenz
LG 16	stimuliert Hypothalamus und Hypophyse
LG 20	stärkt Qi und Yang, Immunstimulation
KG 6	vertreibt Kälte, tonisiert Nieren-Yang und Ursprungs-Qi, löst Feuchte auf
Punkte, die die Hirnanhangsdrüsen stimulieren, das Hormonsystem regulieren sowie Schleim umwandeln und ausleiten, immer hinzufügen! Yang-tonisierende Punkte moxen.	

Leber-Qi-Stagnation mit Blutstase und Yin-Leere

Chinesische Zeichen

Adspektion

- Leistungsschwäche
- Gewichtsverlust
- Muskelabbau
- Depression, Unruhe bis zu Aggression
- derbe Umfangsvermehrung im Bereich der Schilddrüse
- Fell trocken, schütter
- saurer Geruch
- evtl. kleine feste Kotballen, Flatulenz
- evtl. Stöhnen
- dumpfer Druck im Oberbauch, besser nach Misten

Palpation

- eher höhere Körpertemperatur
- Druckempfindlichkeit und Spannung am Oberbauch
- derbe Umfangsvermehrung im Bereich des Magenmeridians im Bereich der Schilddrüse

Shu-/Mu-Punkte

- Leber-Shu- und -Mu-Punkt

Puls

- schnell, saitenförmig im Leberbereich

Zunge

- rötlich-blau mit dunklerem Leberrand
- kein Belag

Therapieprinzip

Leber-Qi und -Blut bewegen, Yin nähren (► **Tab. 14.10**).

► **Tab. 14.10** Mögliche Punkte, um Leber-Qi und -Blut zu bewegen sowie Yin zu nähren.

Akupunkturpunkte	Wirkung
Di 10	stimuliert Qi, löst Leitbahn-Obstruktionen, löst Massen auf
Di 17	wandelt Schleim um, weicht Massen auf, im Kehlkopfbereich
Di 18	wandelt Schleim um, weicht Massen auf, bei Schilddrüsenschwellung
Ma 36	löst Nahrungsstagnation auf, lenkt Magen-Qi nach unten, unterstützt die Milzfunktion
Ma 40	wandelt Schleimansammlungen um und leitet ihn aus
MP 6	stärkt Milz- und Nierenfunktion sowie Leber-Qi-Fluss
Ge Shu	Zwerchfell-Shu-Punkt, reguliert und tonisiert Blut, Immunstimulanz
Gan Shu	Shu-Punkt der Leber, harmonisiert das Leber-Qi
Le 3	stimuliert den gleichmäßigen Fluss von Leber-Qi und -Blut
Le 5	fördert den regelmäßigen Fluss des Leber-Qi, bei allen Störungen, die durch stagnierendes Leber-Qi ausgelöst wurden
Le 6	fördert den regelmäßigen Fluss des Leber-Qi, löst Knoten auf
Le 13	harmonisiert Leber und Milz, stärkt das Qi aller Bauchorgane
3E 5	befreit die Oberfläche, reguliert das Hormonsystem
3E 10	entspannt die Faszien, leitet Schleim aus, löst Schwellungen auf
Bai Hui	stärkt das Qi des Körpers
LG 16	stimuliert Hypothalamus und Hypophyse
LG 20	stärkt Qi und Yang, Immunstimulation
Punkte, die die Hirnanhangsdrüsen stimulieren, das Hormonsystem regulieren sowie Schleim umwandeln und ausleiten, immer hinzufügen!	

Aufsteigendes Leber-Yang mit Blutstase und Yin-Leere

Chinesische Zeichen

Adspektion

- Leistungsschwäche
- Gewichtsverlust
- Muskelabbau
- Aggressivität
- derbe Umfangsvermehrung im Bereich der Schilddrüse
- Fell trocken, schütter
- brenzliger Geruch
- evtl. kleine feste Kotballen, Flatulenz, stinkend
- evtl. Stöhnen
- dumpfer Druck im Oberbauch, besser nach Misten
- gerötete Konjunktiven

Palpation

- höhere Körpertemperatur
- Druckempfindlichkeit und Spannung am Oberbauch
- derbe Umfangsvermehrung im Bereich des Magenmeridians im Bereich der Schilddrüse
- Abwehrreaktionen

Shu-/Mu-Punkte

- Leber-Shu- und -Mu-Punkt
- evtl. Ge-Shu-Punkt

Puls

- schnell, saitenförmig im Leberbereich

Zunge

- rötlichblau mit dunklerem Leberrand
- kein Belag

Therapieprinzip

Leber-Yang bändigen und -Blut bewegen, Yin nähren (▸ Tab. 14.11).

▸ **Tab. 14.11** Mögliche Punkte, um Leber-Yang zu bändigen, Leber-Blut zu bewegen und Yin zu nähren.

Akupunkturpunkte	Wirkung
Di 4	beruhigt, klärt Wind Hitze, bewegt Qi
Di 10	stimuliert Qi, löst Leitbahn-Obstruktionen, löst Massen auf
Di 17	wandelt Schleim um, weicht Massen auf, im Kehlkopfbereich
Di 18	wandelt Schleim um, weicht Massen auf, bei Schilddrüsenschwellung
Ma 36	löst Nahrungsstagnation auf, lenkt Magen Qi nach unten, unterstützt die Milzfunktion
Ma 40	wandelt Schleimansammlungen um und leitet ihn aus
MP 6	stärkt Milz- und Nierenfunktion sowie Leber-Qi-Fluss
Ge Shu	Zwerchfell-Shu-Punkt, reguliert und tonisiert Blut, Immunstimulanz
Gan Shu	Shu-Punkt der Leber, harmonisiert das Leber-Qi
Pc 7	beruhigt den Geist, bei Reizbarkeit
Le 2	bändigt aufsteigendes Leber-Yang, unterstützt den gleichmäßigen Fluss von Leber-Qi und -Blut
Le 5	fördert den regelmäßigen Fluss des Leber-Qi, bei allen Störungen, die durch stagnierendes Leber-Qi ausgelöst wurden
Le 6	fördert den regelmäßigen Fluss des Leber-Qi, löst Knoten auf
Le 13	harmonisiert Leber und Milz, stärkt das Qi aller Bauchorgane
3E 2	beruhigt, klärt Hitze
3E 5	befreit die Oberfläche, reguliert das Hormonsystem
3E 10	entspannt die Faszien, leitet Schleim aus, löst Schwellungen auf
LG 16	stimuliert Hypothalamus und Hypophyse
LG 20	stärkt Qi und Yang, Immunstimulation
Yin Tang	beruhigt, reguliert Qi und Yang

Punkte, die die Hirnanhangsdrüsen stimulieren, das Hormonsystem regulieren sowie Schleim umwandeln und ausleiten, immer hinzufügen! Cave: Kein Moxa!

14.7 Haarbruch, Alopezie

Haarbruch und Haarausfall können fokal oder generalisiert auftreten. Grundsätzlich sind sie meist Anzeichen von weiterreichenden inneren Erkrankungen. Stoffwechselprobleme, endokrinologische Probleme, Allergien, Fehl- und Mangelernährung sind die Hauptursachen für Haarkleidveränderungen. Die Analyse von Haut- und Haarproben sowie je nach zusätzlichen Symptomen ein Blutlabor ermöglichen die Diagnose.

Schulmedizinische Leitsymptome
- trockenes, schütteres Fell
- evtl. kahle Stellen
- schlechtes Fellwachstum
- Haarbruch

14.7.1 TCVM-Interpretation

In der chinesischen Medizin ist Haarbruch in Zusammenhang mit schütterem Haar eine Folge von Blutmangel. Das Lungen-Qi verteilt den Dampf bis unter die Haut und befeuchtet sie somit. Genährt wird das Haarkleid vom Blut. Liegt Blutmangel vor und wird das Blut auch schlecht verteilt, bricht das Haar. Außerdem wird die Lunge bei ihrer Arbeit, die Haut zu ernähren, überfordert und so auf Dauer entleert. Wir konzentrieren uns in diesem Kapitel ausschließlich auf das Haar und damit auf den Blutmangel.

14.7.2 Traditionelle chinesische Diagnosen

Mögliche TCVM-Diagnosen auf einen Blick
- Blutmangel

Blutmangel

Chinesische Zeichen

Adspektion
- trockenes, schütteres Fell
- evtl. kahle Stellen
- schlechtes Fellwachstum
- Haarbruch

Palpation
- Oberfläche trocken
- sehr warm

Shu-/Mu-Punkte
- Ge-Shu-, Lungen-Shu-Punkt
- evtl. Jue-Yin-Shu-Punkt

Puls
- oberflächlich, kraftlos

Zunge
- blass, dünn

Therapieprinzip

Blut tonisieren und bewegen (▸ Tab. 14.12).

▸ **Tab. 14.12** Mögliche Punkte, um Blut zu tonisieren und zu bewegen.

Akupunkturpunkte	Wirkung
Di 11	reguliert Nähr-Qi und Blut, kühlt Blut, immunstimulierend
Ma 30	stärkt Essenz und Milz, aktiviert Blut
Ma 36	stärkt Qi und Blut, unterstützt die Milz, immunstimulierend
Ma 37	tonisiert Blut
Bl 11	nährt das Blut
Fei Shu	fördert die Qi-verteilende Funktion der Lunge
Ge Shu	Zwerchfell-Shu-Punkt, einflussreicher Punkt des Blutes, reguliert Qi-Verteilung, tonisiert Blut, immunstimulierend
Pi Shu	Milz-Shu-Punkt, tonisiert die Milzfunktion, tonisiert Blut
Qi Hai Shu	reguliert Qi und Blutfluss
KG 4	nährt Yin und Blut, stärkt Yang

► **Tab. 14.12** Fortsetzung.

Akupunkturpunkte	Wirkung
Lu 5	tonisiert und reguliert Lungen-Qi sowie dessen Verteilung
MP 1	reguliert Qi- und Blutfluss
MP 8	reguliert Qi- und Blutfluss, bei Nesselsucht
MP 10	reguliert Qi- und Blutfluss, kühlt und tonisiert Blut, bei Allergien, Blutvergiftung
He 6	nährt Yin, reguliert Qi und Blut
He 8	bewegt Blut, beruhigt den Geist
Ni 6	nährt Nieren-Yin, kühlt Blut, bei Hautkrankheiten wegen Blut-Hitze
Pc 3	kühlt Blut, reguliert Qi, bei Juckreiz und allergischen Hautirritationen
Pc 4	harmonisiert Qi und Blut, kühlt Blut, bei Hautauschlägen, bei brüchigem trockenem Fell
Gb 30	tonisiert Blut und Qi
Gb 39	stärkt die Essenz, nährt Mark und Blut
Le 3	nährt und bewegt Leber-Blut
Immer wenn Blut tonisiert wird, muss es auch bewegt werden. Andernfalls kann durch Stagnation Schmerz entstehen.	

15 Indikationen der Haut

15.1 Hauttumore

Hauttumore sind Umfangsvermehrungen auf, in oder unter der Epidermis, deren Zellen phänotypisch und genetisch mehr oder weniger stark vom Ursprungsgewebe abweichen. Prinzipiell ist festzustellen: Je größer die Veränderung, desto stärker die Malignität und damit Wachstum, Ausbreitung und Metastasierung. Das Equine Sarkoid, Melanome und Warzen finden wir am häufigsten. Je nach Lokalisation im umgebenden Gewebe können sie mehr oder weniger belastend sein. Die Identifizierung ermöglichen Gewebeproben.

Schulmedizinische Leitsymptome

- Umfangsvermehrung im Bereich der Haut
- weich elastisch bis derb
- nicht warm oder gerötet
- erscheinen entweder mit Fell bedeckt oder haarlos bis ulzerierend
- können Kratzen oder Reiben auslösen

15.1.1 TCVM-Interpretation

Umfangsvermehrungen im Bereich der Haut sind, solange sie einigermaßen elastisch sind, immer Schleimansammlungen durch Qi-Stagnation. Werden sie derb bis hart und bekommen sie eine bläuliche Oberfläche, sind das Anzeichen für Blutstase. In der Tumortherapie ist es äußerst wichtig, sich nicht auf die Fülle-Zeichen einzulassen, die der Patient zeigt. Beim Tumorpatienten ist es kontraindiziert, eine einfache Schmerztherapie durchzuführen. In diesem Fall muss dringend die bestehende Qi-Stagnation über den Meridian behandelt werden, der die Kontrolle verloren und so die Entstehung der Stagnation im geschwächten Gewebe zugelassen hat. Hierzu wenden wir nach Are Thoresen den Ko-Zyklus der 5-Elemente-Theorie an. Zugrunde gelegt wird die Meridian-Lokalisation des Tumors und das Nadeln auf den kontrollierenden Yin-Meridianen. Ein Tumor auf dem Magenmeridian wird folglich über die Stimulation des Lebermeridians behandelt.

15.1.2 Traditionelle chinesische Diagnosen

Mögliche TCVM-Diagnosen auf einen Blick

- Qi-Stagnation mit Schleim oder Blutstase auf einem bestimmten Meridian

Qi-Stagnation mit Schleim oder Blutstase auf einem bestimmten Meridian

Chinesische Zeichen

Adspektion

- Umfangsvermehrung im Bereich der Haut
- löst evtl. Reiben aus
- mit Fell bedeckt oder ohne bzw. ulzerierend

Palpation

- nicht warm
- weich elastisch bis derb oder hart

Shu-/Mu-Punkte

- je nach betroffenem Meridian

Puls

- leer im Bereich des jeweiligen Kontrollelements

Zunge

- geschwollen bis bläulich an bestimmten Arealen

Therapieprinzip

Betroffenen Meridian balancieren (► **Tab. 15.1**).

▸ **Tab. 15.1** Mögliche Punkte, um von Tumorbildung betroffene Meridiane zu balancieren.

Akupunktur-punkte	Wirkung
Lu 11	balanciert Leber- und Gallenblasen-meridian
He 9	balanciert Lungen- und Dickdarm-meridian
Pc 9	balanciert Lungen- und Dickdarm-meridian
Le 3	balanciert Magen- und Milzmeridian
Ni 1	balanciert Herz-, Dünndarm-, Peri-kard- und Dreifach-Erwärmer-Meri-dian
MP 3	balanciert Nieren- und Blasenmeri-dian
Dü 3	reguliert Konzeptionsgefäß
Lu 7	reguliert Lenkergefäß
Die genaue Lokalisation des ersten entstandenen Tumors ist entscheidend!	

15.2 Mauke

Die Haltung von Pferden auf feuchten unsauberen Untergründen kann die Entstehung von entzündlichen Prozessen in der Fesselbeuge des Pferdes begünstigen. Das Eindringen von Bakterien, Viren oder Pilzen verkompliziert die Erkrankung. Stoffwechselprobleme oder Allergieneigung können das Problem verstärken.

Schulmedizinische Leitsymptome
- Rötungen und Entzündungen der Fesselbeuge an einem oder mehr Beinen bis hin zu offenen, nässenden Stellen
- Schwellungen möglich
- Schuppen- oder Borkenbildung
- evtl. Lahmheit auf der betroffenen Hand

15.2.1 TCVM-Interpretation

Bei der Mauke handelt es sich um Nässe-Hitze der Haut. Durch das Eindringen von exogenen pathogenen Faktoren entsteht im Kampf mit dem Wei Qi Hitze. Diese führt zu Rötung und Schwellung. Zugrunde liegt immer eine Milz-Qi-Leere, die das Immunsystem schwächt und die Stauung von Feuchte in den unteren Gliedmaßen fördert. Daher bestimmen feuchte gerötete Hautaffektionen mit Borkenbildung das Bild.

15.2.2 Traditionelle chinesische Diagnosen

Mögliche TCVM-Diagnosen auf einen Blick
- Nässe-Hitze in der Haut

Nässe-Hitze in der Haut

Chinesische Zeichen

Adspektion
- Rötungen und Entzündungen der Fesselbeugen
- aufsteigend
- zum Teil offene nässende Stellen
- Schwellungen möglich
- gelbliche Schuppen- oder Borkenbildung
- Neigung zu weichem Stuhlgang
- Urin eher spärlich und dunkel
- wenig Durst
- evtl. Allergieneigung
- eher weiche Muskulatur

Palpation
- warm-feucht
- teigig bis krustig

Shu-/Mu-Punkte
- Milz-Shu-Punkt
- evtl. Shu-Punkt der betroffenen Leitbahn

Puls
- schnell, oberflächlich, schlüpfrig

Zunge
- rot, geschwollen, feucht
- dicker gelber Belag

Therapieprinzip

Nässe-Hitze der Haut ausleiten (▸ **Tab. 15.2**).

▶ **Tab. 15.2** Mögliche Punkte, um Nässe-Hitze der Haut auszuleiten.

Akupunkturpunkte	Wirkung
Di 4	klärt Feuchte-Hitze, reguliert Qi-Fluss und Dickdarmfunktion
Di 5	wandelt Feuchte-Hitze um, bei Hauterkrankungen
Di 11	klärt Hitze, kühlt Blut, reguliert Feuchte, immunregulierend
Ma 45	klärt Hitze, bei Mauke
Ma 25	harmonisiert das Qi des mittleren Jiao, beseitigt Magen-Hitze
Ma 37	reguliert Dickdarmfunktion, klärt Feuchte-Hitze
Ma 39	reguliert Dünndarmfunktion, klärt Feuchte-Hitze
Dü 8	klärt Hitze
Wei Jian	klärt Hitze
Er Jian	leitet Hitze aus
MP 3	stärkt die Milz, wandelt Feuchte um und zerstreut sie, bei Mauke
MP 6	stärkt Milz- und Nierenfunktion sowie Leber-Qi-Fluss
MP 9	unterstützt die Funktion der Milz, klärt Hitze
MP 13	stärkt die Milz, lindert Schmerz
Ni 6	kühlt Blut, bei Hautkrankheiten mit Blut-Hitze
KG 5	stärkt die Transformation und Exkretion von Flüssigkeiten
KG 12	unterstützt Magen- und Milzfunktion, transformiert und transportiert Feuchte
Pi Shu	Shu-Punkt der Milz, stärkt die Milz
Da Chang Shu	Shu-Punkt des Dickdarms, unterstützt die Transportfunktion des Darms, bei Fieber
Lu 9	reguliert Lungen-Yin und -Qi, wandelt Schleim um, klärt Hitze
Dü 3	klärt Hitze, bei Mauke
Qian Ti Men	Entzündungen und Schwellungen des Hufballens vorne
Hou Ti Men	Entzündungen und Schwellungen des Hufballens hinten
Im akuten Zustand immer auch lokale Punkte zum Ausleiten der Hitze verwenden.	

15.3 Sommerekzem, allergische Reaktionen

Juckreiz während der warmen Jahreszeit mit Scheuern v.a. des Schweifes und des Mähnenansatzes bis zum Haarverlust prägen das Bild. Das Sommerekzem scheint bei einigen Rassen besonders gehäuft vorzukommen. Damit wird eine genetische Veranlagung dieser Überreaktion des Immunsystems wahrscheinlich, Auslöser sind Mücken- oder Fliegenstiche. Die Stellen jucken und entzünden sich derartig, dass das Pferd an schier unstillbarem Juckreiz leidet.

Schulmedizinische Leitsymptome

- starker Juckreiz an Schweif- und Mähnenansatz in den Sommermonaten
- juckende kleine Papeln
- kleine Wunden und Bluten der Scheuerstellen
- dort auch Haarverlust
- Schuppen im Langhaaransatz
- Unruhe

15.3.1 TCVM-Interpretation

Beim Sommerekzem handelt es sich um Wind-Hitze der Haut. Durch das Eindringen von exogenen pathogenen Faktoren entsteht im Kampf mit dem Wei Qi Hitze. Diese führt zu Rötung und Schwellung. Zugrunde liegt entweder ein Nieren-Yin bzw. Essenz-Leere, durch die die Lunge nicht genährt wird, oder eine Milz-Qi-Leere, durch die zu wenig aufrechtes und Abwehr-Qi gebildet wird. Das Immunsystem wird geschwächt und der pathogene Faktor kann nicht aus der Haut eliminiert werden. Da in der Folge auch das Lungen-Qi geschwächt wird, findet zudem keine adäquate Befeuchtung der Haut mehr statt. Trockene Hitze verstärkt sich und führt zu Schuppenbildung und Haarverlust.

15.3.2 Traditionelle chinesische Diagnosen

Mögliche TCVM-Diagnosen auf einen Blick

- Wind-Hitze in der Haut mit Nieren-Yin-, Lungen-Qi- und -Yin-Leere
- Wind-Hitze in der Haut mit Milz-Qi-, Lungen-Qi- und -Yin-Leere

Wind-Hitze in der Haut mit Nieren-Yin-, Lungen-Qi- und -Yin-Leere

Chinesische Zeichen

Adspektion

- juckende kleine trockene Papeln
- starker Juckreiz an Schweif- und Mähnenansatz in den Sommermonaten
- kleine Wunden und Blutkrüstchen an den Scheuerstellen
- dort auch starker Haarverlust
- Mähne und Schweif fast haarlos
- trockene Schuppen im Bereich des Langhaares, v. a. an der Schweifrübe
- Urin eher spärlich und dunkel
- Durst
- eher feingliedriges Knochengerüst
- Unruhe
- Geräuschempfindlichkeit
- kein Schwitzen

Palpation

- trocken, warm

Shu-/Mu-Punkte

- Lungen- und Nieren-Shu- und -Mu-Punkt

Puls

- schnell, oberflächlich, fein
- Lungen- und Nierenpuls leer

Zunge

- rot, dünn, trocken
- kein Belag

Therapieprinzip

Wind-Hitze der Haut ausleiten, Lungen-Qi und -Yin sowie Nieren-Yin nähren (▶ **Tab. 15.3**).

▶ **Tab. 15.3** Mögliche Punkte, um Wind-Hitze der Haut auszuleiten sowie Lungen-Qi, -Yin und Nieren-Yin zu nähren.

Akupunkturpunkte	Wirkung
Di 4	klärt Hitze, leitet Wind aus, reguliert Qi-Fluss, stärkt Abwehr-Qi
Di 5	klärt Hitze, leitet Wind aus, bei juckenden Hauterkrankungen, beruhigt den Geist
Di 11	klärt Hitze, kühlt Blut, leitet Wind aus, reguliert Nähr- und Abwehr-Qi, immunregulierend
Ma 45	klärt Hitze
Dü 8	klärt Hitze
Wei Jian	klärt Hitze
Er Jian	leitet Wind und Hitze aus
LG 14	leitet Wind und Hitze aus
MP 6	stärkt Milz- und Nierenfunktion sowie Leber-Qi-Fluss
Ni 6	kühlt Blut, bei Hautkrankheiten mit Blut Hitze
Pi Shu	Shu-Punkt der Milz, stärkt die Milz
Da Chang Shu	Shu-Punkt des Dickdarms, unterstützt die Transportfunktion des Darms, bei Fieber
Shen Shu	tonisiert Nieren-Yang und -Qi
Lu 7	befreit die Oberfläche, zerstreut Wind und Hitze, reguliert Lungen-Qi
Lu 9	reguliert Lungen-Yin und -Qi, klärt Hitze
Lu 10	zerstreut Wind-Hitze
3E 5	reguliert das endokrinologische System, befreit die Oberfläche
Im akuten Zustand immer auch lokale Punkte zum Ausleiten der Hitze verwenden.	

Wind-Hitze in der Haut mit Milz-Qi-, Lungen-Qi- und -Yin-Leere

Chinesische Zeichen

Adspektion

- juckende kleine Papeln
- starker Juckreiz an Schweif- und Mähnenansatz in den Sommermonaten
- kleine Wunden und Blutkrüstchen an den Scheuerstellen
- dort Haarverlust

- Schuppen im Bereich des Langhaares, v. a. an der Schweifrübe
- Urin eher spärlich und dunkel
- Durst
- weiche Muskulatur
- Neigung zu Ödemen
- Neigung zu weichem Stuhl

Palpation

- trocken, warm

Shu-/Mu-Punkte

- Lungen- und Milz-Shu- und -Mu-Punkt

Puls

- schnell, oberflächlich, fein
- Milz- und Lungenpuls leer

Zunge

- rot, schlaff, trocken
- kein Belag

Therapieprinzip

Wind-Hitze der Haut ausleiten, Lungen-Qi und -Yin sowie Milz-Qi nähren (▶ Tab. 15.4).

▶ **Tab. 15.4** Mögliche Punkte, um Wind-Hitze der Haut auszuleiten sowie Lungen-Qi, -Yin und Milz-Qi zu nähren.

Akupunkturpunkte	Wirkung
Di 4	klärt Hitze, leitet Wind aus, reguliert Qi-Fluss, stärkt Abwehr-Qi
Di 5	klärt Hitze, leitet Wind aus, bei juckenden Hauterkrankungen, beruhigt den Geist
Di 11	klärt Hitze, kühlt Blut, leitet Wind aus, reguliert Nähr- und Abwehr-Qi, immunregulierend
Ma 45	klärt Hitze
Dü 8	klärt Hitze
Wei Jian	klärt Hitze
Er Jian	leitet Wind und Hitze aus
LG 14	leitet Wind und Hitze aus
MP 3	stärkt die Milz, wandelt Feuchte um und zerstreut sie, bei Mauke
MP 6	stärkt Milz- und Nierenfunktion sowie Leber-Qi-Fluss
MP 9	unterstützt die Funktion der Milz, klärt Hitze
MP 13	stärkt die Milz, lindert Schmerz
Pi Shu	Shu-Punkt der Milz, stärkt die Milz
Lu 7	befreit die Oberfläche, zerstreut Wind und Hitze, reguliert Lungen-Qi
Lu 9	reguliert Lungen-Yin und -Qi, klärt Hitze
Lu 10	zerstreut Wind-Hitze
3E 5	reguliert das endokrinologische System, befreit die Oberfläche
Im akuten Zustand immer auch lokale Punkte zum Ausleiten der Hitze verwenden.	

15.4 Pilzinfektionen

Hautpilzinfektionen treten bevorzugt an Gurtstellen oder Sattellage auf. Auch der Kopf oder die Beine sind gern besiedelte Stellen. Anfangs bemerkt man meist nur kleine knotige oder haarlose Stellen, die sich nach außen flächig vergrößern. Am Rand der Stellen liegen die aktiven Zonen mit ringförmiger Rötung. Bei älteren Stellen heilt die Haut oft vom Zentrum her bereits wieder ab. Typisch ist Haarbruch oder Haarausfall zusammen mit Schuppenbildung. Es empfiehlt sich eine lokale Probenentnahme von den Randbereichen für die Mikrobiologie.

Schulmedizinische Leitsymptome

- kleine bis größerflächige krustige Papeln
- oder schuppige Hautstellen mit Haarverlust oder Haarbruch
- leichter Juckreiz
- größer werdend
- rote Hautreaktionen am äußeren Rand zum normalen Haarkleid
- ansteckend

15.4.1 TCVM-Interpretation

Hautpilze gelten grundsätzlich als exogene Kälte-Faktoren. Wenn sie Juckreiz auslösen, stehen sie mit Wind in Verbindung. Hitze entsteht nur sehr begrenzt am äußeren Rand durch den Kampf mit dem Wei Qi. Eine zugrunde liegende Milz-Yang-Leere kann die Pilzinfektion fördern. Mit Akupunktur kann man Wind und Kälte ausleiten, dann muss das Stärken des Wei Qi im Mittelpunkt stehen. Die Pilze müssen meist mit zusätzlichen Mitteln behandelt werden.

15.4.2 Traditionelle chinesische Diagnosen

Mögliche TCVM-Diagnosen auf einen Blick

- Wind-Kälte-Invasion der Haut

Wind-Kälte-Invasion der Haut

Chinesische Zeichen

Adspektion

- kleine bis größerflächige krustige Papeln
- oder weiße schuppige Hautstellen mit Haarverlust oder Haarbruch
- leichter Juckreiz
- größer werdend
- rote Hautreaktionen am äußeren Rand zum normalen Haarkleid
- ansteckend

Palpation

- trocken, kühl

Shu-/Mu-Punkte

- evtl. Milz-Shu-Punkt

Puls

- langsam, gespannt
- evtl. Milzpuls leer

Zunge

- blass, feucht
- weißer Belag

Therapieprinzip

Wind-Kälte ausleiten und Wei Qi stärken (▶ Tab. 15.5).

▶ **Tab. 15.5** Mögliche Punkte, um Wind-Kälte auszuleiten und Wei Qi zu stärken.

Akupunkturpunkte	Wirkung
Di 11	leitet Wind aus, reguliert Nähr- und Abwehr-Qi, immunregulierend
Di 4	wärmt Kälte, leitet Wind aus, reguliert Qi-Fluss, stärkt Abwehr-Qi
3E 10	reguliert Nähr- und Abwehr-Qi
3E 5	befreit die Oberfläche, leitet pathogene Faktoren aus
Ma 2/3/4/6/7	zerstreut Wind und Kälte (lokal)
Ma 36	unterstützt die Funktion der Milz, stärkt Qi und Blut
Lu 7	befreit die Oberfläche, zerstreut Wind und Kälte, reguliert Lungen-Qi
Dü 8	klärt Hitze
Wei Jian	klärt Hitze
Er Jian	leitet Wind und Hitze aus
MP 6	stärkt Milz- und Nierenfunktion sowie Leber-Qi-Fluss, immunstimulierend
MP 13	stärkt die Milz, lindert Schmerz
MP 21	bewegt Blut und stärkt bei allgemeiner Abwehrschwäche
Ni 6	kühlt Blut, bei Hautkrankheiten mit Blut-Hitze
Pi Shu	Shu-Punkt der Milz, stärkt die Milz
Da Chang Shu	Shu-Punkt des Dickdarms, unterstützt die Transportfunktion des Darms, bei Fieber
Shen Shu	tonisiert Nieren-Yang und -Qi
Bl 11	vertreibt Wind, befreit die Oberfläche, nährt Blut
Le 7	zerstreut Kälte, leitet Feuchte aus
LG 4	Ming Men leitet Kälte aus, fördert Essenz und Nieren-Yang sowie Ursprungs-Qi
LG 14	leitet Wind und Hitze aus
KG 4	nährt Blut, Yin und Yang, nährt Ursprungs-Qi und Nieren, stärkt generell
KG 6	nährt Qi und Yang, nährt Ursprungs-Qi und Nieren, stärkt generell

16 Indikationen des Auges

16.1 Konjunktivitis

Wenn sich die Bindehaut des Auges entzündet, quillt sie auf und sieht durch verstärkte Durchblutung mehr oder weniger gerötet aus. Oft kann das Pferd durch die Schwellung das Auge nicht mehr richtig öffnen und zeigt Schmerz oder Juckreiz. Ausgelöst wird die Konjunktivitis meist durch äußere Noxen wie Staub, Zugluft, kleine Heuhälmchen, Fliegen, Pollen oder allgemeine bakterielle oder virale Infekte, bei denen das Auge mitreagiert. Abzugrenzen sind Erkrankungen des Auges und systemische Erkrankungen. Zur Diagnose eignen sich der Schirmer-Tränentest sowie eine Tupferprobe für Mikrobiologie und Zytologie.

Schulmedizinische Leitsymptome
- akute Rötung der Bindehaut
- Aufquellung der Bindehaut
- wässrige, schleimige bis eitrige Sekretion
- Lichtempfindlichkeit
- evtl. Blepharitis
- Fremdkörper und Hornhautverletzung sind auszuschließen
- Erkrankungen des Auges selbst sind auszuschließen

16.1.1 TCVM-Interpretation

Grundsätzlich steht Rötung der Bindehäute gern mit Leber-Hitze und aufsteigendem Leber-Yang in Verbindung. Hitze steigt nach oben und rötet die Bindehäute. Patienten mit dieser Veranlagung neigen zu Konjunktivitis. Allerdings können exogene pathogene Faktoren auch bei jedem anderen Tier akute Bindehautentzündungen auslösen. Wind-Hitze greift dann die Bindehaut an. Anfangs noch wässriger Augenausfluss dickt dann ein und wird mit zunehmender Hitze zäh und gelb.

16.1.2 Traditionelle chinesische Diagnosen

Mögliche TCVM-Diagnosen auf einen Blick
- Wind-Hitze der Bindehaut
- Wind-Hitze der Bindehaut durch aufsteigendes Leber-Yang

Wind-Hitze der Bindehaut

Chinesische Zeichen

Adspektion
- plötzliche Rötung der Bindehaut
- Aufquellung der Bindehaut
- wässrige klare, schleimige bis später zäh-gelbe Sekretion
- Lichtempfindlichkeit
- evtl. Schwellung des Lides
- Versuch, Auge zu reiben

Palpation
- weiche Schwellung
- warm

Shu-/Mu-Punkte
- evtl. unverändert

Puls
- schnell, oberflächlich

Zunge
- rot, weißer bis gelblicher Belag

Therapieprinzip

Wind-Hitze der Bindehaut ausleiten (▶ Tab. 16.1).

▶ **Tab. 16.1** Mögliche Punkte, um Wind-Hitze der Bindehaut auszuleiten.

Akupunkturpunkte	Wirkung
Bl 1	leitet Wind und Hitze aus, klärt die Augen, bei Konjunktivitis
Bl 2	leitet Wind aus, reinigt Nasennebenhöhlen, klärt Augen, bei Konjunktivitis
Di 3	klärt das Auge, leitet Wind und Hitze aus, bei Konjunktivitis, Blepharitis

► **Tab. 16.1** Fortsetzung.

Akupunkturpunkte	Wirkung
Di 4	leitet Wind und Hitze aus, bei allen Pathologien des Kopfes und der Sinnesorgane
Di 5	leitet Wind und Hitze aus, bei juckenden Augenentzündungen, beruhigt den Geist
Ma 1	leitet Wind und Hitze aus, klärt die Augen, bei allen Pathologien der Augen
3E 23	vertreibt Wind, klärt Augen, harmonisiert Leber-Yang
Er Jian	leitet Wind und Hitze aus, bei Augenerkrankungen
Jing Shu	leitet Wind und Hitze aus, bei Keratitis und Konjunktivitis
Falls eine Grunderkrankung zugrunde liegt, diese unbedingt berücksichtigen!	

Wind-Hitze der Bindehaut durch aufsteigendes Leber-Yang

Chinesische Zeichen

Adspektion

- Neigung zu plötzlicher Rötung der Bindehaut
- Aufquellung der Bindehaut
- wässrige klare, schleimige bis später zäh-gelbe Sekretion
- Lichtempfindlichkeit
- Juckreiz
- Gereiztheit
- Unruhe
- evtl. Schwellung des Lides
- Versuch, Auge zu reiben
- wechselnde Kotkonsistenz

Palpation

- weiche Schwellung
- warm
- Abwehrreaktion

Shu-/Mu-Punkte

- Leber-Shu- und evtl. Leber-Mu-Punkt

Puls

- schnell, tief, kraftvoll

Zunge

- rot, geschwollener Rand, gelblicher trockener Belag

Therapieprinzip

Wind-Hitze der Bindehaut ausleiten und Leber-Yang bändigen (► Tab. 16.2).

► **Tab. 16.2** Mögliche Punkte, um Wind-Hitze der Bindehaut auszuleiten und Leber-Yang zu bändigen.

Akupunkturpunkte	Wirkung
Bl 1	leitet Wind und Hitze aus, klärt die Augen, bei Konjunktivitis
Bl 2	leitet Wind aus, reinigt Nasennebenhöhlen, klärt Augen, bei Konjunktivitis
Gan Shu	Shu-Punkt der Leber, reguliert den Qi-Fluss, unterstützt die Augen, bei Konjunktivitis, Keratitis und periodischer Augenentzündung
Di 3	klärt das Auge, leitet Wind und Hitze aus, bei Konjunktivitis, Blepharitis
Di 4	leitet Wind und Hitze aus, bei allen Pathologien des Kopfes und der Sinnesorgane
Di 5	leitet Wind und Hitze aus, bei juckenden Augenentzündungen, beruhigt den Geist
Ma 1	leitet Wind und Hitze aus, klärt die Augen, bei allen Pathologien der Augen
3E 23	vertreibt Wind, klärt Augen, harmonisiert Leber-Yang
Er Jian	leitet Wind und Hitze aus, bei Augenerkrankungen
Jing Shu	leitet Wind und Hitze aus, bei Keratitis und Konjunktivitis
Gb 1	leitet Wind und Hitze aus, löscht Feuer, bei Augenerkrankungen durch Leber-Feuer
Gb 20	leitet Wind und Hitze aus, bändigt Leber-Yang, klärt den Verstand, bei Augenerkrankungen
Gb 37	leitet Wind und Hitze aus, bändigt Leber-Yang, klärt die Augen, bei Augenerkrankungen
Le 2	klärt Leber-Feuer, bändigt Leber-Yang, bei Augenerkrankungen
Falls eine Grunderkrankung zugrunde liegt, diese unbedingt berücksichtigen!	

16.2
Periodische Augenentzündung

Es handelt sich um eine chronisch wiederkehrende massive Entzündung des Augeninneren. Während der Entzündungsschübe kann das Auge stark schmerzhaft sein. Das Pferd kann oft wegen Schwellung des Oberlides das Auge nicht mehr richtig öffnen. Ausgelöst wird die Erkrankung meist durch Leptospiren. Unterhalten wird sie durch eine Autoimmunreaktion im Auge. In der Folge kann das Auge wegen eingelagerter Entzündungsprodukte, Kataraktbildung oder Netzhautablösung erblinden. Eine ophthalmologische Untersuchung evtl. mit Probenentnahme ermöglicht die Diagnose.

Schulmedizinische Leitsymptome
- wiederkehrende Rötung der Bindehaut und Sklera
- Aufquellung des Oberlides
- wässrige, schleimige bis eitrige Sekretion
- Lichtempfindlichkeit
- Schmerz
- evtl. weiße Trübungen sichtbar
- evtl. Verwachsungen im Auge sichtbar
- Fremdkörper und Hornhautverletzung sind auszuschließen

16.2.1 TCVM-Interpretation

Grundsätzlich steht die Rötung der Bindehäute und der Skleren gern mit Leber-Hitze und aufsteigendem Leber-Yang in Verbindung. Hitze steigt nach oben und rötet die Augen. Patienten mit dieser Veranlagung neigen zu Augenentzündungen. Allerdings können exogene pathogene Faktoren auch bei jedem anderen Tier wiederkehrende Augenentzündungen auslösen. Bei der periodischen Augenentzündung greift Wind-Kälte die Augen an. Durch die Abwehrreaktion entstehen im akuten Stadium Hitzezeichen, die sich zwischen den Anfällen im chronischen Stadium wieder als persistierende Kälte mit weißen Einlagerungen und Verwachsungen erkennen lassen.

16.2.2 Traditionelle chinesische Diagnosen

Mögliche TCVM-Diagnosen auf einen Blick
- Wind-Hitze im Auge
- Kälte im Auge

Wind-Hitze im Auge

Chinesische Zeichen

Adspektion
- wiederkehrende plötzliche Rötung der Bindehaut und Sklera
- Aufquellung des Oberlides
- wässrige, schleimige bis eitrige Sekretion
- Lichtempfindlichkeit
- Schmerz

Palpation
- weiche Schwellung
- warm

Shu-/Mu-Punkte
- evtl. unverändert

Puls
- schnell, oberflächlich

Zunge
- rot, weißer bis gelblicher Belag

Therapieprinzip
Wind-Hitze aus dem Auge ausleiten (► Tab. 16.3).

► **Tab. 16.3** Mögliche Punkte, um Wind-Hitze aus dem Auge auszuleiten.

Akupunkturpunkte	Wirkung
Bl 1	leitet Wind und Hitze aus, klärt die Augen, bei periodischer Augenentzündung
Bl 2	leitet Wind aus, reinigt Nasennebenhöhlen, klärt Augen, bei Konjunktivitis
Di 3	klärt das Auge, leitet Wind und Hitze aus, bei Konjunktivitis, Blepharitis
Di 4	leitet Wind und Hitze aus, bei allen Pathologien des Kopfes und der Sinnesorgane
Di 5	leitet Wind und Hitze aus, bei juckenden Augenentzündungen, beruhigt den Geist
Ma 1	leitet Wind und Hitze aus, klärt die Augen, bei allen Pathologien der Augen
3E 23	vertreibt Wind, klärt Augen, harmonisiert Leber-Yang
Er Jian	leitet Wind und Hitze aus, bei Augenerkrankungen
Jing Shu	leitet Wind und Hitze aus, bei Keratitis und Konjunktivitis

Kälte im Auge

Chinesische Zeichen

Adspektion

- wässrige bis schleimige Sekretion
- Lichtempfindlichkeit
- Schmerz
- weiße Trübungen sichtbar
- evtl. Verwachsungen im Auge sichtbar
- Geschichte von wiederkehrenden Entzündungen des Auges

Palpation

- unverändert

Shu-/Mu-Punkte

- unverändert

Puls

- langsam, tief, hängend

Zunge

- blass, weißer Belag

Therapieprinzip

Kälte aus dem Auge ausleiten (► **Tab. 16.4**).

► **Tab. 16.4** Mögliche Punkte, um Kälte aus dem Auge auszuleiten.

Akupunkturpunkte	Wirkung
Bl 1	leitet Wind aus, klärt die Augen, bei periodischer Augenentzündung
Bl 2	leitet Wind aus, reinigt Nasennebenhöhlen, klärt Augen, bei Konjunktivitis
Ni 6	nährt das Nieren-Yin, bringt Yin zu den Augen, bei chronischen Augenproblemen
Di 4	zerstreut und klärt Kälte, bei allen Pathologien des Kopfes und der Sinnesorgane
Ma 1	leitet Wind aus, klärt die Augen, bei allen Pathologien der Augen
Ma 2	zerstreut Wind und Kälte, klärt die Augen, alle Augenpathologien
Ma 8	leitet Wind aus, bringt Licht in die Augen, hebt das Yang, bei Sehstörungen
3E 23	vertreibt Wind, klärt Augen, harmonisierend
Jing Shu	bei Keratitis und Konjunktivitis, Pannusbildung, chronischen Augenproblemen
Wenn möglich, Punkte moxen, wenn Kälte ausgeleitet werden soll.	

17 Indikationen des Herz-Kreislauf-Systems

17.1 Herzinsuffizienz

Beim Pferd ist die Herzinsuffizienz selten und meist durch Myokardschäden verursacht. Mangelnde Versorgung des Organismus mit Flüssigkeitseinlagerungen in periphere Gewebe, Thorax oder Abdomen sind die Folgen. Die Symptome reichen von Mangelversorgung einzelner Organe bis zu Leistungseinbruch oder komplettem Zusammenbruch. Blutlabor und Belastungstest mit verminderter Erholungszeit ermöglichen die Diagnose.

Schulmedizinische Leitsymptome

- Leistungseinbruch oder gar Zusammenbruch
- Jugularvenen gestaut bei Rechtsherzinsuffizienz
- Jugularvenen mit retrograder Anstauung bei Trikuspidalisinsuffizienz oder Arrhythmie
- Zunge bläulich
- kapilläre Rückfüllung verzögert
- Aszites
- Lungenödem
- Leberschwellung
- Unterhautödeme an Unterbrust, Bauch und Beinen
- kalte Extremitäten
- Herzschlag auskultatorisch verändert (Nebengeräusche, Geschwindigkeit, Unregelmäßigkeit, Kraft)
- Herzperkussionsfeld verändert
- Atemfrequenz erhöht

17.1.1 TCVM-Interpretation

Das Herz regiert, verteilt das Blut und beheimatet das Shen. Wenn es schwach wird, wird der Körper mit seinen Organen nicht mehr ausreichend mit Qi und Blut versorgt. Unter dem Einfluss von Herz und Lunge wird das Zong Qi gebildet. Diese Tatsache in Kombination damit, dass das Lungen-Qi mit dem Blut in den Gefäßen zirkuliert, erklärt den Zusammenhang zwischen Herzschwäche und Atemproblemen. Wird nach dem Herz-Qi auch das Herz-Yang leer, kommt es zu Kältezeichen und die Flüssigkeiten können nicht mehr gewärmt werden, sodass sie schwerer werden und aus den Gefäßen in das umgebende Gewebe absinken.

17.1.2 Traditionelle chinesische Diagnosen

Mögliche TCVM-Diagnosen auf einen Blick

- Herz-Qi-Leere
- Herz-Yang-Leere
- Herz-Yang-Kollaps

Herz-Qi-Leere

Chinesische Zeichen

Adspektion

- Leistungseinbruch
- spontanes Schwitzen
- Jugularvenen gestaut
- Atemfrequenz erhöht
- Kurzatmigkeit bei Anstrengung
- schlechter bei Hitze
- blasse Schleimhäute

Palpation

- unverändert

Shu-/Mu-Punkte

- Herz- und Perikard-Shu- und -Mu-Punkt

Puls

- leer, kraftlos

Zunge

- blass, schlaff

Therapieprinzip

Herz-Qi tonisieren (▶ Tab. 17.1).

▶ **Tab. 17.1** Mögliche Punkte, um Herz-Qi zu tonisieren.

Akupunkturpunkte	Wirkung
He 5	tonisiert Herz-Qi, unterstützt Blase
He 7	tonisiert Herz-Qi und Herz-Blut
Pc 6	Meisterpunkt für Brust und Herz, tonisiert
Lu 8	befreit und verteilt Lungen-Qi, fördert Qi-Zirkulation
Lu 7	reguliert Lungen-Qi
Jue Yin Shu	nährt das Herz, reguliert Qi- und Blutzirkulation, bei Herz-Kreislauf-Problemen
Fei Shu	tonisiert Qi-Verteilung der Lunge, unterstützt Herzfunktion
KG 17	tonisiert Qi des Brustkorbes, leitet Lungen-Qi nach unten

Herz-Yang-Leere

Chinesische Zeichen

Adspektion

- Leistungseinbruch
- blasse Schleimhäute
- spontanes Schwitzen
- Jugularvenen gestaut
- Atemfrequenz erhöht
- evtl. Husten
- Kurzatmigkeit bei Anstrengung
- Abneigung gegen Kälte
- kapilläre Rückfüllung verzögert
- Bauchschwellung
- Unterhautödeme an Unterbrust, Bauch und Beinen

Palpation

- kalte Gliedmaßen
- kalte weiche Schwellungen an Unterbrust, Bauch und Beinen

Shu-/Mu-Punkte

- Herz- und Perikard-Shu- und -Mu-Punkt

Puls

- langsam, leer, kraftlos

Zunge

- blassbläulich, schlaff, feucht

Therapieprinzip

Herz-Yang tonisieren (▶ **Tab. 17.2**).

▶ **Tab. 17.2** Mögliche Punkte, um Herz-Yang zu tonisieren.

Akupunkturpunkte	Wirkung
He 5	tonisiert Herz-Qi, unterstützt Blase
He 7	tonisiert Herz-Qi und Herz-Blut
He 8	bewegt Herz-Blut
Pc 6	Meisterpunkt für Brust und Herz, tonisiert
Lu 8	befreit und verteilt Lungen-Qi, fördert Qi-Zirkulation
Lu 7	reguliert Lungen-Qi
Jue Yin Shu	nährt das Herz, reguliert Qi- und Blutzirkulation, bei Herz-Kreislauf-Problemen
Fei Shu	tonisiert Qi-Verteilung der Lunge, unterstützt Herzfunktion
KG 4	nährt Yin, Blut und Yang
KG 6	tonisiert und bewegt Qi, Ursprungs-Qi und Yang
KG 17	tonisiert Qi des Brustkorbes, leitet Lungen-Qi nach unten
Bei Yang-Leere moxen!	

Herz-Yang-Kollaps

Chinesische Zeichen

Adspektion

- Zusammenbruch
- graue Schleimhäute
- spontanes Schwitzen
- Atmung flach und hochfrequent
- Kurzatmigkeit bei Anstrengung
- kapilläre Rückfüllung verzögert
- Bauchschwellung
- Unterhautödeme an Unterbrust, Bauch und Beinen

Palpation

- kalte Gliedmaßen
- kalte weiche Schwellungen an Unterbrust, Bauch und Beinen

Shu-/Mu-Punkte

- Herz- und Perikard-Shu- und -Mu-Punkt

Puls

- unregelmäßig, leer, kraftlos

Zunge

- blassblau, schlaff, feucht

Therapieprinzip

Herz-Yang wieder beleben (▸ Tab. 17.3).

▸ **Tab. 17.3** Mögliche Punkte, um Herz-Yang wieder zu beleben.

Akupunkturpunkte	Wirkung
LG 26	Notfallpunkt zur Wiederbelebung, aktiviert Herzschlag und Atmung, stärkt Yang
He 7	tonisiert Herz-Qi und Herz-Blut
Ni 1	Notfallpunkt, stellt das Bewusstsein wieder her, reguliert Yang und Yin
Pc 6	Meisterpunkt für Brust und Herz, tonisiert
Lu 8	befreit und verteilt Lungen-Qi, fördert Qi-Zirkulation
Di 10	reguliert Qi-Zirkulation, stimuliert Qi
Jue Yin Shu	nährt das Herz, reguliert Qi- und Blutzirkulation, bei Herz-Kreislauf-Problemen
Fei Shu	tonisiert Qi-Verteilung der Lunge, unterstützt Herzfunktion
KG 4	nährt Yin und Blut sowie Yang
KG 6	tonisiert und bewegt Qi, Ursprungs-Qi und Yang
KG 17	tonisiert Qi des Brustkorbes, leitet Lungen-Qi nach unten
Bei Yang-Leere moxen. Notfallpunkte zuerst nadeln!	

17.2 Kardiomyopathie

Beim Pferd unterscheidet man Kardiomyopathien nach Rhythmusstörungen, Klappenschlussproblematik oder ischämischer Herzmuskelschädigung. Myokardschäden beim Pferd werden meist durch giftige Substanzen aus Pflanzen, Bakterien oder Umwelt verursacht. Bekannt geworden sind Todesfälle durch die versehentliche Fütterung von kokzidiostatikahaltigem Putenfutter an Pferde. Außerdem kann ein Vitamin-E-/Selenmangel für Myokardschäden beim Pferd verantwortlich sein. Folge der reduzierten Pumpfunktion ist die Verminderung der Auswurfkraft und der Rückfüllung des Herzens. Gestörte Erregungsbildung oder Erregungsleitung führen zu ineffektiven Arrhythmien. Der Blutfluss wird gehemmt. Nach der akuten Phase einer Myokarditis mit Zellverlust kommt es meist zu fibrösen Narbeneinlagerungen in den Herzmuskel und Vergrößerung der verbliebenen Herzmuskelzellen. Blutlabor, Auskultation und Belastungstest mit deutlich verminderter Erholungszeit ermöglichen die Diagnose.

Schulmedizinische Leitsymptome

- Leistungseinbruch oder gar Zusammenbruch
- verminderte Belastbarkeit
- starkes Schwitzen nach Belastung
- Tachykardie oder Bradykardie
- Arrhythmie
- blaue Zunge
- verminderte kapilläre Rückfüllung
- Jugularvenen gestaut bei Rechtsherzinsuffizienz
- Jugularvenen mit retrograder Anstauung bei Trikuspidalisinsuffizienz oder Arrhythmie

17.2.1 TCVM-Interpretation

Das Herz regiert und verteilt das Blut und beheimatet das Shen. Pathogene Faktoren können seine Funktion so stören, dass kein regelmäßiger effektiver Herzschlag mehr möglich ist. Der Herz-Qi- und -Blutfluss wird behindert, der Körper mit seinen Organen wird nicht mehr ausreichend mit Qi und Blut versorgt. Unter dem Einfluss von Herz und Lunge wird das Zong Qi gebildet. Diese Tatsache in Kombination damit, dass das Lungen-Qi mit dem Blut in den Gefäßen zirkuliert, erklärt den Zusammenhang zwischen Herz- und Atemproblemen.

17.2.2 Traditionelle chinesische Diagnosen

Mögliche TCVM-Diagnosen auf einen Blick

- Herz-Qi-Leere mit Herz-Blutstase

Herz-Qi-Leere mit Herz-Blutstase

Chinesische Zeichen

Adspektion

- Leistungseinbruch oder gar Zusammenbruch
- verminderte Belastbarkeit
- starkes Schwitzen nach Belastung
- verminderte kapilläre Rückfüllung
- zyanotische Färbung der Nüster
- Jugularvenen gestaut oder retrograde Anstauung
- Atemfrequenz erhöht
- Kurzatmigkeit bei Anstrengung
- blaue Schleimhäute

Palpation

- unverändert

Shu-/Mu-Punkte

- Herz- und Perikard-Shu- und -Mu-Punkt

Puls

- leer, rau, unregelmäßig

Zunge

- blau, schlaff, evtl. mit purpurnen Flecken

Therapieprinzip

Herz-Qi tonisieren und Blut beleben (▶ **Tab. 17.4**).

▶ **Tab. 17.4** Mögliche Punkte, um Herz-Qi zu tonisieren und Blut zu beleben.

Akupunkturpunkte	Wirkung
He 6	reguliert Herz-Qi und -Blut, beruhigt Herz und Shen
He 7	tonisiert Herz-Qi und Herz-Blut
He 8	bewegt Herz-Blut, beruhigt Shen, bei Herz-Fülle-Mustern
Pc 6	Meisterpunkt für Brust und Herz, tonisiert Qi und Blutfluss
Lu 8	befreit und verteilt Lungen-Qi, fördert Qi-Zirkulation
Lu 7	reguliert Lungen-Qi
Jue Yin Shu	nährt das Herz, reguliert Qi- und Blutzirkulation, bei Herz-Kreislauf-Problemen
Du Shu	Lenkergefäß-Shu reguliert Herz und kräftigt Blut, bei Brustschmerz durch Blut-Stagnation
Fei Shu	tonisiert Qi-Verteilung der Lunge, unterstützt Herzfunktion
Ge Shu	Zwerchfell-Shu-Punkt, ist Meisterpunkt des Blutes, reguliert Blutfluss und Blutqualität
KG 17	tonisiert Qi- und Blutzirkulation des Brustkorbes, leitet Lungen-Qi nach unten

18 Indikationen des Harnapparates

18.1 Niereninsuffizienz

Die Störung der Nierenfunktion kann von leichter Einschränkung bis zum kompletten Nierenversagen reichen. Ausgelöst werden kann die Niereninsuffizienz durch eine infektiös bedingte Nephritis, Mangeldurchblutung durch Hypovolämie in Kolik oder Schock, Herzinsuffizienz oder Einwirkung von Toxinen mit nachfolgender Gewebeschädigung. Eine rektale Untersuchung und Ultraschall sowie Blutlabor und Urintest ermöglichen die Diagnose.

Schulmedizinische Leitsymptome

- Polyurie
- Polydipsie
- Inappetenz
- Abmagerung
- trockenes Fell
- Unterbrust- oder Unterbauchödeme
- Ulzera der Gingiva
- Zahnstein

18.1.1 TCVM-Interpretation

Bei der Niereninsuffizienz handelt es sich um ein Leere-Syndrom. Wenn die Nieren ihre Aufgabe nicht mehr erfüllen können, werden die Jin Ye nicht mehr im Körper festgehalten. Es kommt zu Polyurie durch Nieren-Qi-Leere. Bei Yang-Leere kommen Kältezeichen hinzu, bei Yin-Leere Trockenheit. Bei stark veränderten Blutwerten oder bakterieller Infektion ist gegebenenfalls eine zusätzliche Antibiose bzw. Infusionstherapie unerlässlich.

18.1.2 Traditionelle chinesische Diagnosen

Mögliche TCVM-Diagnosen auf einen Blick

- Nieren-Qi-Leere
- Nieren-Yang-Leere
- Nieren-Yin-Leere

Nieren-Qi-Leere

Chinesische Zeichen

Adspektion

- Polyurie
- Polydipsie
- Enuresis
- Zahnstein
- Lumbalgie
- Knieschwäche

Palpation

- unverändert

Shu-/Mu-Punkte

- Nieren-Shu- und -Mu-Punkt

Puls

- tief, leer im Nierenbereich

Zunge

- blass, dünner Belag

Therapieprinzip

Nieren-Qi stärken (▸ **Tab. 18.1**).

▶ **Tab. 18.1** Mögliche Punkte, um Nieren-Qi zu stärken.

Akupunkturpunkte	Wirkung
Ni 3	tonisiert Nieren und stärkt die Essenz, bei Nierenfunktionsstörungen
Ni 4	stärkt den Rücken bei Schmerzen durch chronische Leere im Funktionskreis Niere
Ni 14	tonisiert Niere und Leber, bei Inkontinenz
Shen Shu	tonisiert Nieren-Yang und -Qi, unterstützt Nierenfunktion in jeder Hinsicht, Nephritis, Polyurie
KG 4	tonisiert Nieren, unterstützt Ursprungs-Qi
KG 6	tonisiert Qi, Yang und Ursprungs-Qi, bei Polyurie
MP 6	tonisiert Nieren, Leber und Milz

Nieren-Yang-Leere

Chinesische Zeichen

Adspektion

- Polyurie
- Polydipsie
- Enuresis
- Unterbrust- oder Unterbauchödeme
- Zahnstein
- Lumbalgie
- Knieschwäche
- wärmesuchend

Palpation

- kalte Beine

Shu-/Mu-Punkte

- Nieren-Shu- und -Mu-Punkt

Puls

- langsam, tief, leer im Nierenbereich

Zunge

- blass, dünner weißer Belag

Therapieprinzip

Nieren-Yang stärken (▶ **Tab. 18.2**).

▶ **Tab. 18.2** Mögliche Punkte, um Nieren-Yang zu stärken.

Akupunkturpunkte	Wirkung
Ni 3	tonisiert Nieren und stärkt die Essenz, bei Nierenfunktionsstörungen
Ni 4	stärkt den Rücken bei Schmerzen durch chronische Leere im Funktionskreis Niere
Ni 7	tonisiert Nieren-Yang, reguliert Funktionskreis Blase/Niere, bei Harnwegserkrankungen
Ni 14	tonisiert Niere und Leber, bei Inkontinenz
Shen Shu	tonisiert Nieren-Yang und -Qi, unterstützt Nierenfunktion in jeder Hinsicht, Nephritis, Polyurie
KG 4	tonisiert Nieren, unterstützt Ursprungs-Qi und Yang
KG 6	tonisiert Qi, Yang und Ursprungs-Qi, bei Polyurie
KG 7	wärmt die Niere, bei Dysurie
KG 9	fördert Transformation der Flüssigkeiten, bei Dysurie
MP 6	tonisiert Nieren, Leber und Milz
Bai Hui	tonisiert, hebt Yang
Um Yang zu stärken, ist moxen ideal!	

Nieren-Yin-Leere

Chinesische Zeichen

Adspektion

- Dysurie
- Strangurie
- Polydipsie
- Muskelabbau
- trockenes Fell
- Lumbalgie
- Knieschwäche

Palpation

- eher warm
- trocken

Shu-/Mu-Punkte

- Nieren-Shu- und -Mu-Punkt

▶ **Tab. 18.3** Mögliche Punkte, um Nieren-Yin zu stärken.

Akupunkturpunkte	Wirkung
Ni 3	tonisiert Nieren und stärkt die Essenz, bei Nierenfunktionsstörungen
Ni 1	tonisiert Yin, kühlt
Ni 4	stärkt den Rücken bei Schmerzen durch chronische Leere im Funktionskreis Niere
Ni 6	bester Punkt, um Nieren-Yin zu stärken
Ni 10	stärkt Nieren-Yin, wirkt tonisierend, bei Dysurie
Ni 14	tonisiert Niere und Leber, bei Inkontinenz
Shen Shu	unterstützt Nierenfunktion in jeder Hinsicht, Nephritis, Polyurie
KG 4	tonisiert Nieren, unterstützt Ursprungs-Qi
KG 6	tonisiert Qi, Yang und Ursprungs-Qi, bei Polyurie
MP 6	tonisiert Nieren, Leber und Milz

Puls

- schnell, tief, leer im Nierenbereich

Zunge

- rot, trocken

Therapieprinzip

Nieren-Yin stärken (▶ **Tab. 18.3**).

18.2 Steine und Gries

Harnsteine entstehen beim Pferd meist in der Blase und reizen dort die Schleimhaut, was zu entzündlichen Reaktionen führt. Wenn sie bei Hengst oder Wallach die enge Harnröhre ganz oder teilweise verschließen, kann der Harnfluss blockiert werden, was zu Stauung in der Niere und sogar bis zur Ruptur der Blase führen kann. Harnsteine beim Pferd können mehrere hundert Gramm schwer werden und haben immer Kalziumanteil. Stark kalziumhaltige Ernährung in Verbindung mit verringerter Urinmenge, Zell- oder Gewebereste im Urin aus Entzündungsprodukten oder zu wenig Schleimstoffe im Urin, die das Kalzium binden würden, werden als Ursache für die Steinbildung diskutiert. Eine Harnsedimentuntersuchung im Labor gibt hier Aufschluss.

Schulmedizinische Leitsymptome

- Schmerz beim Urinieren
- Pollakisurie
- Dysurie
- Anurie mit Harndrang (Hengste und Wallache schachten aus und stehen lange breitbeinig)
- Urin oft rötlich oder trüb bis flockig

18.2.1 TCVM-Interpretation

Probleme mit dem Urinabsatz werden zusammengefasst als Lin-Syndrom. Die Bildung von Blasensteinen oder -gries ist ein Fülle-Syndrom. Eine gefüllte Blase und besonders das Urinieren sind schmerzhaft. Feuchte-Hitze in der Blase kann den Urin zu Schleim und Konkrementen eindicken und das Blasen-Qi zum Stagnieren bringen. Dabei kann die Hitze auch den Blutfluss stören sowie Blutgefäße verletzen und dadurch den Austritt von Blut aus den Gefäßen verursachen.

18.2.2 Traditionelle chinesische Diagnosen

Mögliche TCVM-Diagnosen auf einen Blick

- Schleim-Hitze mit Qi-Stagnation in der Blase
- Schleim- und Blut-Hitze sowie -Stagnation in der Blase

Schleim-Hitze mit Qi-Stagnation in der Blase

Chinesische Zeichen

Adspektion

- Schmerz beim Urinieren
- Pollakisurie
- Dysurie
- Anurie mit Harndrang (Hengste und Wallache schachten aus und stehen lange breitbeinig)
- Urin trüb bis flockig
- starker Geruch

Palpation

- Lendenmuskulatur fest
- eher warm

Shu-/Mu-Punkte

- Blasen-Shu- und -Mu-Punkt

Puls

- schnell, schlüpfrig oder saitenförmig

Zunge

- rot, geschwollen mit klebrigem gelbem Belag

Therapieprinzip

Schleim umwandeln und mit Hitze aus der Blase ausleiten, Blasen-Qi bewegen (▶ **Tab. 18.4**).

▶ **Tab. 18.4** Mögliche Punkte, um Schleim umzuwandeln und mit Hitze aus der Blase auszuleiten sowie Blasen-Qi zu bewegen.

Akupunkturpunkte	Wirkung
Shen Jiao Shu	klärt Hitze, unterstützt die Urinproduktion, Schmerzen im hinteren unteren Rücken
Pang Guan Shu	Blasen-Shu-Punkt, klärt Hitze, unterstützt Urogenitalsystem
Bl 39	tiefer Meer-Punkt des unteren Erwärmers, öffnet die Wasserwege/Harnröhre, bei Fülle im unteren Erwärmer
Bl 40	klärt Feuchte-Hitze, beseitigt Blutstase, bei Zystitis
Bl 64	klärt Hitze, beruhigt den Geist, bei brennendem Schmerz bei der Miktion
Bl 66	klärt Hitze, bei Zystitis
Bl 67	kontrolliert die Blase, bei Harnretention und Inkontinenz
Ni 3	tonisiert Nieren, stärkt die Blasen- und Nierenfunktion, bei Zystitis
Ni 5	fördert die Miktion und die Blutbewegung, bei Urethritis und Zystitis
Ni 10	wandelt Feuchte um und leitet sie aus, bei schmerzhafter und erschwerter Miktion, tonisiert
MP 6	bei Störungen im Urogenitalsystem, fördert Transport- und Transformationsfunktion der Milz
MP 9	bei Störungen im Urogenitalsystem, fördert Transport- und Transformationsfunktion der Milz, wandelt Feuchte um
KG 1/2	klärt Feuchte-Hitze, bei Harnverhaltung und Urethritis
KG 3	Alarmpunkt der Blase, unterstützt die Blasenfunktion
KG 5	fördert die Umwandlung und Ausscheidung von Flüssigkeiten aus dem unteren Erwärmer, öffnet die Wasserwege
KG 7	wärmt die Nieren, bei Dysurie

Schleim- und Blut-Hitze sowie -Stagnation in der Blase

Chinesische Zeichen

Adspektion

- heftiger Schmerz beim Urinieren
- Pollakisurie
- Dysurie
- Anurie mit Harndrang (Hengste und Wallache schachten aus und stehen lange breitbeinig)
- Urin rotbraun trüb bis flockig
- starker Geruch

Palpation

- Lendenmuskulatur fest
- eher warm

Shu-/Mu-Punkte

- Blasen-Shu- und -Mu-Punkt

Puls

- schnell, schlüpfrig, saitenförmig

Zunge

- rot, geschwollen mit purpurnen Flecken, klebriger gelber Belag

Therapieprinzip

Schleim umwandeln und mit Hitze aus der Blase ausleiten, Blut bewegen (▶ **Tab. 18.5**).

► **Tab. 18.5** Mögliche Punkte, um Schleim umzuwandeln und mit Hitze aus der Blase auszuleiten sowie Blut zu bewegen.

Akupunktur-punkte	Wirkung
Shen Jiao Shu	klärt Hitze, unterstützt die Urinproduktion, Schmerzen im hinteren unteren Rücken
Pang Guan Shu	Blasen-Shu-Punkt, klärt Hitze, unterstützt Urogenitalsystem
Bl 39	tiefer Meer-Punkt des unteren Erwärmers, öffnet die Wasserwege/ Harnröhre, bei Fülle im unteren Erwärmer
Bl 40	klärt Feuchte-Hitze, beseitigt Blutstase, bei Zystitis
Bl 64	klärt Hitze, beruhigt den Geist, bei brennendem Schmerz bei der Miktion
Bl 66	klärt Hitze, bei Zystitis
Bl 67	kontrolliert die Blase, bei Harnretention und Inkontinenz
Ni 3	tonisiert Nieren, stärkt die Blasen- und Nierenfunktion, bei Zystitis
Ni 5	fördert die Miktion und die Blutbewegung, bei Urethritis und Zystitis
Ni 10	wandelt Feuchte um und leitet sie aus, bei schmerzhafter und erschwerter Miktion, tonisiert
MP 6	bei Störungen im Urogenitalsystem, fördert Transport- und Transformationsfunktion der Milz
MP 9	bei Störungen im Urogenitalsystem, fördert Transport- und Transformationsfunktion der Milz, wandelt Feuchte um
KG 1/2	klärt Feuchte-Hitze, bei Harnverhaltung und Urethritis
KG 3	Alarmpunkt der Blase, unterstützt die Blasenfunktion
KG 5	fördert die Umwandlung und Ausscheidung von Flüssigkeiten aus dem unteren Erwärmer, öffnet die Wasserwege
KG 7	wärmt die Nieren, bei Dysurie

18.3 Zystitis

Beim Pferd findet man eine Zystitis vergleichsweise selten. Sie ist meist infektiös bedingt. Eine rektale Untersuchung sowie Harnanalyse geben Aufschluss.

Schulmedizinische Leitsymptome
- Schmerz beim Urinieren
- Pollakisurie
- evtl. Hämaturie

18.3.1 TCVM-Interpretation

Probleme mit dem Urinabsatz werden zusammengefasst als Lin-Syndrom. Wenn sich Hitze in der Blase manifestiert, haben wir es mit einem Fülle-Syndrom zu tun. Hitze bringt das Blasen-Qi zum Stagnieren und kann dabei den Urin- und Blutfluss stören, Blutgefäße verletzten und dadurch den Austritt von Blut aus den Gefäßen verursachen. Bei bakterieller Besiedelung ist evtl. eine zusätzliche antibiotische Behandlung notwendig.

18.3.2 Traditionelle chinesische Diagnosen

Mögliche TCVM-Diagnosen auf einen Blick
- Hitze mit Qi-Stagnation in der Blase
- Blut-Hitze und -Stagnation in der Blase

Hitze mit Qi-Stagnation in der Blase

Chinesische Zeichen

Adspektion
- Schmerz beim Urinieren
- Pollakisurie
- Dysurie
- dunkelgelber Urin
- stinkend

Palpation
- Lendenmuskulatur fest
- eher warm

Shu-/Mu-Punkte

- Blasen-Shu- und -Mu-Punkt

Puls

- schnell, saitenförmig

Zunge

- rot, mit gelbem Belag

Therapieprinzip

Hitze aus der Blase ausleiten, Blasen-Qi bewegen (▸ Tab. 18.6).

Blut-Hitze und -Stagnation in der Blase

Chinesische Zeichen

Adspektion

- heftiger Schmerz beim Urinieren
- Pollakisurie
- Dysurie
- Urin dunkelgelb bis rotbraun
- stinkend

Palpation

- Lendenmuskulatur fest
- eher warm

Shu-/Mu-Punkte

- Blasen-Shu- und -Mu-Punkt

Puls

- schnell, saitenförmig

Zunge

- rot, mit purpurnen Flecken, gelber Belag

Therapieprinzip

Hitze aus der Blase ausleiten, Blut bewegen (▸ Tab. 18.7).

▸ **Tab. 18.6** Mögliche Punkte, um Hitze aus der Blase auszuleiten sowie Blasen-Qi zu bewegen.

Akupunktur-punkte	Wirkung
Shen Jiao Shu	klärt Hitze, unterstützt die Urinproduktion, Schmerzen im hinteren unteren Rücken
Pang Guan Shu	Blasen-Shu-Punkt, klärt Hitze, unterstützt Urogenitalsystem
Bl 40	klärt Feuchte-Hitze, beseitigt Blutstase, bei Zystitis
Bl 64	klärt Hitze, beruhigt den Geist, bei brennendem Schmerz bei der Miktion
Bl 66	klärt Hitze, bei Zystitis
Bl 67	kontrolliert die Blase, bei Harnretention und Inkontinenz
Ni 3	tonisiert Nieren, stärkt die Blasen- und Nierenfunktion, bei Zystitis
Ni 5	fördert die Miktion und die Blutbewegung, bei Urethritis und Zystitis
KG 3	Alarmpunkt der Blase, unterstützt die Blasenfunktion
KG 5	fördert die Umwandlung und Ausscheidung von Flüssigkeiten aus dem unteren Erwärmer, öffnet die Wasserwege
KG 7	wärmt die Nieren, bei Dysurie

▸ **Tab. 18.7** Mögliche Punkte, um Hitze aus der Blase auszuleiten sowie Blut zu bewegen.

Akupunktur-punkte	Wirkung
Shen Jiao Shu	klärt Hitze, unterstützt die Urinproduktion, Schmerzen im hinteren unteren Rücken
Pang Guan Shu	Blasen-Shu-Punkt, klärt Hitze, unterstützt Urogenitalsystem
Bl 40	klärt Feuchte-Hitze, beseitigt Blutstase, bei Zystitis
Bl 64	klärt Hitze, beruhigt den Geist, bei brennendem Schmerz bei der Miktion
Bl 66	klärt Hitze, bei Zystitis
Bl 67	kontrolliert die Blase, bei Harnretention und Inkontinenz
Ni 3	tonisiert Nieren, stärkt die Blasen- und Nierenfunktion, bei Zystitis
Ni 5	fördert die Miktion und die Blutbewegung, bei Urethritis und Zystitis
KG 3	Alarmpunkt der Blase, unterstützt die Blasenfunktion
KG 5	fördert die Umwandlung und Ausscheidung von Flüssigkeiten aus dem unteren Erwärmer, öffnet die Wasserwege
KG 7	wärmt die Nieren, bei Dysurie

19 Indikationen der Gynäkologie

19.1 Abortgefahr

Aborte beim Pferd können infektiös bedingt, durch Insuffizienz der Nabelschnur, unzureichende Versorgung wegen Zwillingsträchtigkeit, Traumen oder fötale Missbildungen auftreten. Diagnostische Mittel sind Ultraschall- und rektale Untersuchung, Vaginalabstrich sowie Hormonstatus und Blutbild.

Schulmedizinische Leitsymptome

- unauffällig in den frühen Monaten
- Vaginalausfluss evtl. stinkend
- gestörtes Allgemeinbefinden
- evtl. schmerzhaftes Abdomen

19.1.1 TCVM-Interpretation

Verantwortlich für die optimale Versorgung des Fetus mit Qi und Blut ist die Milz. Sie hält zudem den Fetus sicher in geschützter Position. Die Leber steuert ihren Teil bei, indem sie gleichmäßig Leber-Blut bereitstellt. Beim Abort liegt oft eine Jing-Leere der Mutter oder des Fohlens vor. Die Lebenskraft des Fetus ist dann nicht ausreichend für die Fertigstellung eines lebensfähigen Organismus. Die Ernährung des Fetus ist nicht gewährleistet, wenn die Nabelschnur oder die Plazenta insuffizient arbeitet, ein stumpfes Trauma die Plazenta schädigt oder sie wegen Zwillingsträchtigkeit zu schwach ist. Auch eine Infektion, d. h. ein Hitze-Pathogen, kann dafür verantwortlich sein. Der Fetus erkrankt im Mutterleib schwer an Blut-Hitze-Symptomen und wird letal geschädigt. Mit Akupunktur beeinflussen kann man nur Situationen, in denen man durch Entspannung der Uterusmuskulatur und des Fetus oder Verbesserung der Blutverteilung durch Unterstützung der Leber- und Milzfunktion eine gute Versorgungslage des Fetus erreichen kann.

19.1.2 Traditionelle chinesische Diagnosen

Mögliche TCVM-Diagnosen auf einen Blick

- Qi- und Blutstase des Uterus
- Blut-Leere im Uterus
- Qi-Leere im Uterus durch Milz-Qi-Leere

Qi- und Blutstase im Uterus

Chinesische Zeichen

Adspektion

- Apathie
- Inappetenz
- Schmerzen im Abdomen

Palpation

- Abdomen druckempfindlich
- fest

Shu-/Mu-Punkte

- evtl. Leber-Shu-Punkt
- evtl. Guan-Yuan-Shu-Punkt

Puls

- schlüpfrig, saitenförmig

Zunge

- bläulich rot

Therapieprinzip

Qi- und Blutstase im Uterus bewegen (► **Tab. 19.1**).

▶ **Tab. 19.1** Mögliche Punkte, um Qi- und Blutstase im Uterus zu bewegen.

Akupunktur-punkte	Wirkung
Le 1	fördert den regelmäßigen Fluss des Leber-Qi, reguliert das Hormonsystem, bei Uterusblutungen
Le 2	fördert den regelmäßigen Fluss des Leber-Qi, leitet Wind aus, bei Koliken und Spasmen
Le 13	stärkt das Qi der Bauchorgane, harmonisiert Leber und Milz
Gan Shu	Leber-Shu-Punkt, harmonisiert den Leber-Qi- und -Blutfluss
Dan Shu	Gallenblasen-Shu-Punkt, unterstützt den Leber-Qi- und -Blutfluss
Pi Shu	Milz-Pankreas-Shu-Punkt, unterstützt die Milz in ihrer Haltefunktion und nährt Blut
Bai Hui	beruhigt
Folgende Punkte sind während der Trächtigkeit auf jeden Fall kontraindiziert: LG 1, KG 1–6, Bl 23–28/40/52/60/67, Di 4/10, MP 6, Ma 36!	

Blut-Leere im Uterus

Chinesische Zeichen

Adspektion

- Lethargie
- Müdigkeit
- trockenes, brüchiges Fell

Palpation

- Fetus evtl. unruhig

Shu-/Mu-Punkte

- evtl. Leber- und Milz-Shu-Punkt
- evtl. Guan-Yuan-Shu-Punkt

Puls

- schlüpfrig, hohl

Zunge

- blassbläulich

Therapieprinzip

Blut nähren (▶ **Tab. 19.2**).

▶ **Tab. 19.2** Mögliche Punkte, um Blut zu nähren.

Akupunktur-punkte	Wirkung
Le 1	fördert den regelmäßigen Fluss des Leber-Qi, reguliert das Hormonsystem, bei Uterusblutungen
Le 2	fördert den regelmäßigen Fluss des Leber-Qi, leitet Wind aus, bei Koliken und Spasmen
Le 13	stärkt das Qi der Bauchorgane, harmonisiert Leber und Milz
Gan Shu	Leber-Shu-Punkt, harmonisiert den Leber-Qi- und -Blutfluss
Dan Shu	Gallenblasen-Shu-Punkt, unterstützt den Leber-Qi- und -Blutfluss
Pi Shu	Milz-Pankreas-Shu-Punkt, unterstützt die Milz in ihrer Haltefunktion und nährt Blut
Bai Hui	beruhigt
Folgende Punkte sind während der Trächtigkeit auf jeden Fall kontraindiziert: LG 1, KG 1–6, Bl 23–28/40/52/60/67, Di 4/10, MP 6, Ma 36!	

Qi-Leere im Uterus durch Milz-Qi-Leere

Chinesische Zeichen

Adspektion

- Apathie
- Inappetenz
- Ödembildung am Unterbauch
- Muskelabbau
- leichter Schmerz im Abdomen
- Neigung zu weichem Stuhl

Palpation

- weiche Schwellungen tastbar

Shu-/Mu-Punkte

- Milz-Shu- und -Mu-Punkt
- evtl. Guan-Yuan-Shu-Punkt

Puls

- schlüpfrig, kraftlos

Zunge

- blass, weich mit Zahneindrücken

Therapieprinzip

Milz-Qi stärken (▶ Tab. 19.3).

▶ **Tab. 19.3** Mögliche Punkte, um Milz-Qi zu stärken.

Akupunkturpunkte	Wirkung
MP 3	stärkt die Haltefunktion der Milz
Le 13	stärkt das Qi der Bauchorgane, harmonisiert Leber und Milz
Pi Shu	Milz-Pankreas-Shu-Punkt, unterstützt die Milz in ihrer Haltefunktion und nährt Blut
Bai Hui	beruhigt
Folgende Punkte sind während der Trächtigkeit auf jeden Fall kontraindiziert: LG 1, KG 1–6, Bl 23–28/40/52/60/67, Di 4/10, MP 6, Ma 36!	

19.2 Agalaktie

Wenn eine tragende Stute nicht rechtzeitig vor der Geburt funktionsfähiges Eutergewebe aufbaut, kann dadurch eine Agalaktie entstehen. Das Problem tritt eher bei Erstfohlenden auf. Das Fohlen muss mit Kolostrum und evtl. sogar mit Muttermilch von extern versorgt werden.

Schulmedizinische Leitsymptome
- keine Anbildung eines laktationsfähigen Euters
- kein Kolostrum
- kein Milchfluss

19.2.1 TCVM-Interpretation

Agalaktie ist eine Funktionsstörung im Element Erde. Die Ernährungsfunktion ist gestört. Das Ungleichgewicht kann durch Qi- und Blut-Leere sowie durch Qi- und Blut-Stagnation entstehen.

19.2.2 Traditionelle chinesische Diagnosen

Mögliche TCVM-Diagnosen auf einen Blick
- Qi- und Blut-Leere in der Erde
- Qi- und Blut-Stagnation in der Erde

Qi- und Blut-Leere in der Erde

Chinesische Zeichen

Adspektion
- kleines weiches Euter
- nicht schmerzhaft
- wenig oder keine Milch

Palpation
- weich
- nicht warm

Shu-/Mu-Punkte
- unverändert

Puls
- leer, kraftlos oder hohl

Zunge
- blass ohne Belag

Therapieprinzip

Blut und Qi tonisieren, Euter stimulieren (▶ Tab. 19.4).

▶ **Tab. 19.4** Mögliche Punkte, um Blut und Qi zu tonisieren sowie das Euter zu stimulieren.

Akupunkturpunkte	Wirkung
Ma 36	stärkt Qi und Blut, unterstützt die Erde, bei mangelndem Milchfluss
Ma 30	verbindet Vorhimmels- und Nachhimmels-Essenz, stärkt Essenz und Erdenergie, aktiviert Blut, aktiviert den Chong Mai
MP 6	unterstützt die Erde, transformiert und bewegt Flüssigkeiten, bei Störungen des Milchflusses
MP 12	unterstützt den Milchfluss
MP 10	reguliert und verbessert Qi- und Blutfluss, stärkt Blut
Ge Shu	Zwerchfell-Shu-Punkt, kräftigt das Blut, bewegt Qi und Blut
Pi Shu	Milz-Shu-Punkt, fördert die Funktion der Erde, nährt Blut
Qi Hai Shu	reguliert Qi und Blut
Dü 1	fördert deutlich den Milchfluss bei zu geringer Produktion
Dü 2	fördert deutlich den Milchfluss bei zu geringer Produktion
Wenn Qi und Blut tonisiert werden, immer auch daran denken, sie zu bewegen!	

Qi- und Blut-Stagnation in der Erde

Chinesische Zeichen

Adspektion

- geschwollenes, hartes Euter
- schmerzhaft
- wenig oder keine Milch
- Appetitlosigkeit

Palpation

- hart
- evtl. etwas warm

Shu-/Mu-Punkte

- evtl. Leber-Shu-Punkt

Puls

- gespannt bis saitenförmig

Zunge

- bläulich

Therapieprinzip

Blut und Qi bewegen, Euter stimulieren (▸ Tab. 19.5).

▸ **Tab. 19.5** Mögliche Punkte, um Blut und Qi zu bewegen sowie das Euter zu stimulieren.

Akupunkturpunkte	Wirkung
Ma 36	stärkt Qi und Blut, unterstützt die Erde, bei mangelndem Milchfluss
Ma 18	unterstützt das Gesäuge bei erschwertem Milchfluss
Ma 30	verbindet Vorhimmels- und Nachhimmels-Essenz, stärkt Essenz und Erdenergie, aktiviert Blut, aktiviert den Chong Mai
MP 6	unterstützt die Erde, transformiert und bewegt Flüssigkeiten, bei Störungen des Milchflusses
MP 12	unterstützt den Milchfluss
MP 10	reguliert und verbessert Qi- und Blutfluss, stärkt Blut
Ge Shu	Zwerchfell-Shu-Punkt, kräftigt das Blut, bewegt Qi und Blut
Gan Shu	Shu-Punkt der Leber, fördert Qi- und Blutfluss
Pi Shu	Milz-Shu-Punkt, fördert die Funktion der Erde, nährt Blut
Qi Hai Shu	reguliert Qi und Blut
Dü 1	fördert deutlich den Milchfluss bei zu geringer Produktion
Dü 2	fördert deutlich den Milchfluss bei zu geringer Produktion
Bl 21	fördert die Laktation, bei Mastitis
Le 2/3	harmonisiert Leber-Qi-Fluss, nährt Leber-Blut, bei stockendem Milchfluss
Le 10	bei Stagnation im unteren Erwärmer

19.3 Geburtseinleitung

Die Geburt eines Fohlens ist ein Vorgang der Natur, der zwar überwacht, aber auf keinen Fall gestört werden sollte (▸ **Tab. 19.6**). Das Einfallen der Beckenbänder, das Einfallen der Flanken, das Aufeutern und Erscheinen von Harztropfen, die Lockerung der Schamlippen und das Sacken des Bauchumfanges nach unten weisen auf die nahende Geburt hin. Ist der Muttermund eröffnet, erfolgt nach ca. 2 Stunden der Fruchtblasensprung. Danach folgt eine 5- bis 10-minütige Austreibungsphase des Fohlens, bei der die Stute meist liegt. Treten bei der Geburt Störungen auf, ergeben sich diese meist durch Haltungsanomalien des Fohlens. Diese Komplikationen sind stets als Notfälle zu betrachten und erfordern schnelles Handeln.

Schulmedizinische Leitsymptome

- Fruchtblase platzt nicht rechtzeitig
- Austreibungsphase verlängert

▸ **Tab. 19.6** Physiologie der Geburt.

Phase	Dauer
mittlere Trächtigkeitsdauer	336 Tage
Dauer der Geburt	2–3 Stunden
Dauer der Nachgeburtsphase	< 60 Minuten

19.3.1 TCVM-Interpretation

Wenn eine Stute überträgt oder eine normale Geburt stockt, gibt es Punkte, die die Wehen verbessern sowie den Geburtskanal weiten und damit die Geburt erleichtern bzw. wieder in Gang bringen. Voraussetzung ist die richtige Lage des Fohlens. Liegt das Fohlen in falscher Lage im Geburtskanal, kann Akupunktur nur erleichternd wirken. Zusätzlich ist situativ angepasste Geburtshilfe notwendig.

19.3.2 Traditionelle chinesische Diagnosen

Mögliche TCVM-Diagnosen auf einen Blick
- Geburtseinleitung

Geburtseinleitung

Chinesische Zeichen

Adspektion
- Einfallen der Beckenbänder
- Einfallen der Flanken
- Aufeutern und Erscheinen von Harztropfen
- Lockerung der Schamlippen
- Sacken des Bauchumfanges nach unten
- keine Zeichen des Geburtsbeginns trotz Erreichen des Termins und obiger Symptome
- oder verzögerte Austreibungsphase trotz Fruchtblasensprung

Palpation
- Fohlen vital tastbar

Shu-/Mu-Punkte
- unverändert

Puls
- schnell, schlüpfrig

Zunge
- unverändert

Therapieprinzip

Geburt vorantreiben (▶ Tab. 19.7).

▶ **Tab. 19.7** Mögliche Punkte, um eine Geburt voranzutreiben.

Akupunkturpunkte	Wirkung
Bl 67	fördert Geburt
Bl 60	fördert Geburt
Bl 40	leitet Feuchte aus, fördert Geburt
Bl 23–28	bewegen Qi und Blut im unteren Jiao
Ma 36	fördert die Transport- und Transformationsfunktion der Milz, bewegt Qi und Blut
Di 4	entspannt, bewegt Qi, wandelt Schleim um, fördert Geburt
Di 10	weicht Massen auf, bewegt Qi
MP 6	leitet Feuchte aus, fördert Geburt
MP 9	leitet Feuchte aus, fördert Geburt
LG 1/KG 1	leitet Feuchte aus dem unteren Erwärmer, bewegt und verteilt Qi

19.4 Mastitis

Mastitiden sind beim Pferd eher selten und kommen sowohl bei laktierenden als auch bei nichtlaktierenden Stuten vor. Am häufigsten treten sie direkt nach dem Absetzen des Fohlens auf. Hier ist eine mikrobiologische Untersuchung des Sekrets diagnostisches Mittel.

Schulmedizinische Leitsymptome
- vermehrte Euterschwellung
- Wärme
- Schmerzhaftigkeit
- Ödembildung vor dem Euter
- evtl. Fieber
- evtl. Störung des Allgemeinbefindens
- verändertes Eutersekret

19.4.1 TCVM-Interpretation

Zwei Muster können hier unterschieden werden: Hitze-Toxine im Euter oder Qi- und Blutstase im Euter, beide sind Fülle-Muster.

19.4.2 Traditionelle chinesische Diagnosen

Mögliche TCVM-Diagnosen auf einen Blick
- Hitze-Toxine im Euter
- Qi- und Blutstase im Euter

Hitze-Toxine im Euter

Chinesische Zeichen

Adspektion
- vermehrte Euterschwellung
- Rötung
- Ödembildung vor dem Euter
- wehrt Fohlen ab
- Fieber
- Störung des Allgemeinbefindens
- verringerter Milchfluss

Palpation
- Euter heiß und schmerzhaft

Shu-/Mu-Punkte
- evtl. Magen-Shu-Punkt

Puls
- schnell, oberflächlich und gespannt

Zunge
- rot mit gelbem Belag

Therapieprinzip

Hitze-Toxine ausleiten, Schwellung bewegen (▶ Tab. 19.8).

▶ **Tab. 19.8** Mögliche Punkte, um Hitze-Toxine auszuleiten und Schwellung zu bewegen.

Akupunkturpunkte	Wirkung
Di 4	leitet Feuchte-Hitze aus, tonisiert das Abwehr-Qi
Di 11	leitet Feuchte-Hitze aus, kühlt Blut, tonisiert das Abwehr-Qi, bei Infekten
3E 4	entspannt Bindegewebe, klärt Hitze, fördert Flüssigkeitstransport, unterstützt Ursprungs-Qi
Le 1	leitet Feuchte-Hitze aus, reguliert die Rosse, bei Schwellungen im unteren Erwärmer
Bl 40	leitet Feuchte-Hitze aus dem unteren Erwärmer aus
Pi Shu	Milz-Shu-Punkt, unterstützt die Funktion der Erde, leitet Feuchte aus
Gan Shu	Leber-Shu-Punkt, reguliert den Qi-Fluss, leitet Feuchte-Hitze aus
LG 14	klärt Fieber
Gb 21	entspannt Bindegewebe, transformiert und verringert Schleim, fördert die Laktation, bei Mastitis
KG 9	öffnet die Wasserwege, fördert die Transformation der Flüssigkeiten, bei Ödemen

Qi- und Blutstase im Euter

Chinesische Zeichen

Adspektion
- vermehrte Euterschwellung
- Schmerzhaftigkeit
- dunkle Rötung
- Unruhe
- wehrt Fohlen ab
- Störung des Allgemeinbefindens
- verringerter Milchfluss

Palpation
- Euter hart und schmerzhaft

Shu-/Mu-Punkte
- evtl. Leber-Shu-Punkt

Puls
- schnell, saitenförmig

Zunge
- dunkelrot

Therapieprinzip

Qi und Blut im Euter bewegen, Schwellung ausleiten (▶ Tab. 19.9).

► **Tab. 19.9** Mögliche Punkte, um Qi und Blut im Euter zu bewegen und Schwellung auszuleiten.

Akupunkturpunkte	Wirkung
3E 4	entspannt Bindegewebe, klärt Hitze, fördert Flüssigkeitstransport, unterstützt Ursprungs-Qi
3E 10	entspannt Bindegewebe, leitet Feuchte aus, reguliert Nähr- und Abwehr-Qi, löst Stauungen auf
Le 1	leitet Feuchte-Hitze aus, reguliert die Rosse, bei Schwellungen im unteren Erwärmer
Le 2/3	harmonisiert Leber-Qi-Fluss, nährt Leber-Blut, bei stockendem Milchfluss
Le 10	bei Stagnation im unteren Erwärmer
Le 4	fördert den regelmäßigen Qi-Fluss im unteren Erwärmer
MP 10	reguliert Qi und Blut, kühlt Blut, stärkt die Funktion der Erde, bei hormonellen Störungen
Pi Shu	Milz-Shu-Punkt, unterstützt die Funktion der Erde, leitet Feuchte aus
Gan Shu	Leber-Shu-Punkt, reguliert den Qi-Fluss, leitet Feuchte-Hitze aus
Gb 34	klärt Feuchte-Hitze, entspannt die Sehnen, bewegt Qi und Blut
Gb 21	entspannt Bindegewebe, transformiert und verringert Schleim, fördert die Laktation, bei Mastitis
KG 9	öffnet die Wasserwege, fördert die Transformation der Flüssigkeiten, bei Ödemen

19.5 Nachgeburtsverhaltung

Die Geburt eines Fohlens ist ein Vorgang der Natur, der zwar überwacht, aber auf keinen Fall gestört werden sollte (► **Tab. 19.10**). Ist der Muttermund eröffnet, erfolgt nach ca. 2 Stunden der Fruchtblasensprung. Danach folgt eine 5- bis 10-minütige Austreibungsphase des Fohlens, bei der die Stute meist liegt. Eine halbe Stunde danach sollte eine unversehrte Nachgeburt abgegangen sein. Falls das nicht von allein passiert, muss eingegriffen werden.

► **Tab. 19.10** Physiologie der Geburt.

Phase	Dauer
mittlere Trächtigkeitsdauer	336 Tage
Dauer der Geburt	2–3 Stunden
Dauer der Nachgeburtsphase	<60 Minuten

Schulmedizinische Leitsymptome

- halbe Stunde nach der Geburt ist noch keine oder nur eine unvollständige Nachgeburt abgegangen

19.5.1 TCVM-Interpretation

Wenn eine halbe Stunde nach der Geburt keine Nachgeburt abgegangen ist, müssen Maßnahmen zu ihrer Austreibung eingeleitet werden. Dazu sind Akupunkturpunkte hilfreich, die den Qi-Fluss im Uterus verbessern, das Blut bewegen und die Milzfunktion stärken.

19.5.2 Traditionelle chinesische Diagnosen

Mögliche TCVM-Diagnosen auf einen Blick

- Qi-Leere und Blutstase im Uterus

Qi-Leere und Blutstase im Uterus

Chinesische Zeichen

Adspektion

- keine oder unvollständig abgegangene Nachgeburt sichtbar

Palpation

- keine Kontraktion fühlbar

Shu-/Mu-Punkte

- unverändert

Puls

- schlüpfrig

Zunge

- unverändert

Therapieprinzip

Qi tonisieren und Blutstase im Uterus bewegen (▶ Tab. 19.11).

▶ **Tab. 19.11** Mögliche Punkte, um Qi zu tonisieren und Blutstase im Uterus zu bewegen.

Akupunkturpunkte	Wirkung
Bl 67	fördert Wehen
Bl 60	fördert Wehen
Bl 40	leitet Feuchte aus, fördert Wehen
Bl 23–28	bewegen Qi und Blut im unteren Jiao
Qi Hai Shu	tonisiert und bewegt Qi im ganzen Körper
Ma 36	fördert die Transport- und Transformationsfunktion der Milz, bewegt Qi und Blut
Di 4	entspannt, bewegt Qi, wandelt Schleim um, fördert Wehen
Di 10	weicht Massen auf, bewegt Qi
MP 6	leitet Feuchte aus, fördert Wehen
MP 9	leitet Feuchte aus, fördert Wehen
LG 1/KG 1	leitet Feuchte aus dem unteren Erwärmer, bewegt und verteilt Qi
KG 6	tonisiert Yang

19.6 Ovarialzysten

Wenn der Graafsche Follikel nicht ovuliert, können sich Ovarialzysten bilden. Sie kommen beim Pferd sehr selten vor und können nur durch rektale Palpation und Sonografie vom Ovarialtumor oder einem Hämatom abgegrenzt werden. Als Folge von Ovarialzysten kann es zur Druckatrophie der Eierstöcke, zu Sterilität und zu Nymphomanie kommen. In der Folge können sich eine zystische Hyperplasie des Endometriums und ein leichtes Vulvaödem entwickeln. Rektale Untersuchung und Ultraschall ermöglichen die Diagnose.

Schulmedizinische Leitsymptome

- Ausbleiben der Rosse
- Nymphomanie
- Empfindlichkeit in der Flanke
- Unausgeglichenheit
- evtl. Aggression

19.6.1 TCVM-Interpretation

Qi- und Blutstase im unteren Erwärmer kann den Eierstock blockieren, sodass sich ein Follikel nicht normal weiterentwickelt, sondern persistiert. Die Stagnation im unteren Erwärmer stört nicht nur den Sexualzyklus, sondern auch das gesamte Leber-Qi und blockiert damit seinen regelmäßigen Fluss. Dadurch kann aggressives Verhalten ausgelöst werden. Andererseits kann Frustration oder Stress auch die Qi- und Blutstase verursachen, die dann den unteren Erwärmer ergreift. Auch Kälte im unteren Erwärmer löst Qi- und Blutstase aus und führt dann zu Stagnation im Eierstock. Diese Fälle unterscheidet man anhand von Kältezeichen.

19.6.2 Traditionelle chinesische Diagnosen

Mögliche TCVM-Diagnosen auf einen Blick

- Qi- und Blutstase im unteren Erwärmer
- Kälte mit Qi- und Blutstase im unteren Erwärmer

Qi- und Blutstase im unteren Erwärmer

Chinesische Zeichen

Adspektion

- Nymphomanie
- Unruhe
- unregelmäßige Rosse
- Empfindlichkeit in der Flanke
- Unausgeglichenheit
- Aggression

Palpation

- Flanke druckempfindlich

Shu-/Mu-Punkte

- Dreifach-Erwärmer-Shu-Punkt
- evtl. Leber-Shu-Punkt

Puls

- rau oder saitenförmig

Zunge

- dunkelrot bis bläulich
- evtl. Petechien

Therapieprinzip

Qi- und Blutstase im unteren Erwärmer bewegen (► **Tab. 19.12**).

► **Tab. 19.12** Mögliche Punkte, um Qi- und Blutstase im unteren Erwärmer zu bewegen.

Akupunkturpunkte	Wirkung
Le 1	reguliert den Fluss des Qi und den unteren Erwärmer, reguliert den Zyklus
Le 3	fördert den regelmäßigen Fluss des Leber-Qi, lindert Qi- und Blutstase
Le 4/5	fördert den regelmäßigen Fluss des Leber-Qi im unteren Erwärmer
Le 6	fördert den regelmäßigen Fluss des Leber-Qi, lindert Schmerz, löst Stagnation auf
Gb 34	fördert den regelmäßigen Fluss des Leber-Qi
Gb 41	fördert den regelmäßigen Fluss des Leber-Qi, öffnet das Gürtelgefäß
Bl 30	bei unregelmäßigem Östrus
San Jiao Shu	Shu-Punkt des Dreifach-Erwärmers, löst Flüssigkeitstransport im unteren Erwärmer, bei hormonellen Störungen
Gan Shu	Leber-Shu-Punkt, fördert den regelmäßigen Fluss des Leber-Qi
Di 4	bewegt Qi, wandelt Schleim um
Ma 40	wandelt Schleim um
Ma 30	aktiviert Blut, verbindet und stärkt Vor- und Nachhimmels-Essenz, stärkt die Erde, stimuliert den Chong Mai
MP 10	reguliert Qi- und Blutfluss, bei hormonellen Störungen
MP 6	reguliert Milz, Leber und Nieren, bei Störungen im Urogenitalsystem
MP 4	reguliert den Chong Mai, bei Fortpflanzungsproblemen, unterstützt die Milzfunktion
3E 5	reguliert das Hormonsystem, öffnet die Oberfläche
LG 4	tonisiert Nieren-Yang und Ursprungs-Qi, fördert Essenz, bei Störungen im Urogenitaltrakt
Bai Hui	tonisiert, bei unregelmäßiger Rosse

Kälte mit Qi- und Blutstase im unteren Erwärmer

Chinesische Zeichen

Adspektion

- Unruhe
- unregelmäßige oder ausbleibende Rosse
- Empfindlichkeit in der Flanke
- Unausgeglichenheit
- Aggression

Palpation

- Flanke druckempfindlich
- hinterer Rücken und Bauchbereich kühl

Shu-/Mu-Punkte

- Dreifach-Erwärmer-Shu-Punkt
- evtl. Leber-Shu-Punkt

Puls

- langsam, saitenförmig

Zunge

- bläulich
- evtl. Petechien

Therapieprinzip

Kälte mit Qi- und Blutstase im unteren Erwärmer bewegen (► **Tab. 19.13**).

▸ **Tab. 19.13** Mögliche Punkte, um Kälte auszuleiten sowie Qi- und Blutstase im unteren Erwärmer zu bewegen.

Akupunkturpunkte	Wirkung
KG 6	tonisiert Yang und Ursprungs-Qi
KG 4	tonisiert Yang und Ursprungs-Qi, tonisiert Nieren, nährt Blut, bei unregelmäßiger Rosse
Le 1	reguliert den Fluss des Qi und den unteren Erwärmer, reguliert den Zyklus
Le 3	fördert den regelmäßigen Fluss des Leber-Qi, lindert Qi- und Blutstase
Le 4/5	fördert den regelmäßigen Fluss des Leber-Qi im unteren Erwärmer
Le 6	fördert den regelmäßigen Fluss des Leber-Qi, lindert Schmerz, löst Stagnation auf
Gb 34	fördert den regelmäßigen Fluss des Leber-Qi
Gb 41	fördert den regelmäßigen Fluss des Leber-Qi, öffnet das Gürtelgefäß
Bl 30	bei unregelmäßigem Östrus
San Jiao Shu	Shu-Punkt des Dreifach-Erwärmers, löst Flüssigkeitstransport im unteren Erwärmer, bei hormonellen Störungen
Gan Shu	Leber-Shu-Punkt, fördert den regelmäßigen Fluss des Leber-Qi
Di 4	bewegt Qi, wandelt Schleim um
Ma 40	wandelt Schleim um
Ma 30	aktiviert Blut, verbindet und stärkt Vor- und Nachhimmels-Essenz, stärkt die Erde, stimuliert den Chong Mai
MP 10	reguliert Qi- und Blutfluss, bei hormonellen Störungen
MP 6	reguliert Milz, Leber und Nieren, bei Störungen im Urogenitalsystem
MP 4	reguliert den Chong Mai, bei Fortpflanzungsproblemen, unterstützt die Milzfunktion
3E 5	reguliert das Hormonsystem, öffnet die Oberfläche
LG 4	Ming Men tonisiert Nieren-Yang und Ursprungs-Qi, fördert Essenz, bei Störungen im Urogenitaltrakt, vertreibt Kälte, wärmt das Tor des Lebens, stärkt Essenz
Bai Hui	tonisiert, bei unregelmäßiger Rosse, bei Kälte
Punkte, die Yang stärken oder Kälte ausleiten, am besten moxen!	

19.7 Rossestörungen

Stuten rossen saisonal polyöstrisch. Bei kürzeren Tageslichtphasen kommen sie in den Anöstrus, zu energiearme Fütterung wirkt sich ebenfalls hemmend auf die Rosse aus. Doch auch andere Witterungseinflüsse, Temperatur oder Haltungsbedingungen haben Einfluss auf die Rosse. Die Wirkung von Pheromonen durch Deckhengste kann die Rosse ebenso fördern wie innere Faktoren. Veränderungen an den Ovarien oder des Endometriums, Infekte oder endokrinologische Störungen können die Rosse in Intensität und Frequenz verändern. Von Nymphomanie bis zur Azyklie kann alles auftreten. Rektale Untersuchung und Ultraschall ermöglichen eine Diagnose.

Schulmedizinische Leitsymptome

- Ausbleiben der Rossezeichen (Schwellung der Vulva, Schweifheben, „blinken“, vaginaler Sekretabgang, Kontaktsuche) während der warmen Jahreszeit
- veränderte Rosseintervalle
- verstärkte Rossezeichen
- Nymphomanie

19.7.1 TCVM-Interpretation

Die Fähigkeit zur Reproduktion ist eng mit der Niere und folglich mit der Essenz verknüpft. Nieren-Jing lässt den Follikel wachsen, Nieren-Qi ist die Energie, die den Follikel zur Ovulation bringt. Da der Dreifach-Erwärmer über den Ming Men eng mit der Nierenenergie und dem Transport von

Qi verknüpft ist, resultiert aus dem Essenzmangel auch eine Qi-Leere im Dreifach-Erwärmer. Durchdringungsgefäß und Konzeptionsgefäß entspringen beide im Uterus und regulieren die Fruchtbarkeit, indem sie dort Qi und Blut zur Verfügung stellen.

19.7.2 Traditionelle chinesische Diagnosen

Mögliche TCVM-Diagnosen auf einen Blick

- Unfruchtbarkeit wegen Nieren-Qi-Leere
- Unfruchtbarkeit wegen Nieren-Yin-Leere
- Unfruchtbarkeit wegen Qi- und Blut-Stagnation im unteren Erwärmer

Unfruchtbarkeit wegen Nieren-Qi-Leere

Chinesische Zeichen

Adspektion

- Ausbleiben der Rossezeichen (Schwellung der Vulva, Schweifheben, „blinken", vaginaler Sekretabgang, Kontaktsuche) während der warmen Jahreszeit
- verlängerte Rosseintervalle
- Schwäche in der Lendenwirbelsäule
- viel klarer Urin

Palpation

- unverändert

Shu-/Mu-Punkte

- Nieren-Shu- und evtl. -Mu-Punkt

Puls

- tief, leer im Nierenbereich

Zunge

- blass

Therapieprinzip

Nieren-Qi tonisieren und Ovarien stimulieren (► **Tab. 19.14**).

► **Tab. 19.14** Mögliche Punkte, um Nieren-Qi zu tonisieren und Ovarien zu stimulieren.

Akupunkturpunkte	Wirkung
Ni 14	beseitigt Qi-Stagnation, reguliert den Leber-Qi-Fluss, regelt Sexualzyklus
Ni 3	tonisiert Nieren und stärkt Essenz, bei unregelmäßiger Rosse
KG 3	bei Unfruchtbarkeit wegen fehlender Rosse
KG 4	nährt Yin und Blut, stärkt Yang und Ursprungs-Qi, tonisiert Nieren bei unregelmäßiger Rosse
KG 5	öffnet die Wasserwege, fördert Transformation und Exkretion, bei unregelmäßigem Zyklus, Unfruchtbarkeit
San Jiao Shu	Dreifach-Erwärmer-Shu-Punkt, reguliert unteren Erwärmer und hormonelle Ungleichgewichte sowie endokrinologische Probleme
Shen Shu	Nieren-Shu-Punkt, bei Unfruchtbarkeit
Bl 31	reguliert den unteren Erwärmer, stärkt Nieren und Jing, bei Unfruchtbarkeit
MP 4	reguliert, öffnet das Durchdringungsgefäß, bei Fruchtbarkeitsproblemen
MP 6	wichtig bei allen Fortpflanzungsproblemen, verbindet die 3 Fuß-Yin-Meridiane
3E 5	bei allen hormonellen und endokrinologischen Störungen
Lu 7	reguliert, öffnet das Konzeptionsgefäß, bei Fruchtbarkeitsproblemen
Bai Hui	tonisiert, bei unregelmäßiger Rosse
LG 1	reguliert Lenker- und Konzeptionsgefäß
LG 5	bei Sterilität

Unfruchtbarkeit wegen Nieren-Yin-Leere

Chinesische Zeichen

Adspektion

- Ausbleiben der Rossezeichen (Schwellung der Vulva, Schweifheben, „blinken", vaginaler Sekretabgang, Kontaktsuche) während der warmen Jahreszeit
- verlängerte Rosseintervalle
- Schwäche in der Lendenwirbelsäule
- trockenes Fell
- tränende Augen, lichtempfindlich
- viel klarer Urin

Palpation

- unverändert
- trockenes Fell

Shu-/Mu-Punkte

- Nieren-Shu- und evtl. -Mu-Punkt

Puls

- tief, leer im Nierenbereich

Zunge

- rot, trocken

Therapieprinzip

Nieren-Yin nähren und Ovarien stimulieren (▶ **Tab. 19.15**).

▶ **Tab. 19.15** Mögliche Punkte, um Nieren-Yin zu nähren und Ovarien zu stimulieren.

Akupunkturpunkte	Wirkung
Ni 3	tonisiert Nieren und stärkt Essenz, bei unregelmäßiger Rosse
KG 1	nährt Yin und Essenz
KG 3	bei Unfruchtbarkeit wegen fehlender Rosse
KG 4	nährt Yin und Blut, stärkt Yang und Ursprungs-Qi, tonisiert Nieren bei unregelmäßiger Rosse
Ni 6	bei Nieren-Yin-Leere, Uteruspathologien
San Jiao Shu	Dreifach-Erwärmer-Shu-Punkt, reguliert unteren Erwärmer und hormonelle Ungleichgewichte sowie endokrinologische Probleme
Shen Shu	Nieren-Shu-Punkt, bei Unfruchtbarkeit
Bl 31	reguliert den unteren Erwärmer, stärkt Nieren und Jing, bei Unfruchtbarkeit
MP 4	reguliert, öffnet das Durchdringungsgefäß, bei Fruchtbarkeitsproblemen
MP 6	wichtig bei allen Fortpflanzungsproblemen, verbindet die 3 Fuß-Yin-Meridiane
3E 5	bei allen hormonellen und endokrinologischen Störungen
Lu 7	reguliert, öffnet das Konzeptionsgefäß, bei Fruchtbarkeitsproblemen
Bai Hui	tonisiert, bei unregelmäßiger Rosse
LG 1	reguliert Lenker- und Konzeptionsgefäß
LG 5	bei Sterilität

Unfruchtbarkeit wegen Qi- und Blut-Stagnation im unteren Erwärmer

Chinesische Zeichen

Adspektion

- Nymphomanie
- Unruhe
- unregelmäßige Rosse
- Empfindlichkeit in der Flanke
- Unausgeglichenheit
- Aggression

Palpation

- Flanke druckempfindlich

Shu-/Mu-Punkte

- Dreifach-Erwärmer-Shu-Punkt
- evtl. Leber-Shu-Punkt

Puls

- rau oder saitenförmig

Zunge

- dunkelrot bis bläulich
- evtl. Petechien

▶ **Tab. 19.16** Mögliche Punkte, um Qi- und Blutstase im unteren Erwärmer zu bewegen.

Akupunkturpunkte	Wirkung
Ni 14	beseitigt Qi-Stagnation, reguliert den Leber-Qi-Fluss, regelt Sexualzyklus
Le 1	reguliert den Fluss des Qi und den unteren Erwärmer, reguliert den Zyklus
Le 3	fördert den regelmäßigen Fluss des Leber-Qi, lindert Qi- und Blutstase
Le 4/5	fördert den regelmäßigen Fluss des Leber-Qi im unteren Erwärmer
Le 6	fördert den regelmäßigen Fluss des Leber-Qi, lindert Schmerz, löst Stagnation auf
Gb 34	fördert den regelmäßigen Fluss des Leber-Qi
Gb 41	fördert den regelmäßigen Fluss des Leber-Qi, öffnet das Gürtelgefäß
Bl 30	bei unregelmäßigem Östrus
San Jiao Shu	Shu-Punkt des Dreifach-Erwärmers, löst Flüssigkeitstransport im unteren Erwärmer, bei hormonellen Störungen
Gan Shu	Leber-Shu-Punkt, fördert den regelmäßigen Fluss des Leber-Qi
Di 4	bewegt Qi, wandelt Schleim um
Ma 40	wandelt Schleim um
Ma 30	aktiviert Blut, verbindet und stärkt Vor- und Nachhimmels-Essenz, stärkt die Erde, stimuliert den Chong Mai
MP 10	reguliert Qi- und Blutfluss, bei hormonellen Störungen
MP 6	reguliert Milz, Leber und Nieren, bei Störungen im Urogenitalsystem
MP 4	reguliert den Chong Mai, bei Fortpflanzungsproblemen, unterstützt die Milzfunktion
3E 5	reguliert das Hormonsystem, öffnet die Oberfläche
LG 4	tonisiert Nieren-Yang und Ursprungs-Qi, fördert Essenz, bei Störungen im Urogenitaltrakt
Bai Hui	tonisiert, bei unregelmäßiger Rosse

Therapieprinzip

Qi- und Blutstase im unteren Erwärmer bewegen (▶ **Tab. 19.16**).

19.8 Uteruserkrankungen

Verletzungen des Uterus bei der Geburt sind beim Pferd nicht selten und können durch strukturelle Veränderungen und Narbenbildungen anschließend die Fruchtbarkeit beeinträchtigen. Morphologische Veränderungen des Endometriums sind beim Pferd aber Hauptursache für Fruchtbarkeitsprobleme. Bakteriell bedingte Endometritiden kommen von (sub-)akut bis chronisch vor. Ältere Stuten haben tendenziell eine schlechte Abwehrkraft im Uterus. Degenerative Prozesse im Endometrium (Endometriose) gelten als Hauptursache für Unfruchtbarkeit bei Stuten. Hier können sowohl fibrotische, zystische als auch angiopathische Veränderungen vorliegen.

Schulmedizinische Leitsymptome

- Unfruchtbarkeit
- Stute nimmt nicht auf
- evtl. vaginaler Ausfluss
- evtl. erhöhte Temperatur

19.8.1 TCVM-Interpretation

Wenn Milz-Qi und Nieren-Qi zu schwach sind, wird der Uterus nicht genährt und kann seine Funktion nicht erfüllen. Außerdem kann sich Feuchte ansammeln und zu Schleim akkumulieren, was sich in Aufquellungen der Schleimhaut bis zu Zystenbildung äußert. Durch den Schleim können Qi und Blut nicht mehr so leicht fließen und stagnieren. Gewebe wird verhärtet. Durch die Kombination von Schleim und Stagnation entsteht mit der Zeit Hitze, aber auch exogene pathogene Hitze kann den Uterus angreifen und Entzündungen verursachen.

19.8.2 Traditionelle chinesische Diagnosen

Mögliche TCVM-Diagnosen auf einen Blick

- Milz- und Nieren-Qi-Leere
- Schleimansammlung im Uterus
- Feuchte-Hitze im Uterus

Milz- und Nieren-Qi-Leere

Chinesische Zeichen

Adspektion

- Stute nimmt nicht auf
- schwache Rosse
- verlängerte Intervalle
- Appetitlosigkeit
- Neigung zu weichem Stuhl
- schwache Hinterhand
- evtl. Ödeme

Palpation

- unauffällig

Shu-/Mu-Punkte

- Nieren-Shu- und -Mu-Punkt
- Milz-Shu- und -Mu-Punkt

Puls

- leer, kraftlos im Nieren- und Milzbereich

Zunge

- blass, geschwollen

Therapieprinzip

Nieren- und Milz-Qi heben, Uterus unterstützen (► **Tab. 19.17**).

► **Tab. 19.17** Mögliche Punkte, um Nieren- und Milz-Qi zu heben und Uterus zu unterstützen.

Akupunkturpunkte	Wirkung
Ni 3	tonisiert Nieren und stärkt Essenz
Ni 7	reguliert Konzeptions- und Durchdringungsgefäß, wärmt die Nieren, bei Uteruspathologien
KG 3	bei Unfruchtbarkeit wegen fehlender Rosse
KG 4	nährt Yin und Blut, stärkt Yang und Ursprungs-Qi, tonisiert Nieren bei unregelmäßiger Rosse
Shen Shu	Nieren-Shu-Punkt, bei Unfruchtbarkeit
Bl 31	reguliert den unteren Erwärmer, stärkt Nieren und Jing, bei Unfruchtbarkeit
MP 4	reguliert, öffnet das Durchdringungsgefäß, bei Fruchtbarkeitsproblemen
MP 6	wichtig bei allen Fortpflanzungsproblemen, verbindet die 3 Fuß-Yin-Meridiane
3E 5	bei allen hormonellen und endokrinologischen Störungen
Lu 7	reguliert, öffnet das Konzeptionsgefäß, bei Fruchtbarkeitsproblemen
Bai Hui	tonisiert, bei unregelmäßiger Rosse
LG 1	reguliert Lenker- und Konzeptionsgefäß
LG 5	bei Sterilität
Ma 36	stärkt Qi und Blut, unterstützt die Erde
Ma 30	verbindet Vorhimmels- und Nachhimmels-Essenz, stärkt Essenz und Erdenergie, aktiviert Blut, aktiviert den Chong Mai
Ge Shu	Zwerchfell-Shu-Punkt, kräftigt das Blut, bewegt Qi und Blut
Qi Hai Shu	reguliert Qi und Blut
Le 13	stärkt das Qi der Bauchorgane, harmonisiert Leber und Milz
Pi Shu	Milz-Pankreas-Shu-Punkt, unterstützt die Milz in ihrer Haltefunktion und nährt Blut

Schleimansammlung im Uterus

Chinesische Zeichen

Adspektion

- Stute nimmt nicht auf
- schwache Rosse
- verlängerte Intervalle
- weißlicher Vaginalausfluss
- Appetitlosigkeit
- kein Durst
- Neigung zu weichem Stuhl
- schwache Hinterhand
- evtl. Ödeme

Palpation

- unauffällig

Shu-/Mu-Punkte

- Milz-Shu-Punkt

Puls

- leer, kraftlos im Milzbereich

Zunge

- blass, geschwollen, feucht

Therapieprinzip

Schleim aus dem Uterus ausleiten (▸ **Tab. 19.18**).

▸ **Tab. 19.18** Mögliche Punkte, um Schleim aus dem Uterus auszuleiten.

Akupunkturpunkte	Wirkung
Ni 3	tonisiert Nieren und stärkt Essenz, bei unregelmäßiger Rosse
KG 1	klärt Feuchte-Hitze aus dem Uterus
KG 4	nährt Yin und Blut, stärkt Yang und Ursprungs-Qi, tonisiert Nieren bei unregelmäßiger Rosse
KG 5	öffnet die Wasserwege, fördert Transformation und Exkretion von Feuchte bei unregelmäßigem Zyklus, Unfruchtbarkeit
KG 9	öffnet die Wasserwege, unterstützt Transformation der Flüssigkeiten, bei Ödemen und Schleimansammlungen
San Jiao Shu	Dreifach-Erwärmer-Shu, reguliert unteren Erwärmer und hormonelle Ungleichgewichte sowie endokrinologische Probleme
Bl 40	leitet Feuchte-Hitze aus dem unteren Erwärmer aus, kühlt Blut, beseitigt Blutstase
Shen Shu	Nieren Shu Punkt, bei Unfruchtbarkeit
MP 4	reguliert, öffnet das Durchdringungsgefäß, bei Fruchtbarkeitsproblemen
MP 6	wichtig bei allen Fortpflanzungsproblemen, verbindet die 3 Fuß-Yin-Meridiane, stärkt Transformations- und Transportfunktion der Milz
3E 5	bei allen hormonellen und endokrinologischen Störungen
Lu 7	reguliert, öffnet das Konzeptionsgefäß, bei Fruchtbarkeitsproblemen
Lu 9	wandelt Schleim um und leitet ihn aus, v. a. bei chronischen Prozessen, v. a. aus dem Lungenbereich
Bai Hui	tonisiert, stärkt Yang, bei unregelmäßiger Rosse
LG 1	reguliert Lenker- und Konzeptionsgefäß
LG 5	bei Sterilität
Ma 40	wandelt Schleim um und leitet ihn aus
Ma 36	stärkt Qi und Blut, unterstützt die Transport- und Transformationsfunktion der Milz
Ma 30	verbindet Vorhimmels- und Nachhimmels-Essenz, stärkt Essenz und Erdenergie, aktiviert Blut, aktiviert den Chong Mai
Pi Shu	Milz-Shu-Punkt, fördert die Funktion der Erde, nährt Blut
Qi Hai Shu	reguliert Qi und Blut
Um Schleim aufzulösen, ist es möglich, zu moxen. Dann aber nur sehr kurz, ohne zu wärmen.	

Feuchte-Hitze im Uterus

Chinesische Zeichen

Adspektion

- Stute nimmt nicht auf
- schwache Rosse
- verlängerte Intervalle
- gelber oder braun-rötlicher Vaginalausfluss
- stinkend
- vaginaler Juckreiz möglich
- wenig dunkler Urin
- Durst
- Appetitlosigkeit
- erhöhte Temperatur

Palpation

- warm

Shu-/Mu-Punkte

- evtl. Milz-Shu-Punkt

Puls

- schnell, überflutend

Zunge

- rot, geschwollen, feucht, dicker gelber Belag

Therapieprinzip

Feuchte-Hitze aus dem Uterus ausleiten (► Tab. 19.19).

► **Tab. 19.19** Mögliche Punkte, um Feuchte-Hitze aus dem Uterus auszuleiten.

Akupunkturpunkte	Wirkung
MP 4	reguliert, öffnet das Durchdringungsgefäß, bei Fruchtbarkeitsproblemen
MP 6	klärt und wandelt Feuchte-Hitze um, wichtig bei allen Fortpflanzungsproblemen, verbindet die 3 Fuß-Yin-Meridiane
MP 8	reguliert Qi und Blut, beeinflusst den Uterus, bei hormonellen Störungen
MP 10	reguliert und verbessert Qi- und Blutfluss, stärkt Blut, zerstreut Hitze, bei Gebärmutterblutungen und hormonellen Störungen
Lu 9	wandelt Schleim um und leitet ihn aus, klärt Hitze, v. a. bei chronischen Prozessen, v. a. aus dem Lungenbereich
3E 10	entspannt Faszien, leitet Feuchte und Schleim aus, löst Stauungen
3E 5	vertreibt Wind-Hitze, bei allen hormonellen und endokrinologischen Störungen
LG 1	reguliert Lenker- und Konzeptionsgefäß, lokaler Punkt, klärt Feuchte-Hitze aus dem Urogenitaltrakt
LG 14	vertreibt Wind-Hitze und befreit die Oberfläche, bei Fieber
KG 5	öffnet die Wasserwege, fördert Transformation und Exkretion, bei unregelmäßigem Zyklus, Unfruchtbarkeit
KG 9	öffnet die Wasserwege, unterstützt Transformation der Flüssigkeiten, bei Ödemen und Schleimansammlungen
Ma 40	wandelt Schleim um und leitet ihn aus
Ma 36	stärkt Qi und Blut, unterstützt die Funktion der Erde
Ma 30	verbindet Vorhimmels- und Nachhimmels-Essenz, stärkt Essenz und Erdenergie, aktiviert Blut, aktiviert den Chong Mai
Di 4	tonisiert Qi und stärkt die Abwehrkraft, leitet Schleim-Hitze aus, lindert Schmerz, aktiviert den Uterus
Di 11	leitet Wind und Hitze aus, kühlt Blut, reguliert Feuchte, stimuliert das Immunsystem
Ge Shu	Zwerchfell-Shu-Punkt, kräftigt das Blut, bewegt Qi und Blut
San Jiao Shu	Dreifach-Erwärmer-Shu-Punkt, reguliert unteren Erwärmer und hormonelle Ungleichgewichte sowie endokrinologische Probleme

▸ **Tab. 19.19** Fortsetzung.

Akupunkturpunkte	Wirkung
Pi Shu	Milz-Shu-Punkt, fördert die Funktion der Erde, nährt Blut
Bl 40	leitet Feuchte-Hitze aus dem unteren Erwärmer aus, kühlt Blut, beseitigt Blutstase
MP 3	stärkt die Haltefunktion der Milz
Le 13	stärkt das Qi der Bauchorgane, harmonisiert Leber und Milz
Le 8	klärt Feuchte-Hitze aus dem unteren Erwärmer
Wei Jian	leitet Hitze aus
Beginnen sollte die Behandlung mit Ausleitung von Feuchte-Hitze.	

20 Indikationen der Andrologie

20.1 Deckunlust

Zur Geschlechtsreife gelangen Hengste mit ca. 15 Monaten. Tageslichtlänge und sexuelle Stimulation bzw. sexuelle Aktivität haben großen Einfluss auf die Libido des Hengstes. Sie reagieren weniger saisonabhängig als Stuten. Was die Libido stören kann, sind Angst, Unsicherheit, Schmerzzustände, vorangegangene Negativerfahrungen, Überbeanspruchung sowie sexual-endokrinologische Regulationsstörungen. Blutbild und Abstrich sind Mittel zur Ausschlussdiagnose hormoneller oder infektiöser Ursachen.

Schulmedizinische Leitsymptome

- ungenügende Erektion des Penis beim Vorspiel
- mehr als 10 Minuten verstreichen von Kontaktaufnahme bis Aufsprung
- Abbruch der Paarung
- Allgemeinerkrankungen und Erkrankungen der Geschlechtsorgane sind auszuschließen

20.1.1 TCVM-Interpretation

Grundsätzlich hängt die Libido und damit die Fortpflanzungsfähigkeit mit dem Zustand der Essenz/Jing zusammen. Durch zu starke Beanspruchung kann sie erschöpft werden und die Libido sinkt. Außerdem hängt die Essenz eng mit dem Ming Men, dem Ministeriellen Feuer, zusammen. Das wiederum ist eng verbunden mit dem Dreifach-Erwärmer-Meridian und seinem Yin-Partner, dem Perikard-Meridian. Der Dreifach-Erwärmer reguliert den Transport des Qi. Ursprungs-Qi und aufrechtes Qi bringen via Dreifach-Erwärmer funktionelle Aspekte des Jing vom Ming Men zum Körpergewebe und den Zang Fu. Der Dreifach-Erwärmer ist nicht nur für die Koordination aller energetischen Bereiche zuständig, sondern auch für die Interaktion und die Kontaktbereitschaft mit dem Außen. Westlich übersetzt bezieht sich das auf alle Stoffwechselprozesse und endokrinologischen Vorgänge. Nach innen und außen offen zu sein oder sich zu verschließen, hängt vom Zustand des Ministeriellen Feuers ab. Der Perikard-Meridian ist als Herzbeschützer für die Regulierung der Sexualität zuständig. Ebenso wirken auch Emotionen wie Stress und Angst ein. Stress und Ärger lassen die Energien stagnieren. Angst, als Emotion mit dem Element Wasser verbunden, löscht Feuer aus und damit die Libido.

20.1.2 Traditionelle chinesische Diagnosen

Mögliche TCVM-Diagnosen auf einen Blick

- Jing-Leere und Qi-Leere im Dreifach-Erwärmer
- Qi-Stagnation im unteren Erwärmer
- Nieren-Qi-Stagnation führt zu Überkontrolle des Wassers über das Feuer

Jing-Leere und Qi-Leere im Dreifach-Erwärmer

Chinesische Zeichen

Adspektion

- ungenügende Erektion des Penis beim Vorspiel
- mehr als 10 Minuten verstreichen von Kontaktaufnahme bis Aufsprung
- Hengst sehr jung
- Hengst sehr stark beansprucht oder älter
- Hoden klein und weich
- hintere Wirbelsäule relativ schwach
- frühzeitiges Altern

Palpation

- hinterer Rücken eher kühl

Shu-/Mu-Punkte

- Nieren-Shu-Punkt
- evtl. Guan-Yuan-Shu

Puls

- leer, v. a. im Nierenpuls

Zunge

- blass

Therapieprinzip

Jing nähren (▶ Tab. 20.1).

▶ **Tab. 20.1** Mögliche Punkte, um Jing zu nähren.

Akupunkturpunkte	Wirkung
Ni 10	stärkt Nieren-Yin und wirkt tonisierend
Ni 3	tonisiert Nieren und stärkt Essenz, bei sexueller Schwäche
Pc 6	beruhigt Geist, bessert Angst, bewegt Herz-Blut und fördert Brustraum-Qi
Gb 26	reguliert das Gürtelgefäß, öffnet die Lende, reguliert die Gonaden
KG 1	nährt Essenz und Yin, klärt Feuchte-Hitze aus dem Genitalbereich
KG 3	bei Unfruchtbarkeit
KG 4	nährt Yin und Blut, stärkt Yang und Ursprungs-Qi, tonisiert Nieren bei sexueller und allgemeiner Schwäche
San Jiao Shu	Dreifach-Erwärmer-Shu-Punkt, reguliert unteren Erwärmer und hormonelle Ungleichgewichte sowie endokrinologische Probleme von Schilddrüse, Nebennieren und Gonaden
Shen Shu	Nieren-Shu-Punkt, bei Unfruchtbarkeit, stärkt die Nieren, bei Erschöpfung, hormoneller Schwäche
Bl 31	reguliert den unteren Erwärmer, stärkt Nieren und Jing, bei Unfruchtbarkeit
MP 4	reguliert, öffnet das Durchdringungsgefäß, bei Fruchtbarkeitsproblemen
MP 6	wichtig bei allen Fortpflanzungsproblemen, verbindet die 3 Fuß-Yin-Meridiane
LG 4	Ming Men tonisiert Essenz, Ursprungs-Qi und Nieren-Yang
Bai Hui	tonisiert, bei Schwäche
LG 1	reguliert Lenker- und Konzeptionsgefäß
3E 4	reguliert Ursprungs-Qi, entspannt die Faszien, tonisiert insgesamt

Qi-Stagnation im unteren Erwärmer

Chinesische Zeichen

Adspektion

- mehr als 10 Minuten verstreichen von Kontaktaufnahme bis Aufsprung
- Abbruch der Paarung
- Hengst hat evtl. zu wenig Bewegung
- aggressives Verhalten

Palpation

- Hoden hart
- toleriert Berührung schlecht

Shu-/Mu-Punkte

- Leber-Shu-Punkt

Puls

- saitenförmig

Zunge

- bläulichrot

Therapieprinzip

Qi-Stagnation bewegen (▶ Tab. 20.2).

▶ **Tab. 20.2** Mögliche Punkte, um Qi zu bewegen.

Akupunkturpunkte	Wirkung
Ni 14	beseitigt Qi-Stagnation, reguliert den Leber-Qi-Fluss, regelt Sexualzyklus
Pc 6	beruhigt Geist, bessert Angst, bewegt Herz-Blut und fördert Brustraum-Qi
Gb 26	reguliert das Gürtelgefäß, öffnet die Lende, reguliert die Gonaden
KG 1	nährt Essenz und Yin, klärt Feuchte-Hitze aus dem Genitalbereich
KG 4	nährt Yin und Blut, stärkt Yang und Ursprungs-Qi, tonisiert Nieren bei sexueller und allgemeiner Schwäche
San Jiao Shu	Dreifach-Erwärmer-Shu-Punkt, reguliert unteren Erwärmer und hormonelle Ungleichgewichte sowie endokrinologische Probleme von Schilddrüse, Nebennieren und Gonaden
MP 4	reguliert, öffnet das Durchdringungsgefäß, bei Fruchtbarkeitsproblemen

▶ **Tab. 20.2** Fortsetzung.

Akupunkturpunkte	Wirkung
MP 6	wichtig bei allen Fortpflanzungsproblemen, verbindet die 3 Fuß-Yin-Meridiane
Lu 7	reguliert, öffnet das Konzeptionsgefäß, bei Fruchtbarkeitsproblemen, bei Fortpflanzungsproblemen, reguliert das Leber-Qi
LG 4	Ming Men tonisiert Essenz, Ursprungs-Qi und Nieren-Yang
LG 1	reguliert Lenker- und Konzeptionsgefäß
3E 4	reguliert Ursprungs-Qi, entspannt die Faszien, tonisiert insgesamt
3E 5	bei allen hormonellen und endokrinologischen Störungen, bändigt Leber-Yang
Le 1	reguliert den Fluss des Leber-Qi, reguliert die Sexualität, bei Hodenschwellung und Juckreiz
Le 4	fördert den regelmäßigen Fluss des Leber-Qi im unteren Erwärmer
Le 5	fördert den regelmäßigen Fluss des Leber-Qi im unteren Erwärmer

Nieren-Qi-Stagnation führt zu Überkontrolle des Wassers über das Feuer

Chinesische Zeichen

Adspektion

- ungenügende Erektion des Penis beim Vorspiel
- länger als 10 Min verstreichen von Kontaktaufnahme bis Aufsprung
- Hengst ängstlich in bestimmten Situationen
- hintere Wirbelsäule empfindlich

Palpation

- reagiert eher ängstlich oder vorsichtig

Shu-/Mu-Punkte

- Nieren-Shu- und evtl. -Mu-Punkt

Puls

- Nierenpuls kurz und kraftvoll

Zunge

- blass

▶ **Tab. 20.3** Mögliche Punkte, um Nieren-Qi zu lösen und zu bewegen.

Akupunkturpunkte	Wirkung
Ni 14	beseitigt Qi-Stagnation, reguliert den Leber-Qi-Fluss, regelt Sexualzyklus
Ni 1	tonisiert Yin, klärt Hitze, löst Schockzustand körperlich und emotional
Pc 6	beruhigt Geist, bessert Angst, bewegt Herz-Blut und fördert Brustraum-Qi
KG 4	nährt Yin und Blut, stärkt Yang und Ursprungs-Qi, tonisiert Nieren bei sexueller und allgemeiner Schwäche
MP 6	wichtig bei allen Fortpflanzungsproblemen, verbindet die 3 Fuß-Yin-Meridiane
Lu 7	reguliert, öffnet das Konzeptionsgefäß, bei Fruchtbarkeitsproblemen, bei Fortpflanzungsproblemen, reguliert das Leber-Qi
LG 4	Ming Men tonisiert Essenz, Ursprungs-Qi und Nieren-Yang
Bai Hui	tonisiert, bei Schwäche
3E 5	bei allen hormonellen und endokrinologischen Störungen, bändigt Leber-Yang
Le 4	fördert den regelmäßigen Fluss des Leber-Qi im unteren Erwärmer
Le 5	fördert den regelmäßigen Fluss des Leber-Qi im unteren Erwärmer
Punkte wie Ni 1, PC 6 und Lu 7 immer mitnadeln.	

Therapieprinzip

Nieren-Qi lösen und bewegen (▶ **Tab. 20.3**).

20.2 Narbenstörung nach Kastration

Nach einer Kastration, auch wenn sie komplikationslos verläuft, kann es im Anschluss zur Ausbildung von störendem Narbengewebe in Haut, Unterhaut oder tieferliegenden Geweben kommen. Nach ungünstigen Heilverläufen mit Wundheilungsstörungen, Infekten oder Samenstrangfistelbildung, bei denen zum Teil nachoperiert und medikamentös intensiv versorgt werden musste, ist das Narbengewebe oft ungleich derber und damit störender.

Schulmedizinische Leitsymptome

- Empfindlichkeit bzw. Schmerz in Leiste und Skrotalgegend
- Steifigkeit in der Lendenwirbelsäule
- Kälte am Skrotum
- evtl. derbe Verhärtungen tastbar
- evtl. unklare wechselnde Taktunreinheit hinten

20.2.1 TCVM-Interpretation

Narbengewebe entsteht durch Behinderung im Qi-Fluss des Gewebes. Schleim sammelt sich an und kann nicht abtransportiert werden. Weil das Blut nur per Qi bewegt werden kann, entsteht aus Qi- und Schleim-Stagnation mit der Zeit Blutstase. Das verstärkt das Gefühl des Diskomforts bis zum Schmerz. Die Lage der Narbe nach Kastration kann die Versorgung der Hinterhand beeinträchtigen und unklaren Gang hervorrufen. Da mit dem Blut auch die Wärme in die Gewebe gebracht wird, das Blut aber nicht hineingelangt, entsteht lokal Kälte. Oft handelt es sich um eine Meridianpathologie.

20.2.2 Traditionelle chinesische Diagnosen

Mögliche TCVM-Diagnosen auf einen Blick

- Qi- und Schleim-Stagnation im unteren Erwärmer
- Qi- und Blutstase im unteren Erwärmer
- Stagnation mit Kälte im unteren Erwärmer

Qi- und Schleim-Stagnation im unteren Erwärmer

Chinesische Zeichen

Adspektion

- Empfindlichkeit in Leiste und Skrotalgegend
- Steifigkeit in der Lendenwirbelsäule
- evtl. unklare wechselnde Taktunreinheit hinten

Palpation

- Festigkeit im Gewebe tastbar

Shu-/Mu-Punkte

- evtl. Leber- oder Nieren-Shu-Punkt

Puls

- oberflächlich
- hängend
- saitenförmig

Zunge

- dunkel, leicht geschwollen

Therapieprinzip

Schleim- und Qi-Stagnation aus dem unteren Erwärmer ausleiten (▶ **Tab. 20.4**).

▶ **Tab. 20.4** Mögliche Punkte, um Schleim- und Qi-Stagnation aus dem unteren Erwärmer auszuleiten.

Akupunkturpunkte	Wirkung
Shen Shu	Shen Shu klärt Hitze, unterstützt die Urinproduktion, Schmerzen im hinteren unteren Rücken
Bl 39	tiefer Meer-Punkt des unteren Erwärmers, öffnet die Wasserwege/Harnröhre, bei Fülle im unteren Erwärmer
MP 6	bei Störungen im Urogenitalsystem, fördert Transport- und Transformationsfunktion der Milz
MP 9	bei Störungen im Urogenitalsystem, fördert Transport- und Transformationsfunktion der Milz, wandelt Feuchte um
KG 1/2	klärt Feuchte-Hitze aus dem unteren Erwärmer
KG 5	fördert die Umwandlung und Ausscheidung von Flüssigkeiten aus dem unteren Erwärmer, öffnet die Wasserwege
Le 7	beseitigt Obstruktionen der Leitbahn, leitet Kälte und Feuchte aus
Le 6	löst Stagnation/Knoten auf, beseitigt Leitbahn-Obstruktionen, lindert Schmerz, bewegt das Leber-Qi
Le 5	fördert den Fluss des Leber-Qi, stimuliert den Qi-Fluss im Meridianverlauf, v. a. um die Genitalien

▶ **Tab. 20.4** Fortsetzung.

Akupunkturpunkte	Wirkung
Le 1	fördert den Fluss des Leber-Qi, leitet Feuchte-Hitze aus, bei Skrotalschwellung
Ni 8	beseitigt Stauungen im Meridianverlauf
Ni 10	wandelt Feuchte um und leitet sie aus, bei schmerzhafter und erschwerter Miktion, tonisiert
Ni 14	tonisiert Leber, beseitigt Stagnation
Gb 41	öffnet das Gürtelgefäß, fördert den Qi-Fluss
KG 1	löst Feuchte-Hitze auf, bei Stagnation im unteren Erwärmer
KG 3	bewegt und tonisiert das Qi der 3 Yin-Meridiane der Hinterhand

Qi- und Blutstase im unteren Erwärmer

Chinesische Zeichen

Adspektion

- Schmerz in Leiste und Skrotalgegend
- Steifigkeit in der Lendenwirbelsäule
- evtl. unklare wechselnde Taktunreinheit hinten

Palpation

- derbe Verhärtung im Gewebe tastbar
- Druckschmerzhaftigkeit im Skrotalbereich

Shu-/Mu-Punkte

- evtl. Leber- oder Nieren-Shu-Punkt

Puls

- oberflächlich
- hängend
- saitenförmig

Zunge

- dunkel
- evtl. Petechien am Rand

Therapieprinzip

Blut- und Qi-Stagnation aus dem unteren Erwärmer ausleiten (▶ **Tab. 20.5**).

▶ **Tab. 20.5** Mögliche Punkte, um Blut- und Qi-Stagnation aus dem unteren Erwärmer auszuleiten.

Akupunkturpunkte	Wirkung
Bl 40	klärt Feuchte-Hitze, beseitigt Blutstase
KG 1/2	klärt Feuchte-Hitze aus dem unteren Erwärmer
Le 6	löst Stagnation/Knoten auf, beseitigt Leitbahn-Obstruktionen, lindert Schmerz, bewegt das Leber-Qi
Le 5	fördert den Fluss des Leber-Qi und -Blut, stimuliert den Qi-Fluss im Meridianverlauf, v. a. um die Genitalien
Le 1	fördert den Fluss des Leber-Qi, leitet Feuchte-Hitze aus, bei Skrotalschwellung
Ni 8	beseitigt Stauungen im Meridianverlauf
Ni 14	tonisiert Leber, beseitigt Stagnation
Gb 41	öffnet das Gürtelgefäß, fördert den Qi-Fluss
KG 1	löst Feuchte-Hitze auf, bei Stagnation im unteren Erwärmer
KG 3	bewegt und tonisiert das Qi der 3 Yin-Meridiane der Hinterhand

Stagnation mit Kälte im unteren Erwärmer

Chinesische Zeichen

Adspektion

- Empfindlichkeit in Leiste und Skrotalgegend
- deutliche Steifigkeit in der Lendenwirbelsäule
- wechselnde Taktunreinheit hinten
- schlechter bei Kälte

Palpation

- Festigkeit im Gewebe tastbar
- Kälte tastbar

Shu-/Mu-Punkte

- evtl. Leber- oder Nieren-Shu-Punkt

Puls

- langsam
- hängend
- gespannt

Zunge

- blass

Therapieprinzip

Stagnation und Kälte aus dem unteren Erwärmer ausleiten (▶ Tab. 20.6).

▶ **Tab. 20.6** Mögliche Punkte, um Stagnation und Kälte aus dem unteren Erwärmer auszuleiten.

Akupunkturpunkte	Wirkung
Bl 39	tiefer Meer-Punkt des unteren Erwärmers, öffnet die Wasserwege/ Harnröhre, bei Fülle im unteren Erwärmer
Bl 40	klärt Feuchte-Hitze, beseitigt Blutstase
MP 9	bei Störungen im Urogenitalsystem, fördert Transport- und Transformationsfunktion der Milz, wandelt Feuchte um
KG 1/2	klärt Feuchte aus dem unteren Erwärmer
KG 5	fördert die Umwandlung und Ausscheidung von Flüssigkeiten aus dem unteren Erwärmer, öffnet die Wasserwege
Le 7	beseitigt Obstruktionen der Leitbahn, leitet Kälte und Feuchte aus
Le 6	löst Stagnation/Knoten auf, beseitigt Leitbahn-Obstruktionen, lindert Schmerz, bewegt das Leber-Qi
Le 5	fördert den Fluss des Leber-Qi, stimuliert den Qi-Fluss im Meridianverlauf, v. a. um die Genitalien
Le 1	fördert den Fluss des Leber-Qi, leitet Feuchte-Hitze aus, bei Skrotalschwellung
Ni 8	beseitigt Stauungen im Meridianverlauf
Ni 10	wandelt Feuchte um und leitet sie aus, bei schmerzhafter und erschwerter Miktion, tonisiert
Ni 14	tonisiert Leber, beseitigt Stagnation
Gb 41	öffnet das Gürtelgefäß, fördert den Qi-Fluss
KG 1	löst Feuchte auf, bei Stagnation im unteren Erwärmer
KG 3	bewegt und tonisiert das Qi der 3 Yin-Meridiane der Hinterhand
KG 6	tonisiert Yang und Ursprungs-Qi, klärt Feuchte, leitet Kälte aus
KG 6 auf jeden Fall mit verwenden. Zum Ausleiten von Kälte ist moxen sehr wirksam!	

20.3 Penislähmung

Die Penislähmung beim Hengst tritt oft im fortgeschrittenen Alter auf. Dabei gibt es einen Penisvorfall aus dem Präputium, der nicht zurückgezogen werden kann. Der Penis ist dabei nicht erigiert und verletzungsgefährdet. Zusätzliche Probleme bereiten oft Infektionen durch Traumen und eine nachfolgende Ödematisierung. Die Reposition wird dadurch noch schwieriger.

Schulmedizinische Leitsymptome

- Penis hängt schlaff baumelnd aus Präputium
- evtl. mit ödematöser ringförmiger Schwellung
- Vorhaut relativ normal
- evtl. allgemeine Muskelschwäche
- evtl. Lendenwirbelverletzung
- evtl. Infekt vorausgegangen

20.3.1 TCVM-Interpretation

Die Milz ist dafür zuständig, die Organe an ihrem Platz zu halten. Wenn ihr Qi oder Yang schwach sind, dann kann sie diese Funktion nicht mehr erfüllen. Besonders schwer wiegt das in Zusammenhang mit zusätzlichen Qi-Blockaden im hinteren Rücken oder Qi-Stagnation durch vorangegangene Infekte. Dann schafft es das geschwächte Milz-Qi nicht bis ins Präputium und der Penis sackt ab. Außerdem kann es seine Aufgabe der Flüssigkeitstransformation und des Transports nicht mehr erfüllen, Ödeme treten auf. Wenn dann auch das Milz-Yang schwach wird, entstehen kalte Schwellungen.

20.3.2 Traditionelle chinesische Diagnosen

Mögliche TCVM-Diagnosen auf einen Blick

- Milz-Qi-Leere mit Qi-Blockade im unteren Erwärmer
- Milz-Yang-Leere mit Qi-Blockade im unteren Erwärmer

Milz-Qi-Leere mit Qi-Blockade im unteren Erwärmer

Chinesische Zeichen

Adspektion

- Penis hängt schlaff baumelnd aus Präputium
- evtl. mit ödematöser ringförmiger Schwellung
- Vorhaut relativ normal
- Schmerz in der Lendenwirbelsäule
- evtl. Schweiftonus herabgesetzt
- allgemeine Muskelschwäche
- Leistungsschwäche
- Appetitverlust
- Neigung zu weichem Stuhl

Palpation

- Muskulatur weich
- evtl. Wirbelblockade tastbar

Shu-/Mu-Punkte

- Milz-Shu- und -Mu-Punkt

Puls

- leer, schlüpfrig im Milzbereich
- sonst fein gespannt

Zunge

- blass, schlaff, geschwollen

Therapieprinzip

Milz-Qi heben, Blockade lösen, Penis tonisieren (▶ Tab. 20.7).

▶ **Tab. 20.7** Mögliche Punkte, um Milz-Qi zu heben, Blockade zu lösen und Penis zu tonisieren.

Akupunkturpunkte	Wirkung
Zhong Bai	löst Blockaden der vorderen Lendenwirbelsäule
Ling Ku/Da Bai	lösen Blockaden der hinteren Lendenwirbelsäule
Gb 41	öffnet das Gürtelgefäß, bewegt Qi, löst Blockaden
Wei Ben	löst Stagnation im unteren Erwärmer und unteren Rückenbereich inkl. Hintergliedmaßen
Wei Jian	tonisiert Rücken, Kruppe
Mu Huo	tonisiert bei Paralysen, v. a. im hinteren Körperbereich
Wei Gen	bei Blockaden in Lende und Kruppe, bei Erkrankungen der Weichteile in diesem Bereich
MP 14	stärkt den Rücken, unterstützt die Funktion der Milz
MP 3	tonisiert die Milz, wandelt Feuchte um und leitet sie aus, stärkt den Rücken
MP 4	reguliert, öffnet das Durchdringungsgefäß, bei Fruchtbarkeitsproblemen
MP 6	wichtig bei allen Fortpflanzungsproblemen, verbindet die 3 Fuß-Yin-Meridiane
Lu 7	reguliert, öffnet das Konzeptionsgefäß, bei Fruchtbarkeitsproblemen
KG 1	nährt Essenz, löst Feuchte-Hitze auf, bei Urethritis und Schwäche im unteren Erwärmer
KG 3	Mu-Punkt des Blasenmeridians, bei Qi-Leere und Qi-Stagnation des unteren Erwärmers
LG 1	reguliert Lenker- und Konzeptionsgefäß, beruhigt den Geist, klärt Feuchte-Hitze, bei Schwellungen im Urogenital- und Perinealbereich
LG 2	vertreibt inneren Wind, stärkt den hinteren Rücken
Bai Hui	tonisiert, stärkt Qi, bei Penisproblemen
Ma 36	stärkt Qi und Blut, unterstützt die Funktion der Erde

► **Tab. 20.7** Fortsetzung.

Akupunkturpunkte	Wirkung
Ma 30	verbindet Vorhimmels- und Nachhimmels-Essenz, stärkt Essenz und Erdenergie, aktiviert Blut, aktiviert den Chong Mai
Qi Hai Shu	reguliert Qi und Blut, tonisiert
Bl 40	leitet Feuchte-Hitze aus dem unteren Erwärmer
Pi Shu	Milz-Pankreas-Shu-Punkt, unterstützt die Milz in ihrer Haltefunktion und nährt Blut, wandelt Feuchte um und leitet sie aus

Milz-Yang-Leere mit Qi-Blockade im unteren Erwärmer

Chinesische Zeichen

Adspektion

- Penis hängt schlaff baumelnd aus Präputium
- mit ödematöser ringförmiger Schwellung
- Vorhaut relativ normal
- Schmerz in der Lendenwirbelsäule
- evtl. Schweiftonus herabgesetzt
- allgemeine Muskelschwäche
- Lethargie
- Appetitverlust
- Neigung zu weichem Stuhl
- lehnt kaltes Wasser ab

Palpation

- Muskulatur weich
- evtl. Wirbelblockade tastbar
- Kälte

Shu-/Mu-Punkte

- Milz-Shu- und -Mu-Punkt

Puls

- langsam, leer, schlüpfrig im Milzbereich
- sonst fein gespannt

Zunge

- blass, schlaff, geschwollen, feucht

Therapieprinzip

Milz-Yang heben, Blockade lösen, Penis tonisieren (► **Tab. 20.8**).

► **Tab. 20.8** Mögliche Punkte, um Milz-Yang zu heben, Blockade zu lösen und Penis zu tonisieren.

Akupunkturpunkte	Wirkung
Zhong Bai	löst Blockaden der vorderen Lendenwirbelsäule
Ling Ku/Da Bai	lösen Blockaden der hinteren Lendenwirbelsäule
Gb 41	öffnet das Gürtelgefäß, bewegt Qi, löst Blockaden
Wei Ben	löst Stagnation im unteren Erwärmer und unteren Rückenbereich inkl. Hintergliedmaßen
Wei Jian	tonisiert Rücken, Kruppe
Mu Huo	tonisiert bei Paralysen, v. a. im hinteren Körperbereich
Wei Gen	Blockaden in Lende und Kruppe, bei Erkrankungen der Weichteile in diesem Bereich
MP 14	stärkt den Rücken, unterstützt die Funktion der Milz
MP 3	tonisiert die Milz, wandelt Feuchte um und leitet sie aus, stärkt den Rücken
MP 4	reguliert, öffnet das Durchdringungsgefäß, bei Fruchtbarkeitsproblemen
MP 6	wichtig bei allen Fortpflanzungsproblemen, verbindet die 3 Fuß-Yin-Meridiane und stärkt ihre Funktion
3E 5	bei allen hormonellen und endokrinologischen Störungen
Lu 7	reguliert, öffnet das Konzeptionsgefäß, bei Fruchtbarkeitsproblemen
KG 3	Mu-Punkt des Blasenmeridians, bei Qi-Leere und Qi-Stagnation des unteren Erwärmers
KG 4	nährt Blut, Yin und Ursprungs-Qi, tonisiert Nieren und Yang, bei Schwäche im unteren Erwärmer, tonisiert
KG 6	tonisiert Qi, Yang, Ursprungs-Qi, löst Feuchte auf, stärkt Willenskraft, tonisiert bei Schwäche
LG 1	reguliert Lenker- und Konzeptionsgefäß, beruhigt den Geist, klärt Feuchte-Hitze, bei Schwellungen im Urogenital- und Perinealbereich
LG 2	vertreibt inneren Wind, stärkt den hinteren Rücken

► **Tab. 20.8** Fortsetzung.

Akupunkturpunkte	Wirkung
LG 3	tonisiert Yang, löst Schwellungen, stärkt Hintergliedmaßen
LG 4	Ming Men fördert Essenz, stärkt Nieren-Yang und Ursprungs-Qi, bei Störungen im Urogenitaltrakt
Bai Hui	tonisiert, stärkt Qi, bei Penisproblemen
Ma 36	stärkt Qi und Blut, unterstützt die Funktion der Erde
Ma 30	verbindet Vorhimmels- und Nachhimmels-Essenz, stärkt Essenz und Erdenergie, aktiviert Blut, aktiviert den Chong Mai
Qi Hai Shu	reguliert Qi und Blut, tonisiert
Bl 40	leitet Feuchte-Hitze aus dem unteren Erwärmer
Pi Shu	Milz-Pankreas-Shu-Punkt, unterstützt die Milz in ihrer Haltefunktion und nährt Blut, wandelt Feuchte um und leitet sie aus

20.4 Unfruchtbarkeit

Unter Unfruchtbarkeit verstehen wir nicht mangelnde Libido, sondern Befruchtungsunfähigkeit. Diese kann durch (sexuelle) Erschöpfung, Altern, Veranlagung, Mangelernährung, nicht artgerechte Haltung, Infektionen oder endokrinologische Störungen herabgesetzt sein. Bei den Faktoren für die Fruchtbarkeit des Hengstes sind außer Libido und physischer Potenz die Ejakulatmerkmale Volumen, Konsistenz, pH-Wert, Spermiendichte, -beweglichkeit, Unversehrtheit und Lebendanteil ausschlaggebend. Eine allgemeine und spezielle Untersuchung der Genitalien schließt Erkrankungen aus. Sonografie der Hoden, Blutlabor und endokrinologische Tests ermöglichen eine Diagnose, das Ejakulat sollte auf Spermienqualität und mikrobiologisch beurteilt werden.

Schulmedizinische Leitsymptome

- gedeckte Stuten bleiben zu einem überdurchschnittlichen Anteil leer

20.4.1 TCVM-Interpretation

Wenn akute oder endokrinologische Erkrankungen ausgeschlossen werden können, hängt die Unfruchtbarkeit des Hengstes immer mit einem Mangel an Essenz zusammen. Nieren-Yin und -Yang sind hier betroffen. Beim gekörten bzw. zugelassenen Zuchthengst ist angeborene Jing-Leere grundsätzlich auszuschließen. Erworbener Jing-Mangel kann durch Erschöpfung sowie schlechte Haltungs- und Fütterungsbedingungen verursacht werden. Nachhimmels-Essenz kann durch Milz und Magen täglich aus gesunder Ernährung ersetzt werden. Neben der Akupunktur muss natürlich auch an dieser Stelle eingegriffen werden.

20.4.2 Traditionelle chinesische Diagnosen

Mögliche TCVM-Diagnosen auf einen Blick

- erworbener Essenz-Mangel

Erworbener Essenz-Mangel

Chinesische Zeichen

Adspektion

- gedeckte Stuten bleiben zu einem überdurchschnittlichen Anteil leer
- evtl. wässriges, relativ klares Ejakulat
- Schwäche im hinteren Rücken
- Hoden evtl. klein und weich
- Erektionsschwäche
- vorzeitiges Ejakulieren
- Libidoverlust
- viel klarer Urin

Palpation

- Kälte im hinteren Rückenbereich
- eher trockenes Fell

Shu-/Mu-Punkte

- Nieren-Shu-Punkt
- evtl. Guan-Yuan-Shu

Puls

- leer

Zunge

- blass, dünn

Therapieprinzip

Essenz nähren (► **Tab. 20.9**).

► **Tab. 20.9** Mögliche Punkte, um Essenz zu nähren.

Akupunkturpunkte	Wirkung
Ni 10	stärkt Nieren-Yin und wirkt tonisierend
Ni 3	tonisiert Nieren und stärkt Essenz, bei sexueller Schwäche
Shen Shu	stärkt Nieren, bei Erschöpfung, hormoneller Schwäche
Guan Yuan Shu	reguliert das Gürtelgefäß, öffnet die Lende, reguliert die Gonaden
KG 1	nährt Essenz und Yin, klärt Feuchte-Hitze aus dem Genitalbereich
KG 3	bei Unfruchtbarkeit
KG 4	nährt Yin und Blut, stärkt Yang und Ursprungs-Qi, tonisiert Nieren bei sexueller und allgemeiner Schwäche
San Jiao Shu	Dreifach-Erwärmer-Shu-Punkt, reguliert unteren Erwärmer und hormonelle Ungleichgewichte sowie endokrinologische Probleme von Schilddrüse, Nebennieren und Gonaden
Shen Shu	Nieren-Shu-Punkt, bei Unfruchtbarkeit
Bl 31	reguliert den unteren Erwärmer, stärkt Nieren und Jing, bei Unfruchtbarkeit
MP 4	reguliert, öffnet das Durchdringungsgefäß, bei Fruchtbarkeitsproblemen
MP 6	wichtig bei allen Fortpflanzungsproblemen, verbindet die 3 Fuß-Yin-Meridiane
LG 4	Ming Men tonisiert Essenz, Ursprungs-Qi und Nieren-Yang
Bai Hui	tonisiert, bei Schwäche
3E 4	reguliert Ursprungs-Qi, entspannt die Faszien, tonisiert insgesamt

21 Indikationen des Verhaltens

21.1 Angst und Schreckhaftigkeit

Wenn man zu einem Pferd gerufen wird, um wegen eines Verhaltensproblems zu helfen, ist Feingefühl und viel Erfahrung mit Mensch und Tier gefordert. Vieles, was als Verhaltensproblem dargestellt wird, ist bei näherem Hinsehen durch Kommunikationsprobleme verursacht. Menschen neigen leider dazu, die Dinge aus ihrer eigenen Sicht zu betrachten. Sich in die Rolle eines Pferdes mit all seinen Besonderheiten und Bedürfnissen einzufühlen, fällt den meisten Pferdehaltern schwer. Das ist häufig der Grund für nicht artgerechte Haltung, die dann Verhaltensprobleme auslöst, oder für falsche Zeichen und Signale durch den Menschen, die das Pferd dann nicht nachvollziehen kann und folglich „fehl"reagiert. Dennoch gibt es Verhaltensprobleme, die durch besondere Veranlagung eines Pferdes oder besondere Ereignisse in seiner Umgebung ausgelöst wurden. Hier kann Akupunktur weiterhelfen. Dazu ist es allerdings notwendig, sich mit der korrekten Interpretation der emotionalen Reaktionen auszukennen. Vielfach werden nämlich Angst und Übererregbarkeit oder Unsicherheit verwechselt.

Schulmedizinische Leitsymptome

- Verweigerung mit Ausweichen in ganz konkreten Situationen
- Scheuen oder Durchgehen bei immer gleichen Auslösern
- Schreckhaftigkeit durch Geräusche
- äußert sich meist durch Scheuen, Rückwärtsgehen oder Erstarren

21.1.1 TCVM-Interpretation

Nach den 5 Elementen sind Angst, Geräuschempfindlichkeit und Schreckhaftigkeit mit dem Element Wasser verbunden. Die Nieren sind das zugeordnete Organ, die Knochen das zugeordnete Gewebe. Durch eine Leere im Funktionskreis Wasser kann es zu ängstlichem Verhalten kommen. Andersherum kann ein Schockerlebnis die Energien im Nierenmeridian so stauen, dass eine Qi-Stagnation bestehen bleibt, die sich nicht von alleine löst.

21.1.2 Traditionelle chinesische Diagnosen

Mögliche TCVM-Diagnosen auf einen Blick

- Ängstlichkeit durch Leere im Funktionskreis Niere
- Trauma durch Angsterlebnis blockiert Nieren-Qi

Ängstlichkeit durch Leere im Funktionskreis Niere

Chinesische Zeichen

Adspektion

- Verweigerung mit Ausweichen in ganz konkreten Situationen
- Scheuen oder Durchgehen bei immer gleichen Auslösern
- äußert sich meist in Scheuen, Rückwärtsgehen oder Erstarren
- Schreckhaftigkeit bei Geräuschen
- eher feiner Knochenbau
- eher empfindlich gegen Kälte
- Neigung zu Zahnproblemen

Palpation

- eher kühl

Shu-/Mu-Punkte

- Nieren-Shu-Punkt

Puls

- leer im Nierenbereich

Zunge

- unverändert

Therapieprinzip

Element Wasser tonisieren (▸ Tab. 21.1).

▸ **Tab. 21.1** Mögliche Punkte, um das Element Wasser zu tonisieren.

Akupunkturpunkte	Wirkung
Ni 8	Elementpunkt auf dem Nierenmeridian
Ni 7	Tonisierungspunkt auf dem Nierenmeridian
Ni 3	Erdpunkt auf dem Nierenmeridian zur Regulierung
Bl 1/2	beruhigt
Bl 64	beruhigt das Shen
LG 24	bei Angstzuständen
KG 14	bei Angst, Herzrhythmusproblemen
Lu 3	bei Platzangst

Trauma durch Angsterlebnis blockiert Nieren-Qi

Chinesische Zeichen

Adspektion

- panische Verweigerung mit Ausweichen in ganz konkreten Situationen
- panisches Scheuen oder Durchgehen bei immer gleichen Auslösern
- Schreckhaftigkeit durch bestimmte Geräusche
- dann keine Ansprechbarkeit mehr

Palpation

- situativ hoher Muskeltonus

Shu-/Mu-Punkte

- Nieren-Shu- und evtl. -Mu-Punkt

Puls

- voll im Nierenbereich

Zunge

- unverändert

Therapieprinzip

Schock ausleiten (▸ **Tab. 21.2**).

▸ **Tab. 21.2** Mögliche Punkte, um einen Schock auszuleiten.

Akupunkturpunkte	Wirkung
Ni 1	Holzpunkt, löst Schocks, beruhigt den Geist
Ni 6/Bl 63	hilft Traumata zu überwinden, beruhigt den Geist
Pc 6	beruhigt den Geist
Bl 1/2	beruhigt
Bl 64	beruhigt das Shen
LG 24	bei Angstzuständen
Lu 3	bei Platzangst
Einmalige Nadelung sollte ausreichen. Cave: Das Lösen eines Schocks kann vorübergehend eine starke Reaktion auf das ursprünglich auslösende Moment bewirken.	

21.2 Aggressivität

Wenn man zu einem Pferd gerufen wird, um wegen eines Verhaltensproblems zu helfen, ist Feingefühl und viel Erfahrung mit Mensch und Tier gefordert. Vieles, was als Verhaltensproblem dargestellt wird, ist bei näherem Hinsehen durch Kommunikationsprobleme verursacht. Menschen neigen leider dazu, die Dinge aus ihrer Sicht zu betrachten. Sich in die Rolle eines Pferdes mit all seinen Besonderheiten und Bedürfnissen einzufühlen, fällt den meisten Pferdehaltern schwer. Das ist häufig der Grund für nicht artgerechte Haltung, die Verhaltensprobleme auslöst, oder für falsche Zeichen und Signale durch den Menschen, die das Pferd nicht nachvollziehen kann und folglich „fehl"reagiert. Dennoch gibt es Verhaltensprobleme, die durch besondere Veranlagung eines Pferdes oder besondere Ereignisse in seiner Umgebung ausgelöst wurden. Hier kann Akupunktur weiterhelfen. Dazu ist es allerdings notwendig, sich mit der korrekten Interpretation der emotionalen Reaktionen auszukennen. Vielfach werden nämlich Angst und Übererregbarkeit oder Unsicherheit verwechselt.

Schulmedizinische Leitsymptome

- Angriffslust
- intolerant gegen Menschen und/oder Artgenossen
- versucht, die Führungsrolle zu übernehmen
- kann sich Änderungen im Tagesplan nur schwer anpassen
- steht oft unter Spannung

21.2.1 TCVM-Interpretation

Aggressivität tritt auf, wenn das Element Holz aus dem Gleichgewicht geraten ist. Leber-Qi-Stagnation oder sogar aufsteigendes Leber-Yang lassen Emotionen ins Stocken geraten. Die gestaute Energie entlädt sich dann anfallartig in Aggression. Oft findet man parallel eine Leere im Metall. Der Lungenmeridian ist geschwächt und kann das Holz nicht mehr kontrollieren. Holz-Typen neigen zu Ungleichgewichten in ihrem Element. Feste Bänder und Muskeln, athletische Körper, sportlicher Ehrgeiz und Neigung zu geröteten Konjunktiven sind entsprechende Attribute.

21.2.2 Traditionelle chinesische Diagnosen

Mögliche TCVM-Diagnosen auf einen Blick

- Leber-Qi-Stagnation
- aufsteigendes Leber-Yang

Leber-Qi-Stagnation

Chinesische Zeichen

Adspektion

- Angriffslust
- intolerant gegen Menschen und/oder Artgenossen
- versucht, die Führungsrolle zu übernehmen
- kann sich Änderungen im Tagesplan nur schwer anpassen
- steht oft unter Spannung
- Stöhnen zu Beginn der Arbeit
- ehrgeizig

Palpation

- feste Muskulatur
- toleriert Berührung evtl. nicht

Shu-/Mu-Punkte

- Leber-Shu-Punkt

Puls

- insgesamt gespannt, besonders im Leberbereich

Zunge

- fest

Therapieprinzip

Leber-Qi bewegen (▶ Tab. 21.3).

▶ **Tab. 21.3** Mögliche Punkte, um Leber-Qi zu bewegen.

Akupunkturpunkte	Wirkung
Le 3	beruhigt den Geist
Bl 44	bei Erregungszuständen
Bl 47	bei emotionalen Blockaden durch Ärger und Frust
Pc 5	bei übermäßiger Reizbarkeit und Epilepsie
Pc 6	beruhigt den Geist
3E 2	beruhigt und gleicht aus
Lu 11	bei Aggressivität ausgelöst durch Leere in der Lunge oder durch Trauer

Aufsteigendes Leber-Yang

Chinesische Zeichen

Adspektion

- ausgeprägte Angriffslust
- intolerant gegen Menschen und/oder Artgenossen
- versucht, die Führungsrolle zu übernehmen
- kann sich Änderungen im Tagesplan nur schwer anpassen
- steht oft unter Spannung
- Stöhnen zu Beginn der Arbeit
- rote Konjunktiven und injizierte Skleralgefäße
- ehrgeizig

Palpation

- feste Muskulatur
- toleriert Berührung evtl. nicht

Shu-/Mu-Punkte

- Leber-Shu-Punkt

Puls

- schnell
- insgesamt gespannt, besonders im Leberbereich

Zunge

- rot, fest

Therapieprinzip

Leber-Yang bändigen (▶ Tab. 21.4).

▶ **Tab. 21.4** Mögliche Punkte, um Leber-Yang zu bändigen.

Akupunkturpunkte	Wirkung
Le 2	besänftigt aufsteigendes Leber-Yang
Bl 44	bei Erregungszuständen
Bl 47	bei emotionalen Blockaden durch Ärger und Frust
Pc 5	bei übermäßiger Reizbarkeit und Epilepsie
Pc 6	beruhigt den Geist
3E 2	beruhigt und gleicht aus
Lu 11	bei Aggressivität ausgelöst durch Leere in der Lunge oder durch Trauer

21.3 Stereotype Bewegungen

Wenn man zu einem Pferd gerufen wird, um wegen eines Verhaltensproblems zu helfen, ist Feingefühl und viel Erfahrung mit Mensch und Tier gefordert. Vieles, was als Verhaltensproblem dargestellt wird, ist bei näherem Hinsehen durch Kommunikationsprobleme verursacht. Menschen neigen leider dazu, die Dinge aus ihrer Sicht zu betrachten. Sich in die Rolle eines Pferdes mit all seinen Besonderheiten und Bedürfnissen einzufühlen, fällt den meisten Pferdehaltern schwer. Das ist häufig der Grund für nicht artgerechte Haltung, die Verhaltensprobleme auslöst, oder für falsche Zeichen und Signale durch den Menschen, die das Pferd nicht nachvollziehen kann und folglich „fehl"reagiert. Dennoch gibt es durchaus Verhaltensprobleme, die durch besondere Veranlagung eines Pferdes oder besondere Ereignisse in seiner Umgebung ausgelöst wurden. Hier kann Akupunktur weiterhelfen. Dazu ist es allerdings notwendig, sich mit der korrekten Interpretation der emotionalen Reaktionen auszukennen. Vielfach werden nämlich Angst und Übererregbarkeit oder Unsicherheit verwechselt.

Sogenannte Zwangsbewegungen hängen meist mit inadäquater Haltung des Pferdes oder unangepassten Anforderungen zusammen. Merkmale solcher Stereotypien sind wiederholte gleichförmige Bewegungen, die im direkten Kontext keinen Sinn ergeben. Darunter fallen Koppen, Weben, Schnicken und manche Formen des Headshakings.

Schulmedizinische Leitsymptome

- gleichförmig wiederholte Bewegungen, die im Zusammenhang keinen Sinn ergeben
- tauchen auf bei Stress
- tauchen auf bei äußeren Reizen
- tauchen auf in Ruhe

21.3.1 TCVM-Interpretation

Wenn sich der Patient durch Bewegung Linderung zu verschaffen versucht, will er damit Qi bewegen. Wenn durch Leere oder Blockade das Qi nicht mehr richtig fließt, versucht der Körper manchmal, es durch äußere Bewegungsunterstützung wieder in Zirkulation zu bringen. Diese Stagnation kann im Körper, aber auch im Kopf vorliegen. Wenn Qi-Stagnation dumpfen Schmerz auslöst, sind die Bewegungen heftiger und kräftiger, wie beim Schnicken. Wenn Leere der Auslöser ist, sind sie gleichförmiger und ruhiger, wie das Hin- und Herwiegen beim Weben.

21.3.2 Traditionelle chinesische Diagnosen

Mögliche TCVM-Diagnosen auf einen Blick

- Qi-Stagnation durch Fülle im Bereich des Kopfes
- Qi-Stagnation und Wind durch Leere im Bereich des Kopfes

Qi-Stagnation durch Fülle im Bereich des Kopfes

Chinesische Zeichen

Adspektion

- wiederholte heftige Bewegungen, die im Zusammenhang keinen Sinn ergeben
- tauchen auf bei Stress
- tauchen auf bei äußeren Reizen
- evtl. beim Reiten (Headshaking, Schnicken)
- eher unruhig

Palpation

- wehrt Berührungen am Kopf oder Genick heftig ab

Shu-/Mu-Punkte

- evtl. Shu-Punkt eines Yang-Meridians im betroffenen Verlauf

Puls

- gespannt

Zunge

- unverändert

Therapieprinzip

Qi im Bereich des Kopfes bewegen (▶ Tab. 21.5).

▶ **Tab. 21.5** Mögliche Punkte, um Qi im Bereich des Kopfes zu bewegen.

Akupunkturpunkte	Wirkung
Di 4	leitet Wind-Kälte aus, tonisiert und bewegt Qi
Di 10	stimuliert und bewegt Qi
3E 1	vertreibt Wind, bei Kopfschmerz
3E 2/3	vertreibt Wind, unterstützt die Ohren, bewegt Qi
3E 23	vertreibt Wind, bewegt lokal Qi, bei Kopfschmerz
Bl 1/2	vertreibt Wind, beruhigt
Bl 12	leitet externen Wind aus, stimuliert Qi
Bl 10	vertreibt Wind
Ma 2–7	zerstreut Wind-Kälte
LG 14	vertreibt Wind
LG 16	vertreibt Wind, klärt den Geist
LG 25/26	bewegt Qi
Gb 2	vertreibt äußeren Wind, unterstützt die Ohren
Gb 20	vertreibt Wind
Er Jian	leitet Wind aus
Yin Tang	beruhigt
KG 24	vertreibt Wind

Qi-Stagnation und Wind durch Leere im Bereich des Kopfes

Chinesische Zeichen

Adspektion

- wiederkehrende gleichförmige Bewegungen, die im Zusammenhang keinen Sinn ergeben
- ohne erkennbaren Grund und ohne Emotion
- tauchen auf in Ruhe
- auch ohne Reiter

Palpation

- wehrt Berührung evtl. ab

Shu-/Mu-Punkte

- evtl. Shu-Punkt eines Yang-Meridians im betroffenen Verlauf

Puls

- gespannt

Zunge
- unverändert

Therapieprinzip
Wind aus dem Kopf ausleiten und Qi stimulieren (▶ Tab. 21.6).

▶ **Tab. 21.6** Mögliche Punkte, um Wind aus dem Kopf auszuleiten und Qi zu stimulieren.

Akupunkturpunkte	Wirkung
Di 4	leitet Wind-Kälte aus, tonisiert Qi
Di 10	stimuliert Qi
3E 1	vertreibt Wind, bei Kopfschmerz
Bl 1/2	vertreibt Wind, beruhigt
Bl 12	leitet externen Wind aus, stimuliert Qi
Bl 10	vertreibt Wind
Ma 2–7	zerstreut Wind-Kälte, bewegt Qi
LG 14	vertreibt Wind
LG 16	vertreibt Wind, klärt den Geist
LG 25/26	bewegt Qi
Gb 2	vertreibt äußeren Wind, unterstützt die Ohren
Gb 20	vertreibt Wind
Er Jian	leitet Wind aus
Yin Tang	beruhigt
KG 24	vertreibt Wind

21.4 Übererregbarkeit

Wenn man zu einem Pferd gerufen wird, um wegen eines Verhaltensproblems zu helfen, ist Feingefühl und viel Erfahrung mit Mensch und Tier gefordert. Vieles, was als Verhaltensproblem dargestellt wird, ist bei näherem Hinsehen durch Kommunikationsprobleme verursacht. Menschen neigen leider dazu, die Dinge aus ihrer Sicht zu betrachten. Sich in die Rolle eines Pferdes mit all seinen Besonderheiten und Bedürfnissen einzufühlen, fällt den meisten Pferdehaltern schwer. Das ist häufig der Grund für nicht artgerechte Haltung, die Verhaltensprobleme auslöst, oder für falsche Zeichen und Signale durch den Menschen, die das Pferd nicht nachvollziehen kann und folglich „fehl"reagiert. Dennoch gibt es Verhaltensprobleme, die durch besondere Veranlagung eines Pferdes oder besondere Ereignisse in seiner Umgebung ausgelöst wurden. Hier kann Akupunktur weiterhelfen. Dazu ist es allerdings notwendig, sich mit der korrekten Interpretation der emotionalen Reaktionen auszukennen. Vielfach werden nämlich Angst und Übererregbarkeit oder Unsicherheit verwechselt.

Schulmedizinische Leitsymptome
- unvorhersehbare übersteigerte Reaktion auf äußere Reize
- schwer kontrollierbar
- meist über Rennen abreagiert

21.4.1 TCVM-Interpretation

Die Übererregbarkeit steht im Zusammenhang mit einem Ungleichgewicht im Element Feuer. Während Begeisterungsfähigkeit und Freude gesunde Ausdrücke des Feuers sind, liegt im Falle der Übererregbarkeit eine pathologische Übersteigerung vor.

21.4.2 Traditionelle chinesische Diagnosen

Mögliche TCVM-Diagnosen auf einen Blick
- Fülle im Funktionskreis Herz

Fülle im Funktionskreis Herz

Chinesische Zeichen
Adspektion
- unvorhersehbare übersteigerte Reaktion auf äußere Reize
- schwer kontrollierbar
- meist über Rennen abreagiert
- schnelle Reaktionen
- Aufmerksamkeit einfordernd

Palpation
- abwehrend

Shu-/Mu-Punkte

- Herz-Shu-Punkt

Puls

- schnell
- voll im Herzpuls

Zunge

- rot

Therapieprinzip

Fülle aus dem Funktionskreis Feuer ausleiten (► **Tab. 21.7**).

► **Tab. 21.7** Mögliche Punkte, um Fülle aus dem Funktionskreis Feuer auszuleiten.

Akupunkturpunkte	Wirkung
Pc 6/Ni 6	beruhigt den Geist
He 7	beruhigt den Geist
LG 16/LG 20	klärt den Geist
Yin Tang	beruhigt
KG 14	bei Angstzuständen mit Herzrhythmusstörungen
Bl 44	auf das Herz bezogene emotionale Probleme
Dü 18	beruhigt
3E 2	beruhigt

21.5 Unsicherheit

Wenn man zu einem Pferd gerufen wird, um wegen eines Verhaltensproblems zu helfen, ist Feingefühl und viel Erfahrung mit Mensch und Tier gefordert. Vieles, was als Verhaltensproblem dargestellt wird, ist bei näherem Hinsehen durch Kommunikationsprobleme verursacht. Menschen neigen leider dazu, die Dinge aus ihrer Sicht zu betrachten. Sich in die Rolle eines Pferdes mit all seinen Besonderheiten und Bedürfnissen einzufühlen, fällt den meisten Pferdehaltern schwer. Das ist häufig der Grund für nicht artgerechte Haltung, die Verhaltensprobleme auslöst, oder für falsche Zeichen und Signale durch den Menschen, die das Pferd nicht nachvollziehen kann und folglich „fehl"reagiert. Dennoch gibt es Verhaltensprobleme, die durch besondere Veranlagung eines Pferdes oder besondere Ereignisse in seiner Umgebung ausgelöst wurden. Hier kann Akupunktur weiterhelfen. Dazu ist es allerdings notwendig, sich mit der korrekten Interpretation der emotionalen Reaktionen auszukennen. Vielfach werden nämlich Angst und Übererregbarkeit oder Unsicherheit verwechselt.

Schulmedizinische Leitsymptome

- Pferd reagiert auf höhere Anforderungen mit Stresszeichen
- erhöhte Anspannung im Training
- reagiert auf Fehler mit Stresszeichen
- reagiert in einer Gruppe vorsichtig und wechselnd
- erhält in Gruppen keinen sicheren Platz in der Hierarchie
- trägt aus der Gruppe eher mal Verletzungen davon

21.5.1 TCVM-Interpretation

Die Unsicherheit hat ihren Ursprung in einer Leere im Gallenbereich. Das Element Holz kann mit Veränderung und neuen Situationen oder Anforderungen nicht gut umgehen. Diese bedeuten Wind, welcher nach den 5 Elementen dem Holz als Eigenschaft zugeordnet ist. Entscheidungen und klares Verhalten fallen einem Tier mit Schwäche im Gallenbereich besonders schwer.

21.5.2 Traditionelle chinesische Diagnosen

Mögliche TCVM-Diagnosen auf einen Blick

- Leere im Funktionskreis Gallenblase

Leere im Funktionskreis Gallenblase

Chinesische Zeichen

Adspektion

- Pferd reagiert auf höhere Anforderungen mit Stresszeichen
- erhöhte Anspannung im Training
- reagiert auf Fehler mit Stresszeichen

- reagiert in einer Gruppe vorsichtig und wechselnd
- erhält in Gruppen keinen sicheren Platz in der Hierarchie
- trägt aus der Gruppe eher mal Verletzungen davon

Palpation

- reagiert zurückhaltend auf Berührung durch Fremde

Shu-/Mu-Punkte

- Gallenblasen-Shu-Punkt

Puls

- leer im Bereich der Gallenblase

Zunge

- eher blass

Therapieprinzip

Gallenblase tonisieren (▸ **Tab. 21.8**).

▸ **Tab. 21.8** Mögliche Punkte, um die Gallenblase zu tonisieren.

Akupunkturpunkte	Wirkung
Bl 12	beruhigt den Geist
Qi Hai Shu	bei Antriebslosigkeit
Gb 40	stärkt den psychischen Aspekt der Gallenblase bezüglich Entscheidungsfindung
Le 3	beruhigt den Geist
KG 7	stärkt die Willenskraft

22 Allgemeine Indikationen

22.1 Leistungsabfall beim Sportpferd

Geht man davon aus, dass ein Sportpferd unter optimalen Bedingungen gehalten und ernährt wird, es außerdem physisch und psychisch gesund ist, dann kann nur Erschöpfung seine Leistungskraft mindern.

Schulmedizinische Leitsymptome

Nach Ausschluss anderer Faktoren und Erkrankungen:

- ungewohnter Geschwindigkeitsabbau während des Rennens
- Springkraftverlust gegen Ende eines Parcours
- Konzentrationsschwäche
- kann Spannung schlecht halten

22.1.1 TCVM-Interpretation

Leistungsabfall beim gesunden Patienten bedeutet Qi-Leere und entsteht durch Entleerung ohne adäquates Auffüllen durch ausreichende Ruhephasen. Akupunktur kann hier nur bedingt und punktuell unterstützen. Entscheidend ist die Umstellung des Trainings sowie eine Verbesserung der Erholungsphasen und evtl. der Ernährung. Da Qi und Blut eng miteinander verbunden in den Gefäßen zirkulieren, ist es wichtig, beide zu tonisieren.

22.1.2 Traditionelle chinesische Diagnosen

Mögliche TCVM-Diagnosen auf einen Blick

- Qi-Leere

Qi-Leere

Chinesische Zeichen

Adspektion

- Müdigkeit
- Kurzatmigkeit
- ungewohnter Geschwindigkeitsabbau während des Rennens
- Springkraftverlust gegen Ende eines Parcours
- Konzentrationsschwäche
- kann Spannung schlecht halten

Palpation

- unverändert

Shu-/Mu-Punkte

- unverändert

Puls

- schnell
- leer

Zunge

- eher blass

Therapieprinzip

Qi und Blut tonisieren (▶ Tab. 22.1).

▶ **Tab. 22.1** Mögliche Punkte, um Qi und Blut zu tonisieren.

Akupunkturpunkte	Wirkung
Qi Hai Shu	reguliert und tonisiert Qi und Blut, stärkt den hinteren Rücken
Shen Shu	Nieren-Shu-Punkt, tonisiert die Nieren und den hinteren Rücken
Pi Shu	Milz-Shu-Punkt, unterstützt die Milz, nährt Blut
Bl 43	tonisiert Qi, stärkt Wei Qi, nährt Lungen-Yin, bei Schwäche
Bl 52	tonisiert Nieren, stärkt hinteren Rücken und Willenskraft
Lu 9	reguliert und stimuliert Lungen-Qi
Di 4	tonisiert Qi, baut kollabiertes Yang auf, entspannt Sehnen
Di 10	tonisiert Qi
Ma 30	verbindet Vor- und Nachhimmels-Qi, aktiviert Blut, stärkt Essenz
Ma 36	stärkt Qi und Blut
Ma 37/39, Bl 11	Meer des Blutes, tonisieren Blut

► **Tab. 22.1** Fortsetzung.

Akupunkturpunkte	Wirkung
MP 3	tonisiert die Milz
MP 21	unterstützt alle Yin-Meridiane, bei Schwäche
He 7	tonisiert Herz-Blut
Ni 10	tonisiert
3E 4	unterstützt Ursprungs-Qi, entspannt Bindegewebe, tonisiert bei Müdigkeit
Bai Hui	tonisiert nach Überanstrengung
KG 4	nährt Blut und Ursprungs-Qi, tonisiert Nieren, tonisiert allgemein
KG 6	reguliert und tonisiert Qi
Bl 30	löst Obstruktion der Hüfte, tonisiert Qi und Blut

22.2 Geriatrie

Mit zunehmendem Alter stellen sich beim geriatrischen Patienten Schwächen ein. Durch Verletzungen, Operationen, Überlastungen und durchgemachte Erkrankungen im Laufe des Lebens sammeln sich im Körper Bereiche, die geschwächt sind. Der Stoffwechsel verlangsamt sich, Organe arbeiten nicht mehr optimal, der Anspruch an Nahrstoffe steigt. Die Zähne des Pferdes sind oft abgenutzt, das Kauen und damit das Zerkleinern sowie der Aufschluss der Nahrung sind erschwert. Die Beweglichkeit der Gelenke lässt nach, die Tiere bewegen sich weniger und der Kreislauf wird nicht mehr ausreichend in Gang gehalten. Venöser Rückfluss benötigt Massage durch Muskelarbeit. Wenn diese nachlässt, wird das ältere Herz stärker belastet, als ihm gut tut. Neben notwendiger Therapie manifester Erkrankungen braucht der geriatrische Patient angemessene Bewegung, vitamin- und mineralstoffreiche Ernährung sowie stressfreie Haltungsbedingungen.

Schulmedizinische Leitsymptome

- Steifigkeit
- Muskelabbau
- Neigung zum Senkrücken
- trockenes langes Fell
- langsamer Fellwechsel
- langsames Hufwachstum
- Zahnabnutzung bzw. lange Schneidezähne

22.2.1 TCVM-Interpretation

Bei der Geburt steht jedem Lebewesen ein bestimmtes Maß an angeborener Essenz zur Verfügung. Dieser Energievorrat wird im Laufe des Lebens verbraucht. Je nach Haltungsbedingungen, Fütterung, Anforderungen und erlebten Erkrankungen wird es schneller oder langsamer verbraucht. Die Vorhimmels-Essenz kann in gewissem Rahmen von der Nachhimmels-Essenz vor dem Verbrauch geschützt werden. Dafür sorgen Magen und Milz über die Nahrungsessenz. Die Essenz wird in den Nieren bzw. im Ming Men dazwischen gespeichert. Zeichen für abnehmende Essenz im Alter entsprechen den Zeichen von Nieren-Yin- und -Yang-Leere. Eine Qi-Schwäche entsteht und das Blut kann nicht mehr adäquat durch die Gefäße transportiert werden, wodurch sich eine Blutstase entwickelt.

Beachte
Die Aufgabe des Akupunkteurs in der Geriatrie ist das Tonisieren und Bewegen von Blut und Qi sowie das Tonisieren der Nieren.

Spezielle Ungleichgewichte durch Erkrankungen sind zu berücksichtigen. Ein wichtiges Thema ist der Tierschutz: Der Therapeut ist in der Verantwortung, den Moment zu erkennen, ab dem ein Leben nicht mehr lebenswert ist bzw. ab dem das Leid überwiegt. Das ist abhängig von den Bedürfnissen der speziellen Tierart bzw. des einzelnen Tieres, den Haltungsbedingungen und den technischen, organisatorischen und pekuniären Möglichkeiten des Halters. Hier brauchen oft Pferd *und* Besitzer Ihre Unterstützung.

22.2.2 Traditionelle chinesische Diagnosen

Mögliche TCVM-Diagnosen auf einen Blick

- Blutstase durch Qi-Leere und Essenz-Mangel

Blutstase durch Qi-Leere und Essenz-Mangel

Chinesische Zeichen

Adspektion

- Steifigkeit
- Schwäche
- Muskelabbau
- Neigung zum Senkrücken
- Apathie
- Anorexie
- trockenes langes Fell
- langsamer Fellwechsel
- langsames Hufwachstum
- Zahnprobleme
- Hinterhandschwäche
- wärmesuchend

Palpation

- Fell trocken

Shu-/Mu-Punkte

- Nieren-Shu-Punkt
- evtl. Perikard-, Herz-, Leber-Shu-Punkt

Puls

- leer, fein

Zunge

- blass, bläulich, dünn

Therapieprinzip

Blut und Qi tonisieren und bewegen, Essenz nähren (► Tab. 22.2).

► **Tab. 22.2** Mögliche Punkte, um Blut und Qi zu tonisieren und zu bewegen sowie Essenz zu nähren.

Akupunkturpunkte	Wirkung
Qi Hai Shu	reguliert und tonisiert Qi und Blut, stärkt den hinteren Rücken
Shen Shu	Nieren-Shu-Punkt, tonisiert die Nieren und den hinteren Rücken
Pi Shu	Milz-Shu-Punkt, unterstützt die Milz, nährt Blut
Ge Shu	Zwerchfell-Shu-Punkt, tonisiert Blut
Bl 43	tonisiert Qi, stärkt Wei Qi, nährt Lungen-Yin, bei Schwäche
Bl 52	tonisiert Nieren, stärkt hinteren Rücken und Willenskraft
Lu 9	reguliert und stimuliert Lungen-Qi
Di 4	tonisiert Qi, baut kollabiertes Yang auf, entspannt Sehnen
Di 10	tonisiert Qi
Ma 30	verbindet Vor- und Nachhimmels-Qi, aktiviert Blut, stärkt Essenz
Ma 36	stärkt Qi und Blut
Ma 37/39, Bl 11	Meer des Blutes, tonisieren Blut
MP 3	tonisiert die Milz
MP 21	unterstützt alle Yin-Meridiane, bei Schwäche
He 7	tonisiert Herz-Blut
Pc 6	Meisterpunkt für Brust und Herz, bewegt Qi und Blut
Le 3	tonisiert und bewegt Leber-Blut
Ni 10	tonisiert
3E 4	unterstützt Ursprungs-Qi, entspannt Bindegewebe, tonisiert bei Müdigkeit
Bai Hui	tonisiert nach Überanstrengung
KG 4	nährt Blut und Ursprungs-Qi, tonisiert Nieren, tonisiert
KG 6	reguliert und tonisiert Qi
Bl 30	löst Obstruktion der Hüfte, tonisiert Qi und Blut
Shen Shu, Ni 3	bei geriatrischen Problemen tonisierend
Bei geschwächten Patienten wenig Nadeln verwenden und maximal 10–15 Minuten belassen.	

22.3 Notfallpunkte

Bei Notfällen ist immer sofort der behandelnde Tierarzt zu benachrichtigen, damit dieser so schnell wie möglich die nötigen Maßnahmen ergreifen kann. Notfälle, von denen wir hier sprechen, sind solche, die Kreislaufversagen mit Schocksymptomen verursachen können. Sei es durch Blutverlust, Hitzeeinwirkung, Überanstrengung, Durst oder Schmerz. Hier kann Akupunktur als Sofortmaßnahme begleitend eingesetzt werden.

Schulmedizinische Leitsymptome

- Schwächeanfall bis zum Niederlegen
- sehr blasse bis blaue Schleimhäute
- erhöhte Herzfrequenz
- erhöhte Atemfrequenz
- kapilläre Rückfüllung stark verzögert
- kalte Gliedmaßen
- Schwitzen
- Schmerzzeichen
- Veränderung der Körpertemperatur

22.3.1 TCVM-Interpretation

Qi- und/oder Yang-Kollaps führen zu Schocksymptomen, am Ende mit Bewusstseinsverlust. Akupunktur kann den Schock evtl. lösen und die Energien wieder in normale Bahnen lenken und wieder zum Fließen bringen. Bei Notfällen ist immer sofort der behandelnde Tierarzt zu benachrichtigen, damit dieser so schnell wie möglich die nötigen Maßnahmen ergreifen kann. Hier kann Akupunktur als Sofortmaßnahme begleitend eingesetzt werden.

22.3.2 Traditionelle chinesische Diagnosen

Mögliche TCVM-Diagnosen auf einen Blick

- Qi- und/oder Yang-Kollaps

Qi- und/oder Yang-Kollaps

Chinesische Zeichen

Adspektion

- Schwächeanfall bis zum Niederlegen
- erhöhte Herzfrequenz
- erhöhte Atemfrequenz
- Schwitzen
- Schmerzzeichen

Palpation

- kalte Gliedmaßen

Shu-/Mu-Punkte

- keine Reaktion

Puls

- rasend, leer, gespannt

Zunge

- blassblau

Therapieprinzip

Qi und Yang tonisieren, Schock lösen (▶ **Tab. 22.3**).

▶ **Tab. 22.3** Mögliche Punkte, um Qi und Yang zu tonisieren sowie Schock zu lösen.

Akupunkturpunkte	Wirkung
Ni 1	löst Schock, stellt das Bewusstsein wieder her
Pc 9	löst Schock
Le 1	stellt das Bewusstsein wieder her
Wei Jian	bei Bewusstlosigkeit
KG 4	verwurzelt die ätherische Seele
LG 5/6/7	stillt Blutungen
Bi Shu	bei Hitzschlag
Da Bai	bei Lungenblutungen
LG 26	löst Schock, Koma, bei Atemstillstand
LG 25	bei Bewusstlosigkeit
LG 4	stärkt das Yang, tonisiert
Bai Hui	tonisiert, bei Erschöpfung, Überanstrengung, Hitzschlag
Tong Guan	bei Hitzschlag
Vorsicht beim Nadeln, weil Pferd unkontrolliert um sich schlagen kann!	

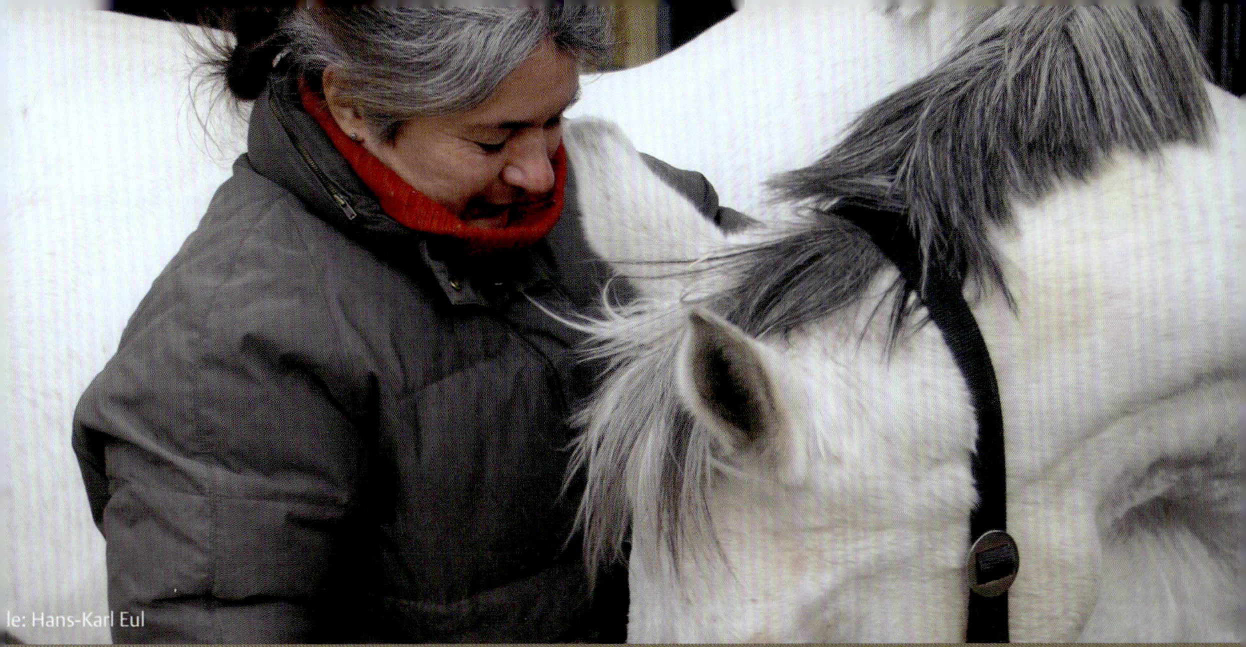

Teil 4
Anhang

Sachverzeichnis

A

B

C

D

E

F

G

H

I

J

N

O

P

Q

X

Y

Z